现代临床麻醉学精要

主 编 朱 彦 等
副主编 严美仙

吉林科学技术出版社

图书在版编目（CIP）数据

现代临床麻醉学精要 / 朱彦等主编. -- 长春：吉林科学技术出版社，2023.3
ISBN 978-7-5744-0244-7

Ⅰ.①现… Ⅱ.①朱… Ⅲ.①麻醉学 Ⅳ.①R614

中国国家版本馆 CIP 数据核字（2023）第 062074 号

现代临床麻醉学精要

主　　编　朱　彦　等
出 版 人　宛　霞
责任编辑　隋云平
幅面尺寸　185mm×260mm　1/16
字　　数　452 千字
印　　张　19.75
印　　数　1—200 册
版　　次　2023 年 3 月第 1 版
印　　次　2023 年 3 月第 1 次印刷

出　　版　吉林科学技术出版社
发　　行　吉林科学技术出版社
地　　址　长春市净月区福祉大路 5788 号
邮　　编　130118
发行部电话/传真　0431-81629529　81629530　81629531
　　　　　　　　　81629532　81629533　81629534
储运部电话　0431-86059116
编辑部电话　0431-81629518
印　　刷　北京四海锦诚印刷技术有限公司

书　　号　ISBN 978-7-5744-0244-7
定　　价　120.00 元

编委会

前　言

　　麻醉是施行手术或进行诊断性检查操作时，为消除疼痛、保障病人安全、创造良好的手术条件而采取的各种方法，亦用于控制疼痛。临床麻醉学是运用有关麻醉的基础理论、临床知识和技术以消除病人手术疼痛，保证病人安全，为手术创造良好条件的一门科学。现在，麻醉学已经成为临床医学中一个专门的独立学科，主要包括临床麻醉学、急救复苏医学、重症监测治疗学、疼痛诊疗学和其他相关医学及其机制的研究，是一门研究麻醉、镇痛、急救复苏及重症医学的综合性学科，其中临床麻醉是现代麻醉学的主要部分。本书从发展的角度对麻醉学的基础知识、临床应用、最新进展做了详细阐述，希望能对医务工作者有所帮助。

　　近年来，基础医学以及与麻醉密切相关的生理、药理、病理学等学科的进步，为麻醉学理论和临床工作提供了广阔的发展空间。本书从术前准备与麻醉的选择入手，针对周围神经阻滞、椎管内神经阻滞以及静脉全身麻醉的方法进行了分析阐述；另外对神经外科手术麻醉、胸腹部手术麻醉、心血管手术麻醉、内分泌外科手术麻醉、妇产科麻醉、五官科手术麻醉以及休克与伤患麻醉做了一定的介绍；还对基础病及肥胖患者、儿童与老年患者等不同群体的麻醉进行了补充。全书内容翔实、深入浅出、内容新颖、语言精练、重点突出，有着较强的科学性和实用性，希望读者能从书中有所受益，提高对基础麻醉和临床麻醉处理的理解。

　　本书内容借鉴并参考了大量的专著、论文资料等，在此对相关作者表示感谢。由于作者水平与精力有限，书中难免有疏漏和不妥之处，恳请各位专家、学者批评指正。

目　录

第一章　术前准备与麻醉选择

第一节　麻醉术前准备

一、麻醉前的一般准备

麻醉前准备是根据患者的病情和手术的部位及方式有目的地进行的各方面准备工作，总的目的在于提高患者的麻醉耐受力、安全性和舒适性，保证手术顺利进行，减少术后并发症，使术后恢复更迅速。对 ASA Ⅰ级患者，做好常规准备即可；对 ASA Ⅱ级患者，应维护全身情况及重要生命器官的功能，最大限度地增强患者对麻醉的耐受力；对于 ASA Ⅲ、Ⅳ、Ⅴ级患者，除须做好一般性准备外，还必须根据个体情况做好特殊准备。

（一）精神状态准备

多数患者在手术前存在种种不同程度的思想顾虑，或恐惧、或紧张、或焦虑等心理波动。但过度的精神紧张、情绪激动或彻夜失眠，会导致中枢神经系统活动过度，扰乱机体内部平衡，可能造成某些并发疾病恶化。如高血压患者可因血压剧烈升高诱发心脑血管意外，严重影响患者对麻醉和手术的耐受力。为此，术前必须设法解除患者的思想顾虑和焦虑情绪，从关怀、安慰、解释和鼓励着手，酌情恰当地阐明手术目的、麻醉方式、手术体位，以及麻醉或手术中可能出现的不适等情况，用亲切的语言、良好的沟通技巧向患者做具体介绍，针对患者存在的顾虑和疑问进行交谈和说明，以减少其恐惧、解除焦虑，取得患者信任，争取充分合作。对过度紧张而不能自控的患者，术前数日起即可开始服用适量神经安定类药，晚间给安眠药，手术日晨麻醉前再给适量镇静催眠药。

（二）营养状况改善

营养不良导致机体蛋白质和某些维生素缺乏，可明显降低麻醉和手术耐受力。蛋白质不足常伴有低血容量或贫血，对失血和休克的耐受能力降低。低蛋白血症常伴发组织水肿，降低组织抗感染能力，影响创口愈合。维生素缺乏可致营养代谢异常，术中容易出现循环功能或凝血功能异常，术后抗感染能力低下，易出现肺部感染并发症。对营养不良患者，手术前如果有较充裕的时间且能口服者，应尽可能经口补充营养；如果时间不充裕，或患

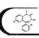

者不能或不愿经口饮食，应采用肠外营养；贫血患者可适当输血，低蛋白、维生素缺乏者除输血外，可给予血浆、氨基酸、白蛋白、维生素等制剂进行纠正，使营养状况得以改善，增加机体抵抗力和对手术的耐受力，减少术后感染及其他并发症，促进伤口愈合，早日康复。

（三）术后适应性训练

有关术后饮食、体位、大小便、切口疼痛或其他不适，以及可能需要较长时间输液、吸氧、胃肠减压、胸腔引流、导尿及各种引流等情况，术前可酌情将其临床意义向患者讲明，让患者有充分的思想准备，以取得配合。如果术前患者心理准备不充分、术后躯体不适、对预后缺乏信心，容易产生焦虑，加重术后疼痛等不适。可在完善的术后镇痛前提下，从稳定情绪入手，提供有针对性的、有效的心理疏导。多数患者不习惯在床上大小便，术前须进行锻炼。术后深呼吸、咳嗽、咳痰的重要性必须向患者讲解清楚，使患者从主观上认识这一问题的重要性，克服恐惧心理，积极配合治疗，并训练正确执行的方法。疼痛是导致患者术后不敢用力咳嗽的一个主要原因，因此镇痛治疗十分重要。

（四）胃肠道准备

择期手术中，除浅表小手术采用局部浸润麻醉者外，其他不论采用何种麻醉方式，均须常规排空胃，目的在于防止术中或术后反流、呕吐，避免误吸、肺部感染或窒息等意外。胃排空时间正常人为 4 ~ 6 h。情绪激动、恐惧、焦虑或疼痛不适等可致胃排空显著减慢。有关禁饮、禁食的重要意义必须向患者本人或患者家属交代清楚，以取得合作。糖尿病患者在禁食期间须注意有无低血糖发生，如出现心慌、出汗、全身无力等症状时，要及时补充葡萄糖和定时监测血糖。

（五）膀胱的准备

患者送入手术室前应嘱其排空膀胱，以防止术中尿床和术后尿潴留；对盆腔或疝手术，排空膀胱有利于手术野显露和预防膀胱损伤。危重患者或复杂大手术，均须于麻醉诱导后留置导尿管，以利观察尿量。

（六）口腔卫生准备

生理条件下，口腔内寄存着 10 余种细菌，麻醉气管内插管时，上呼吸道的细菌容易被带入下呼吸道，在术后抵抗力低下的情况下，可能引起肺部感染并发症。为此，患者住院后即应嘱患者早晚刷牙、饭后漱口；对患有松动龋齿或牙周炎症者，须经口腔科诊治。进手术室前应将活动义齿摘下，以防麻醉时脱落，甚或误吸入气管或嵌顿于食管。

（七）输液输血准备

对中等以上手术，术前应向患者及家属说明输血的目的及可能发生的输血不良反应、自体输血和异体输血的优缺点、可能经血液传播的疾病，征得患者及家属的同意并签订输血同意书。对于不能行自体输血者，检查患者的血型，做好交叉配血试验，并为手术准备好足够的红细胞和其他血制品。凡有水、电解质或酸碱失衡者，术前均应常规输液，尽可能做补充和纠正，避免或减少术中心血管并发症的发生。

（八）治疗药物的检查

病情复杂的患者，术前常已接受一系列药物治疗，麻醉前除要求全面检查药物治疗的效果外，还应重点考虑某些药物与麻醉药物之间可能存在的相互作用，有些容易导致麻醉中的不良反应。为此，对某些药物要确定是否继续使用、调整剂量再用或停止使用。例如洋地黄、胰岛素、糖皮质激素和抗癫痫药，一般都需要继续使用至术前，但应核对剂量重新调整。对一个月以前曾较长时间应用糖皮质激素而术前已经停服者，手术中亦有可能发生急性肾上腺皮质功能不全危象，因此术前必须恢复使用外源性糖皮质激素，直至术后数天。正在施行抗凝治疗的患者，手术前应停止使用，并须设法拮抗其残余抗凝作用，以免术中出现难以控制的出血。患者长期服用某些中枢神经抑制药，如巴比妥类、阿片类、单胺氧化酶抑制药、三环类抗抑郁药等，均可影响对麻醉药的耐受性，或于麻醉中易诱发呼吸和循环严重并发症，故均应于术前停止使用。因 β 受体阻滞剂可减少围手术期心脏并发症，长期应用者，应持续用至手术当日。神经安定类药（如吩噻嗪类药氯丙嗪）、某些抗高血压药（如萝芙木类药利血平）等，可能导致麻醉中出现低血压，甚至心肌收缩无力，故术前均应考虑是继续使用、调整剂量使用或暂停使用。如因急诊手术不能按要求停用某些治疗药物，则施行麻醉以及术中相关处理时要非常谨慎。

（九）手术前晚复查

手术前晚应对全部准备工作进行复查。如临时发现患者感冒、发热、妇女月经来潮等情况时，除非急症，手术应推迟进行。手术前晚睡前宜酌情给患者服用镇静催眠药，以保证其有充足的睡眠。

二、麻醉诱导前即刻期的准备

麻醉诱导前即刻期一般是指诱导前 10 ～ 15min 这段时间，是麻醉全过程中极重要的环节。于此期间要做好全面的准备工作，包括复习麻醉方案、手术方案及麻醉器械等的准备情况，对急症或门诊手术患者尤其重要。

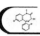

（一）患者方面

麻醉诱导前即刻期对患者应考虑两方面的中心问题：①此刻患者还存在哪些特殊问题？②还需要做好哪些安全措施？

1. 常规工作

麻醉医师于诱导前接触患者时，首先须问候致意，表现关心体贴，听取主诉和具体要求，使患者感到安全、有依靠，对麻醉和手术充满信心。诱导前患者的焦虑程度各异，对接受手术的心情也不同，应进行有针对性的处理。对紧张不能自控的患者，可经静脉补注少量镇静药。对患者的义齿、助听器、人造眼球、隐形眼镜片、首饰、手表、戒指等均应摘下保管，并记录在麻醉记录单上。明确有无义齿或松动牙，做好记录。复习最近一次病程记录（或麻醉科门诊记录），包括：①体温、脉率；②术前用药的种类、剂量、用药时间及效果；③最后一次进食、进饮的时间、饮食内容和数量；④已静脉输入的液体种类、数量；⑤最近一次实验室检查结果；⑥麻醉及特殊物品、药品使用协议书的签署意见；⑦患者提出的专门要求的具体项目（如拒用库存血、要求术后刀口不痛等）；⑧如为门诊手术，落实手术后离院的计划。

2. 保证术中静脉输注通畅

须注意：①备妥口径合适的静脉穿刺针，或深静脉穿刺针；②按手术部位选定穿刺径路，如腹腔、盆腔手术应取上肢径路输注；③估计手术出血量，决定是否同时开放上肢及下肢静脉，或选定中心静脉置管并测定中心静脉压或行梯式动脉穿刺测定动脉压或心功能。

（二）器械方面

麻醉诱导前应对已备妥的用具和药品等，再做一次全面检查与核对，重点项目包括如下。

1. 流量表及流量控制钮

流量表及其控制钮是麻醉机的关键部件之一，必须严格检查后再使用：①开启控制钮后，浮子的升降应灵活、恒定，表示流量表及控制钮的工作基本正常；②控制钮为易损部件，若出现浮子升降过度灵敏，且呈飘忽不能恒定状态，提示流量表的输出口已磨损，或针栓阀损坏，出现输出口关闭不全现象，则应更换后再使用。

2. 麻醉机的密闭程度与漏气

①压缩气筒与流量表之间的漏气检验。先关闭流量控制钮，再开启氧气筒阀，随即关闭，观察气筒压力表指针。如果指针保持原位不动，表示无漏气；如果指针几分钟内即降到零位，提示气筒与流量表之间存在明显的漏气，应检修好后再用。

②麻醉机本身的漏气检验。接上述步骤后，再启流量表使浮子上升，待贮气囊胀大后，

在挤压气囊时保持不瘪，同时流量表浮子呈轻度压低，提示机器本身无漏气；如挤压时贮气囊随即被压瘪，同时流量表浮子位保持无变化，说明机器本身存在明显的漏气，须检修好后再用。检验麻醉机漏气的另一种方法是：先关闭逸气活瓣，并堵住呼吸管三叉接口，按快速充气阀直至气道压力表值升到 30 ～ 40cmH$_2$O 后停止充气，观察压力表指针，如保持原位不动，提示机器无漏气；反之，如果指针逐渐下移，提示机器有漏气，此时再快启流量控制钮使指针保持在上述压力值不变，这时的流量表所示的氧流量读数，即为机器每分钟的漏气量数。

3. 氧浓度分析仪

在麻醉机不通入氧的情况下，分析仪应显示 21%（大气氧浓度）；通入氧后应示 30% ～ 100%（纯氧浓度）。如果不符合上述数值，提示探头失效或干电池耗竭，须更换。

4. 呼吸器的检查与参数预置

开启电源，预置潮气量在 8 ～ 10mL/kg、呼吸频率 10 ～ 14 次 /min、吸呼比 1：1.5，然后开启氧源，观察折叠囊的运行情况，同时选定报警限值，证实运行无误后方可使用。

需要注意的是，上述检查步骤通常用于既往较旧型号麻醉机的一般经验性检测。随着医学科技的迅猛发展，现代麻醉工作站已取代了传统意义上的功能简单的麻醉机。现代麻醉工作站使用前的检测方法请遵循不同型号和品牌的生产厂家推荐的开机检查程序、各医疗机构自身制定的操作流程和规范进行。

5. 麻醉机、呼吸器及监测仪的电源

检查线路、电压及接地装置。

6. 其他器械用具

包括喉镜、气管导管、吸引装置、湿化装置、通气道、困难气道设备、神经刺激器、快速输液装置、血液加温装置等的检查。

7. 监测仪

各种监测仪应在平时做好全面检查和校验，于麻醉诱导前即刻期再快速检查一次，确定其功能完好无损后再使用。

（三）手术方面

麻醉医师与手术医师之间要始终保持配合默契、意见统一，除共同对患者进行核对并签字外，要做到患者安全、麻醉满意和工作高效率。在麻醉诱导前即刻期，必须重点明确手术部位、切口、体位，手术者对麻醉的临时特殊要求、对术中意外并发症的处理意见以及对术后镇痛的要求等。特别在手术体位的问题上，要与术者取得一致的意见。为手术操作需要，要求将患者安置在各种手术体位，因重力的作用可导致呼吸和循环等生理功能的

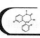

相应改变，同时对脏器血流产生不同影响；又因改变体位促使身体的负重点和支点发生变化，软组织承受压力和拉力的部位和强度亦随之而改变，由此可能导致神经、血管、韧带和肌肉等软组织损伤。对于正常人，这些变化的程度均轻微，通过机体自身调节，一般均能自动纠正或适应；但在麻醉状态下，患者全部或部分知觉丧失，肌肉松弛无力，保护性反射作用大部消失或减弱，患者基本上已失去自我调节能力。因此，改变体位所产生的各种生理功能变化可转为突出，若不加以注意和及时调整，最终可导致缺氧、CO_2 蓄积、低血压、心动过速以及神经损伤或麻痹等并发症。轻者增加患者痛苦，延迟康复；重者可致呼吸循环衰竭，或残废，甚至死亡。因此，手术体位是麻醉患者的重要问题，麻醉医师对其潜在的危害性要有充分认识，具备鉴别能力，做到正确安置手术体位，防止发生各种并发症或后遗症。对手术拟采用的特殊体位，麻醉医师应尽力配合，但要求以不引起呼吸、循环等功能的过分干扰，神经、血管、关节、眼球等过分牵拉和压迫为前提。

第二节　麻醉选择与用药

一、麻醉选择

麻醉的选择取决于病情特点、手术性质和要求、麻醉方法本身的优缺点、麻醉者的理论水平和技术经验，以及设备条件等几方面因素，同时还要尽可能考虑手术者对麻醉选择的意见和患者自己的意愿。各种麻醉都有各自的优缺点，但理论上的优缺点还可因具体病情的不同，以及操作熟练程度和经验的差异，而出现效果上、程度上甚至性质上的很大差别。患者对各种麻醉方法的具体反应也可因术前准备和术中处理是否恰当而有所不同。例如硬膜外麻醉用于早期休克患者，在血容量已经补足或尚未补充的两种不同情况下，其麻醉反应则可迥然不同。因此，麻醉的具体选择必须结合病情和麻醉者的自身条件与实际经验，以及设备条件等因素进行全面分析，然后才能确定。

（一）病情与麻醉选择

手术患者的病情是麻醉选择最重要的依据。①凡体格健康、重要器官无明显疾病、外科疾病对全身尚未引起明显影响者，几乎所有的麻醉方法都能适应，可选用既能符合手术要求，又能照顾患者意愿的任何麻醉方法。②凡体格基本健康，但并发程度较轻的器官疾病者，只要在术前将其全身情况和器官功能适当改善，麻醉的选择也不存在大问题。③凡并发较重全身或器官病变的手术患者，除应在麻醉前尽可能改善其全身情况外，麻醉的选择首先要强调安全，选用对全身影响最轻、麻醉者最熟悉的麻醉方法，要防止因麻醉选择不当或处理不妥所造成的病情加重，也须防止片面满足手术要求而忽视加重患者负担的倾向。④病情严重达垂危程度，但又必须施行手术治疗时，除尽可能改善全身情况外，必须强调选用对全身影响最小的麻醉方法，如局部麻醉、神经阻滞；如果选用全身麻醉，必须施行浅麻醉；如果采用硬膜外麻醉，应强调在充分补液扩容的基础上，分次小量使用局部麻醉药，切忌阻滞范围过广；为安全计，手术方式应尽可能简单，必要时可考虑分期手术，以缩短手术时间。

（二）手术要求与麻醉选择

麻醉的首要任务是在保证患者安全的前提下，满足镇痛、肌肉松弛和消除内脏牵拉反应等手术要求。有时手术操作还要求麻醉提供降低体温、降低血压、控制呼吸或肌肉极度松弛，或术中施行唤醒试验等特殊要求。因此，麻醉的选择存在一定的复杂性。总的来说，对手术简单或病情单纯的患者，麻醉的选择毫无困难，选用单一的麻醉药物和麻醉方法，就能取得较好的麻醉效果。但对手术复杂或病情较重的患者，单一的麻醉方法往往难以满足手术的全部要求，甚至会促使病情恶化。此时，有必要采用复合麻醉（也称平衡麻醉），即同时或先后利用一种以上的麻醉药和麻醉方法，取每种麻醉药（方法）的长处，弥补短处。每种药的用量虽小，所得的麻醉效果恰已能符合手术要求，而对病情的影响可达到最轻程度。复合麻醉在操作管理上比较复杂，要求麻醉者有较全面的理论知识和操作管理经验，否则也未必能获得预期效果，有时反而会造成不良后果。

针对手术要求，在麻醉选择时应想到以下六方面问题。

①根据手术部位选择麻醉。例如，颅脑手术选用局部麻醉或全身麻醉，上肢手术选用臂丛神经阻滞麻醉，胸腔内手术采用气管内循环紧闭麻醉，腹部手术选用椎管内麻醉或复合肌松药的全身麻醉，下肢手术选用椎管内麻醉，心脏手术选用低温体外循环下全凭静脉麻醉。

②根据肌肉松弛需要程度选择麻醉。腹腔手术、长骨骨折或某些大关节矫形或脱臼复位，都需要良好的肌肉松弛，可选臂丛阻滞、腰麻或硬膜外麻醉，或全身麻醉并用肌松药。

③根据手术创伤或刺激性大小、出血多少选择麻醉。胸、腹腔手术，或手术区邻近神经干或大血管时，手术创伤对机体的刺激性较大，容易发生血压、脉搏或呼吸波动。此时，无论采用何种麻醉方法，均宜辅加相应部位的神经或神经丛阻滞，如肺门神经丛、腹腔神经丛、肠系膜根部阻滞或肾周围脂肪囊封闭、神经血管周围封闭等。对复杂而创伤性很大或极易出血的手术，不宜选用容易引起血压下降的麻醉（如蛛网膜下隙神经阻滞），全身麻醉常较局部麻醉为合适。

④根据手术时间长短选择麻醉。1h 以内的手术，可用简单的麻醉，如局部麻醉、氯胺酮静脉麻醉、局部静脉麻醉或单次蛛网膜下隙神经阻滞等。长于 1h 的手术，可选用长效局部麻醉药施行蛛网膜下隙神经阻滞、神经阻滞麻醉，或连续硬膜外麻醉或全身麻醉。

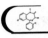

对于探查性质手术，手术范围和手术时间事先很难估计者，则应做长时间麻醉的打算。

⑤根据手术体位选择麻醉。体位可影响呼吸和循环生理功能，须用适当的麻醉方法予以弥补。例如取俯卧或侧卧位时，应选用气管内紧闭麻醉、局部麻醉或硬膜外麻醉，不宜用蛛网膜下隙神经阻滞或硫喷妥钠麻醉。坐位手术时，应尽量选用局部麻醉等对循环影响小的麻醉方法。如须用全身麻醉，必须施行气管内插管，并采取相应的措施。

⑥考虑手术可能发生的意外选择麻醉。胸壁手术（如乳癌根治术）可能误伤胸膜而导致气胸，事先应做好吸氧和气管内插管的准备；食管手术有可能撕破对侧纵隔胸膜而导致双侧气胸，须有呼吸管理的准备。呼吸道部分梗阻或有外来压迫的患者，以选用清醒气管或支气管内插管为最合适。

（三）麻醉药和麻醉方法选择

各种麻醉药和麻醉方法都有各自的特点、适应证和禁忌证，选用前必须结合病情或手术加以全面考虑。原则上尽量采用简单的麻醉，确有指征时才采用较为复杂的麻醉。

1. 全身麻醉

全身麻醉的首要目标是维持患者的健康和安全，提供遗忘、催眠（无意识）、无痛和最佳手术状态（如无体动现象），麻醉医师选用自己最为熟悉的全身麻醉方法已为常理，但是选用全身麻醉方法可发生某些不良反应，其发生率具有统计学显著性差异。高血压在芬太尼麻醉中较为常见，室性心律失常在氟烷麻醉中较为常见，心动过速在异氟烷麻醉中较为常见。采用中至大剂量芬太尼的全身麻醉患者，术后至少须施行 80h 的机械呼吸，而在其他麻醉患者一般只需要 7h。一般认为，术后长时间机械呼吸可能带来不良后果。

2. 局部麻醉

①今已确认，在某些临床情况下，局部麻醉的优点超过全身麻醉。老年患者前列腺摘除术选用椎管内神经阻滞麻醉，可降低深静脉血栓的发生率；在低位蛛网膜下隙神经阻滞下，充血性心力衰竭的程度减轻或较少发作；从 ICU 病房对危重患者施行长时间硬膜外腔镇痛的结果看，器官功能的保留可较好，并发症发生率降低，甚至死亡率也降低。但长期以来人们都认为局部麻醉的操作耗时较长，技术不够熟练者尤其如此，且可能发生严重并发症。随着经验的积累，这些不足均可得到改善。

②许多患者在术前主动提出要求让他"入睡"，如果麻醉医师理解为患者欲选用全身麻醉，而据此做出选用全身麻醉的决定，现在看来是不一定恰当的。很久以来，人们认为局部麻醉仅适合于少数场合，而全身麻醉几乎适合于任何手术，这也是明确的。今知，在区域阻滞麻醉下加用某些催眠药（如丙泊酚和芬太尼等），同样可使患者在局部麻醉下处于睡眠状态。

3. 术后镇痛

在充分评估病情的基础上拟订麻醉处理方案时，应考虑加用术后切口镇痛措施。近年来，术后镇痛的优越性越来越受到肯定和重视，不论在全身麻醉前先施行标准的区域阻滞麻醉，或将区域阻滞麻醉作为全身麻醉的一项组成部分，或在区域阻滞麻醉基础上术后继续给予局部麻醉药阻滞，使患者在术后一段时间仍处于基本无痛的状态，一般可显著增加患者术后的安全性。在区域阻滞麻醉下施行疝修补术，术后继续给予局部麻醉药施行术后镇痛，其效果比术后常规肌内注射阿片类药镇痛者为好，对患者十分有益。近年来，患者自控镇痛（PCA）技术得以应用，PCA 的按压次数和药物用量可由患者自主调节。这样可以以最小的剂量达到最佳的效果，不良反应更小，避免了传统方法药物浓度波动大、不良反应大的缺点。

（四）技术能力和经验与麻醉选择

麻醉医师在日常工作中，原则上应首先采用安全性最好和操作比较熟悉的麻醉方法。遇危重患者，或既往无经验的大手术，最好采用最熟悉而有把握的麻醉方法，有条件时在上级医师的指导下进行。在上述考虑的前提下，尽量采纳手术医师及患者对麻醉选择的意见。

二、麻醉前用药

历史上长期以来认为，术前药是一种有利于麻醉诱导的辅助措施。鉴于现代麻醉药的不良反应已减少，对患者的精神和生理状态有了仔细的评估和准备，要求患者主动参与麻醉药的选择等情况的改变，目前对术前药的应用概念已转向新的目标。

（一）麻醉前用药的应用总则

1. 目的

①抑制皮质或皮质下，或大脑边缘系统，产生意识松懈、情绪稳定和遗忘效果。由此也可显著减少麻醉药用量和（或）提高机体对局部麻醉药的耐受性。

②提高痛阈，阻断痛刺激向中枢传导，减弱痛反应和加强镇痛，弥补某些麻醉方法本身镇痛不全的不足。

③减少随意肌活动，减少氧耗量，降低基础代谢率，使麻醉药用量减少、麻醉药毒副反应减少、麻醉过程平稳。

④减轻自主神经应激性，减弱副交感反射兴奋性，减少儿茶酚胺释放，拮抗组胺，削弱腺体分泌活动，保证呼吸道通畅、循环系统功能稳定。

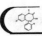

2. 可能诱发的问题

（1）呼吸循环过度抑制

下列患者比较容易发生：①年龄过小和过大（小于1岁或超过80岁）；②神志意识水平低下；③颅内高压；④缺氧；⑤呼吸道阻塞；⑥呼吸动力减退；⑦慢性阻塞性肺疾患；⑧心脏瓣膜病；⑨心力衰竭。

（2）逾量

①术前药静脉注射用药，有时起效较慢，如果再继以一定剂量，就有逾量危险。②口服用药一般无药物高峰期，用于短小手术的诱导，有时可出现术后苏醒时间延长，麻醉诱导后用胃管将胃内残余药液吸出，可减轻这种现象。

（3）拒绝麻醉问题

①如果术前不给患者使用任何麻醉前用药，患者可能在手术前最后1min拒绝手术。②有时在应用某些术前药特别是氟哌利多后，也可能发生患者拒绝麻醉的情况，因氟哌利多可引起严重的烦躁不安。

（二）麻醉前用药的选择考虑

1. 呼吸系统疾病

①呼吸功能不全、肺活量显著降低、呼吸抑制或呼吸道部分梗阻（如颈部肿瘤压迫气管、支气管哮喘）等病例，应禁用镇静催眠药和麻醉性镇痛药。对呼吸道受压已出现强迫性体位或"憋醒"史患者，应绝对禁用中枢抑制性药物，因极易导致窒息意外。

②呼吸道炎症、痰量多、大量咯血患者，在炎症尚未有效控制、痰血未彻底排出的情况下，慎重使用抗胆碱药，否则易致痰液黏稠、不易排出，甚至下呼吸道阻塞。

2. 循环系统疾病

①各型休克和低血容量患者不能耐受吗啡类呼吸抑制和体位性低血压等不良反应，可能加重休克程度，故宜减量或不用。

②血容量尚欠缺的患者绝对禁用吩噻嗪类药，因其可致血压进一步下降，甚至猝死。

③休克常并存周围循环衰竭，若经皮下或肌内注射用药时药物吸收缓慢，药效不易如期显示，应取其小剂量改经静脉注射用药。

④高血压和（或）冠心病患者，为避免加重心肌缺血和心脏做功，麻醉前用药必须防止心率和血压进一步升高，因此，应慎用阿托品，改用东莨菪碱或长托宁，并加用镇静药，对伴焦虑、恐惧而不能自控的病例尤其需要，但应防止呼吸循环过度抑制。β受体阻滞剂可降低围手术期心肌缺血和心肌梗死的风险，如术前已接受该类药物治疗者，应持续应用，但须适当调整剂量。

⑤非病态窦房结综合征患者出现心动过缓（50次/分钟以下）者，多见于黄疸患者，

系迷走张力亢进所致，须常规使用阿托品，剂量可增大至 0.8 ~ 1.0mg。

⑥先天性发绀型心脏病患者宜用适量吗啡，可使右至左分流减轻，缺氧得到一定改善。

⑦对复杂心内手术后预计须保留气管内插管继续施行机械通气治疗的患者，术前宜用吗啡类药物。

3. 中枢神经系统疾病

①颅内压增高、颅脑外伤或颅后窝手术病例，若有轻微呼吸抑制和 $PaCO_2$ 升高，即足以进一步扩张脑血管、增加脑血流量和增高颅内压，甚至诱发脑疝而猝死，因此，麻醉前应禁用阿片类药。

②颅内压增高患者对镇静药的耐受性极小，常规用药常致术后苏醒延迟，给处理造成困难。一般讲，除术前伴躁动、谵妄、精神兴奋或癫痫等病情外，应避用中枢抑制药物。

4. 内分泌系统疾病

①甲状腺功能亢进患者术前若未能有效控制基础代谢率和心率增快，须使用较大量镇静药，但须避用阿托品，改用东莨菪碱。

②对甲状腺功能低下、黏液水肿和基础代谢率降低的患者，有时小剂量镇静药或镇痛药即可引起显著的呼吸循环抑制，故应减量或避用。

③某些内分泌疾病常伴病态肥胖，后者易导致肺通气功能低下和舌后坠，因此，应慎用对呼吸有抑制作用的阿片类药，以及容易导致术后苏醒期延长的巴比妥类药和吩噻嗪类药。

5. 麻醉药的强度

①弱效麻醉药宜配用较强作用麻醉前用药，以求协同增强，如局部麻醉行较大手术前，宜选用麻醉性镇痛药；N_2O 或普鲁卡因静脉复合麻醉前，选用神经安定类药和麻醉性镇痛药。

②局部麻醉用于时间冗长的手术时，宜选用氟哌利多、芬太尼合剂做辅助。

6. 麻醉药与术前药的相互作用

麻醉药与术前药之间可能相互协同增强，使麻醉药用量显著减少，但也可能存在不良反应加重的情况，故应慎重考虑，避免复合使用。例如：

①吗啡或地西泮可致氟烷、恩氟烷、异氟烷和 N_2O 的 MAC 降低。

②吗啡的呼吸抑制可致乙醚诱导期显著延长。

③阿片类药促使某些静脉诱导药（如依托咪酯等）出现锥体外系兴奋征象。

④麻醉性镇痛药易促使小剂量硫喷妥钠、地西泮、氯胺酮或羟丁酸钠等出现呼吸抑制。

7. 麻醉药的作用时效

镇痛时效短的麻醉药（如静脉普鲁卡因、N_2O）不宜选用睡眠时效长的巴比妥类药。

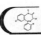

否则不仅苏醒期延长，更因切口疼痛的刺激而诱发患者躁动。

8. 自主神经系统活动

某些麻醉方法的操作刺激可诱发自主神经系统异常活动，宜选用相应的术前药做保护。

（1）喉镜、气管插管或气管内吸引可引起心脏迷走反射活跃，宜选用足量抗胆碱能药做预防。

（2）椎管内麻醉抑制交感神经，迷走神经呈相对亢进，宜常规选用足量抗胆碱药以求平衡。

第三节 气道管理技术

围手术期患者呼吸管理是麻醉医师的主要职责，不论采用何种麻醉方法，都要始终保持呼吸道（也称"气道"）的通畅和正常的肺换气（简称"呼吸管理"），对危重患者急救复苏中尤其需要做到这一点，这是每一个麻醉科医师必须掌握的重点技能。为达到上述之目的，需要在气道内根据具体情况置入不同类型的通气道。

主要包括：①口咽通气管；②鼻咽通气管；③喉罩通气管；④气管内导管或支气管内导管等。这样，麻醉者可以主动保持气道通畅，施行控制呼吸，其中以气管内插管和支气管内插管最为常用。

一、气管插管前的准备和麻醉

（一）适应证和禁忌证

气管或支气管内插管是实施麻醉的一项安全措施，因此不论成人或小儿，只要初步具备适应证，就可选用。

1. 适应证

主要适应证包括：①需要保障上呼吸道开放的手术；②为避免胃内容物误吸的患者；③需要长时间正压通气的患者；④术中需要反复吸除气管内分泌物的手术患者；⑤满足某些特殊手术要求的麻醉。

2. 禁忌证

（1）绝对禁忌

理论上，气管插管应无绝对禁忌证。

（2）相对禁忌

患者并存出血性血液病（如血友病、血小板减少性紫癜等）时，气管内插管易诱发气管黏膜下出血或血肿，可继发呼吸道急性梗阻，应列为相对禁忌证。鼻咽部血管瘤、鼻息肉及有反复鼻出血者，禁忌经鼻气管内插管。插管基本知识未掌握、插管操作不熟练的麻醉者或插管设备不完善，应列为相对禁忌证。

（二）插管前的评估和准备

1. 麻醉前访视及评估

（1）应检查气管经路是否有阻碍，以便选择经口或经鼻插管。绝大多数患者都适用经口明视插管，只有在经口插管困难或导管在口腔内妨碍手术进行时，方选经鼻气管插管。

（2）正常成人张口度应大于4cm，如小于2.5cm，则难以置入喉镜，常见于颞下颌关节强直或面部瘢痕收缩。下颌畸形、发育不全者，均可使喉头显露困难。正常人颈椎伸屈范围为165 ~ 90°角，若头后仰不足80°角将使插管困难。

（3）常见的影响气管插管的颈部病变有：①过度肥胖（颈粗短、高喉头等）；②类风湿关节炎累及颈椎关节；③先天性疾病（如斜颈）等。此时往往须用盲探插管或纤维支气管（喉）镜协助。

若计划经鼻插管，应了解既往是否进行过鼻及声带手术，并分别测试两侧鼻孔的通气状况。

2. 经口插管前准备

①应了解牙齿松动情况，若患者有松动的切牙，应先用打样膏或丝线固定，以防止操作过程中掉入气管内。

②有活动义齿者，应在麻醉前取下；上齿全部脱落的患者，在置入喉镜时，声门裂显露相对上移。

③若左侧上切牙脱落，置入喉镜后，右牙可阻碍视线影响插管操作，所以插管前应先用口腔科常用的打样膏，做成牙堤状模型垫于左侧齿龈上，以便插管时承托喉镜片保护齿龈，并扩大视野和插管空间，也可用紧的纱布垫垫于左侧上齿龈，便于插管操作。

（三）插管前的麻醉

气管插管前的麻醉方法有以下两类。

1. 诱导插管法

诱导插管法是目前临床上最常用的插管方法，指在全麻达到一定深度后，进行插管操作。

①预充氧：氧流量6L/min，用尽可能密闭的面罩吸氧，平静呼吸 3 ~ 5min 或连续做

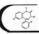

3 次以上的深呼吸。

②全麻诱导：过去曾普遍使用静脉注射硫喷妥钠和琥珀胆碱诱导，现在多使用丙泊酚、依托咪酯、咪达唑仑复合芬太尼代替硫喷妥钠，肌松药主要使用非去极化肌松药。

2. 清醒插管法

指对插管所经通路的黏膜先进行表面麻醉后，再施行气管内插管操作。其注意事项主要包括以下几点：

①对接受清醒插管的患者插管前预先给予适当的镇静药，如咪达唑仑，并复合小剂量的芬太尼。

②麻醉前给予抗胆碱药，以减少呼吸道分泌物。

③对插管通路进行充分的表面麻醉。

④因局麻药在口咽部吸收较快，应注意严格控制用药剂量。

（四）预防插管时的心血管反应

1. 呼吸道操作，特别是放置喉镜及气管内插管时，可引起强烈的心血管反应。主要表现为高血压、心动过速和颅内压增高，有些甚至会造成心肌缺血、脑血管或主动脉血管破裂。

2. 预防措施：

（1）加深麻醉，阿片类药物可有效减弱刺激引起的血流动力学反应；丙泊酚可以提供足够深的麻醉，有效抑制插管的心血管反应。

（2）静脉给予利多卡因 1.5mg/kg。

（3）表面麻醉或神经阻滞。

（4）应用血管活性药如硝酸甘油、艾司洛尔等。

二、气管内插管

1. 经口明视气管内插管

（1）正确的体位是插管成功的首要条件：患者的头应与麻醉医师的腹部水平一致或略高，以免在操作喉镜时引起背部不必要的劳累，适度抬高头部（离手术台 5 ~ 10cm）并外展寰枕关节可使患者处于较理想的嗅花位，患者的口应尽量张开。

（2）麻醉诱导之前，应预充氧 3 ~ 5min。

（3）置入喉镜：

①置入喉镜时易使下唇卷入下切牙与喉镜片间，造成下唇挤伤，故应先推开下唇。

②左手持喉镜沿右侧口角置入，轻柔地将舌体推向左侧，使喉镜片移至正中，见到腭垂，然后顺舌背弯度置入，切勿以上切牙为支点，将喉镜柄后压，以免碰掉上切牙。

③喉镜片进入咽部即可见到会厌，见到会厌后将喉镜片置入会厌与舌根交界处（即会

厌谷），再上提喉镜，使舌骨会厌韧带紧张，会厌翘起，即可显露出声门。如使用直喉镜，应将喉镜片置于会厌下，上提喉镜即可显露声门裂。

（4）气管导管的插入：

①显露声门后，右手以持笔式将导管对准声门，轻柔插入气管内。如果导管内带有管芯，则过声门后即应将管芯拔出，以免损伤气管。如果插管时麻醉变浅，应重新加深麻醉或用喷雾器对准声带进行表面麻醉，以抑制反射便于插管。

②待声门张开时，迅速插入并立即加深麻醉。如声带较高，须将导管前端翘起以接近声门，可用中指按压导管中段，以上切牙为支点增加弯度，使导管前端上翘。

③切勿把导管向后下用力，徒使导管变形，导管前端反而远离声门，甚至把管芯弯成双曲线，更难插入气管内。

（5）插管后，要立即听诊胸部和上腹部，通过二氧化碳波形监测来确认导管在气管内的位置。

（6）气管插管完成后，放置牙垫，固定导管。

2. 经鼻明视插管

在明视下将气管导管经鼻腔插入气管内。经鼻插管术多应用于张口困难或喉镜不能置入及口腔内手术的患者。

①麻醉前先从鼻前孔滴入 1% 麻黄碱溶液，促使鼻黏膜血管收缩。因气管导管斜口均面向左侧，因而选择左侧鼻前孔插管较容易接近声门。临床上，多在经左侧鼻前孔插管，妨碍手术时才选择右侧鼻前孔。

②麻醉后将导管与面部垂直的方向，沿下鼻道经鼻底部，出鼻后孔至咽喉腔。

③当导管插入的深度相当于鼻翼至耳垂的距离时表示导管前端已越过鼻后孔进入咽喉腔，此时术者左手持喉镜显露声门，右手继续推进导管入声门。如有困难，可用插管钳夹持导管前端送入声门，其后操作同经口腔插管法。

3. 经口盲探插管法

（1）本法多采用清醒插管方式，主要适用于部分张口困难、颈项强直、颈椎骨折脱臼、颈前瘢痕挛缩、喉结过高、颈项粗短或下颌退缩的患者。

（2）具体操作

①事先利用导管芯将气管导管弯成鱼钩样的弯度以利于导管口接近声门。

②利用呼吸气流声响做导管的引导，也可利用术者的左手示指经患者右口角探触会厌游离缘的位置以做插管的引导。

③根据导管内通气响声，判断声门位置。在响声最强处，持住导管同时抽出管芯并将导管继续向前推进，此时多能使导管进入气管。

4. 经鼻盲探插管法

本法适用于张口困难或喉镜无法全部置入口腔的患者，具体操作基本同明视经鼻腔插

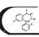

管法，导管通过鼻后孔后，须依据倾听导管内呼吸气流的声音，判断导管口与声门之间的距离。

5. 盲探插管受阻时的处理

①如导管前进受阻，呼吸声中断，可能为导管滑入一侧梨状隐窝。

②如同时出现窒息症状，则可能为头部过度后仰，导管插至会厌与舌根交界处，造成会厌压住声门所致。

③如阻力消失，而呼吸声中断，多为头前屈过度，导管误入食管所致。如出现以上情况，应将导管退出少许，待出现呼吸声后，再调整头部位置重新插管。

④导管出鼻后孔后，反复盲探插管如遇到困难，可用喉镜经口腔显露声门，右手推进导管，在明视下插入气管；也可用插管钳夹持导管前端送入声门，再将导管推进 3 ~ 5cm 即可。

三、特殊装置辅助气管插管法

（一）纤维光导支气管镜引导插管法

1. 利用纤维光导支气管镜引导气管导管插入气管，是解决困难气道常用的方法。

①应用前先用抗雾剂擦净管端镜面，以防水蒸气模糊镜面。纤维外径约 6mm，应充分涂抹滑油剂，预先插入内径 6.0mm 以上的气管导管。

②小儿纤支镜直径为 3.5 ~ 4.0mm，可通过内径 5.0mm 以上的气管导管；表面麻醉后，置入牙垫后随同气管导管经口或经鼻插入至咽喉部，需要时可经纤支镜吸引管吸出分泌物或给氧，经纤支镜窥见会厌后，将纤支镜前端穿过声门。

③然后气管导管可在纤支镜的引导下插入气管，插管完成后，再将纤支镜拔出。

2. 注意事项：

①分泌物过多时常使镜像不清，所以麻醉前应使用抗胆碱能药物。

②纤维支气管镜应置于正中位，以免误将梨状窝当作声门，纤维支气管镜头部一旦通过声门即可从颈前部见到喉及气管处透亮。否则，可能表示纤支镜进入食管。

③气管导管内径如小于 6mm，则插入纤维喉镜将堵塞通气，应引起注意。

（二）顺行引导管引导插管法

①本法类似上述纤镜引导，但无光纤装置，仍须使用喉镜协助。多应用于声门过高（前），喉镜只能暴露会厌，或导管过声门受阻于前壁时。应用前先调整气管导管位置使通气声最响亮，再插入带钢丝的输尿管导管，导管一旦进入气管常有呛咳反应，然后沿此

引导管插入气管导管即可。如能用 2.5mm 直径的螺纹钢丝做引导管，效果更佳。

②本法也可应用于术中更换气管导管或拔管后可能发生气管萎陷梗阻的患者，在拔管前先放置引导管，再插管时沿引导管插入，较为实用。

（三）逆行引导管引导插管法

①表面麻醉后，局部用普鲁卡因浸润，再用连续硬膜外穿刺针刺透环甲膜，针头斜口向头，然后经穿刺针插入连续硬膜外导管作为引导管逆行通过声门，抵达口咽处，即拔出穿刺针。用插管钳挟引导管拉至口外。或经鼻行插入吸痰管至口咽处，再将此引导管置入吸痰管后一起拉出鼻孔外。

②气管导管可套入此引导管经鼻或口导入声门，拔去引导管后再将气管导管推进至气管中段。此法对插管经路有一定损伤，故应慎用。

四、支气管插管术

支气管插管术的目的在于将健康肺和患病的肺分隔开，以防病变或分泌物经支气管播散或发生急性呼吸道阻塞等意外。主要有两种基本方法：①单腔导管健侧支气管插管；②双腔导管支气管内插管。

（一）适应证及优点

支气管插管术的适应证有：大咯血患者、肺脓肿、支气管扩张、痰量过多、肺大疱有明显液面、支气管胸膜瘘、气管食管瘘等。患者拟行肺叶或全肺切除术时特别适用支气管插管，以避免大量血液、浓痰或分泌物污染健侧的肺。

另外，外伤性支气管断裂及气管或支气管成形术时，可防止患侧支气管漏气，保证健侧肺有足够通气量。单侧肺功能试验或单肺冲洗治疗时必须插入双腔支气管导管。

（二）单侧支气管插管术

1. 单侧支气管插管用的支气管导管长度一般为 32 ~ 36cm，管径相当于 F26 ~ F34 号。导管前段如附有套囊，其长度不应超过 2cm，且紧邻导管斜口。左支气管导管顶端斜口与一般气管导管相同；但右侧支气管导管顶端斜口凹向右后方。因右主支气管起始部距右肺上叶支气管开口仅 2cm，支气管导管不可插入过深，以免堵塞上叶支气管，若过浅则不易固定。所以右侧支气管导管顶端形状须适于固定导管又不致堵塞上叶支气管。

②单侧支气管插管的麻醉要求与一般气管内插管相似，可以在清醒表面麻醉或全身麻醉下进行操作，但全身麻醉下插管也应在气管内喷入表面麻醉药，以免刺激隆突引起反射性心律失常或心搏骤停。

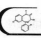

③导管插入声门后即可使患者头部尽量侧向患侧，并使导管向健侧插入，导管即可进入肺支气管，直到遇阻力为止；然后用听诊器仔细听两侧肺呼吸音，证实健侧肺呼吸音与插管前相同，而患侧呼吸音减弱或消失，插管即告成功。如导管前段有套囊，可给予充气。如右主支气管插管后，右肺上叶呼吸音消失，即应稍向外退出导管。直到右上叶呼吸音恢复为止。在翻身摆体位后应重复确认导管位置。

④单侧支气管插管麻醉下不必堵塞咽喉部，可采用体位引流方法（下叶有病采取头低位），使患侧肺内分泌物或浓痰沿导管外壁流至咽喉腔，便于吸引清除，保证健肺不受播散。

（三）双腔支气管插管术

1. 双腔支气管导管的特点

①利用双腔支气管导管即卡伦或怀特双腔管插入支气管内，使左、右支气管通气隔离，可通过任意一侧或双侧管腔通气。当吸引患侧肺分泌物时，健侧仍可继续通气，是目前最常用的支气管内通气方法。

②卡伦双腔管插入左主支气管常妨碍左全肺切除。应采用右分支管插入右主支气管的怀特双腔管，其右分支管顶端有向右上叶支气管开口的小孔。

③双腔支气管导管外径较粗，常用的 F39 号及 F37 号双腔导管外径分别较单腔导管 F40 号及 F37 号为粗，而内径较小，双腔导管 F39 号及 F37 号内径分别相当于单腔导管 F28 号及 F26 号。卡伦双腔管的左分支管形态近似左主支气管，可以插入左主支气管内。其右分支管开口较左分支管为高，导管插入后，即对准右主支气管口。在右分支开口部下方分出一舌状小钩，导管插入后，此小钩恰好"骑跨"于隆突上。左分支管上附有套囊及"红"色充气管，充气后可堵塞左主支气管。右分支开口上方，另有一套囊及"白"色充气管，充气后可达到密闭气管的目的。

2. 双腔支气管插管的麻醉

（1）双腔支气管插管的麻醉要求同单侧支气管插管术。只是用快速诱导插管时，琥珀胆碱用量应稍大，机体需要充分氧饱和，以便有充裕时间进行操作。

①插管时，患者取仰卧位，尽量使头后仰，将导管左分支端向上进行明视插管，便于进入声门。一旦进入声门即将导管旋转 180°角，使舌状小钩位于上方，左分支管端向下与气管走向相符，整个导管即可进入气管。

②舌状小钩通过声门后，依顺时针方面转 90°，同时推进导管，遇到阻力时即为双腔导管的左分支管与舌状小钩"骑跨"于隆突部，左分支管也即准确地进入了左主支气管。

③插管后先将左侧套囊充气，如须做控制呼吸，再将导管套囊充气，然后用听诊器分别听两肺呼吸音，闭住左分支气管时，左肺呼吸音应消失，右肺呼吸音应正常；闭住右分

支管时，则相反。

④如果出现反常现象，则可能为插管时旋转不当，误将左分支管插入右侧支气管。此时，应立即将导管退至主气管内，调正导管后再次插入直至遇有阻力，听诊双肺呼吸音确认后，予以固定。如为左肺切除术采用怀特双腔管更为适宜。

（2）双腔支气管导管管腔较窄，呼吸阻力大为增加，即使采用大号（39号）导管，呼吸阻力仍为正常时的4倍，所以麻醉过程中必须持续进行控制通气。同时吸痰管应选用细长稍硬的塑料管，并使用滑油剂以便顺利插入，切勿使用暴力，否则一旦将导管间隔插破，即失去双腔隔离的目的，应予以警惕。

3. Robershaw 双腔管

Robershaw 双腔管，类似卡伦双腔管及怀特双腔管，只是取消了卡伦钩，便于插管操作。由于管壁较薄，管腔较大。由于这类双腔管没有卡伦钩，插管时不致卡阻于声门处，但过声门后仍应放正导管后再深入支气管；又因在隆突处无卡伦钩支撑，侧身位时导管的高位开口易贴附于气管壁阻塞主支气管通气，应特别警惕。

（四）支气管插管注意事项

由于双腔支气管导管或阻塞支气管导管插入支气管内，必然增加对隆突部的机械刺激，更易发生反射性心律失常或心搏骤停，因此支气管插管操作，不论全麻下或清醒插管都应该对气管表面进行完善的麻醉以抑制反射。

插入支气管的导管应涂抹滑油剂。

对导管也须妥善固定，严防脱出而造成意外。

由于支气管导管内径较小，增加了呼吸阻力，加之肺泡通气面积减少，更易发生缺氧和二氧化碳蓄积。所以必须给予辅助呼吸或控制呼吸。如呼吸阻力过大，可使用肌松剂抑制呼吸运动，便于管理呼吸，同时降低机体代谢，减少氧耗量。

五、气管、支气管拔管术

一般认为，全麻时只要患者的潮气量达到正常水平，咳嗽、吞咽反射恢复和呼之能应即可拔管，但也有拔管后因通气障碍或药物残余作用而再次紧急气管插管者。分析其原因可能与环咽肌和颏舌肌的张力未能完全恢复，不能支撑气道通畅和无法自行清除呼吸道分泌物有关。

全麻（尤其应用了肌松药）之后不能只满足于正常的潮气量，还应把患者最大吸气负压（MIP）达52cmH$_2$O、能抬头举腿5秒，作为更可靠的拔管指征。在口腔颌面部手术患者中，

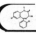

因组织肿胀，术野渗血和舌咽肌肉活动受累，更易导致呼吸道梗阻，应待患者完全清醒，确认已能保持呼吸道畅通后才能拔管。

（一）拔管标准

1. 呼吸频率及幅度

呼吸浅快或反常呼吸提示拔管有风险。

2. 呼吸肌张力

拔管前呼吸肌张力的临床评价包括观察抬头和（或）对抗气道堵塞产生的最大吸气负压（MIP），患者的平均 MIP 值达 $-52cmH_2O$，抬头 5 秒试验能连贯重现。这些是判断肌肉张力恢复情况的最简单和可靠的方法。

3. 意识程度

当患者的潮气量和咳嗽、吞咽反射恢复正常后，达到呼唤能应的麻醉恢复程度，才能进行拔管。

（二）拔管术

1. 正压呼吸与拔管术

拔管前及时提供高正压呼吸的方法已得到证实。说明肺必须得到充分膨胀（接近总肺容量），然后将导管套囊放气，再行气管拔管。

2. 深麻醉与清醒下拔管术对比

气管拔管的前提必须是患者完全清醒或处于手术麻醉（深麻醉）期，由于平衡麻醉的普遍应用使对怎样的麻醉水平才是适当的深麻醉尚有争议。

3. 气管拔管

常规气管拔管前必须有适度的自主呼吸。如果应用肌松剂，必须适当拮抗。抬头 5 秒试验仍是最可靠的方法。临床经验显示静脉注射利多卡因 1.0 ~ 1.5mg/kg 后，轻柔的口咽吸引，在有效吸气的开始气管拔管很少导致喉痉挛，且能最低限度地干扰自主呼吸。

（三）注意事项

全麻结束后拔除气管或支气管导管，操作虽简单，但如不注意细节的处理，仍有相当的危险。

（1）具体要求：

①只有当患者的呼吸通气量和咳嗽、吞咽反射已经恢复正常后，最好达到呼之能应的

麻醉恢复程度，方可拔管。

②拔管前必须将存留在口、鼻、咽喉及气管内的分泌物吸引干净。气管内吸引的时间一般每次不超过 10 秒钟，否则可导致低氧，可按间歇吸引、轮换吸氧的方式进行。

③拔管前，应先将吸引管前端超越出导管的斜口端，一边继续做气管内吸引，一边随同气管一起慢慢拔出（5秒左右），这样可将存留在气管与导管外壁缝隙中的痰液一起吸出。

④导管拔出后的一段时间内，喉头反射仍迟钝，故应继续吸尽口咽腔内的分泌物，并将头部转向一侧，以防止呕吐误吸；也可能出现短暂的喉痉挛，应积极吸氧，同时密切观察呼吸道是否通畅，通气量是否足够，皮肤、黏膜色泽是否红润，血压脉率是否平稳。

⑤在过浅的麻醉下拔管，偶尔可发生因喉痉挛而将导管夹住，不能顺利拔管的特殊情况，此时不应勉强硬拔，否则有造成严重喉头损伤的可能。可以先充分供氧，等待声门松弛后再拔管，必要时可给予琥珀胆碱 0.5mg/kg，过度通气数次后拔管，然后立即用面罩控制呼吸，直至肌松作用完全消失。

（2）遇到下列情况时，对拔管时间应做个别考虑。

①麻醉仍较深，咳嗽、吞咽反射尚未恢复，必须先设法减浅麻醉，待反射恢复后再行拔管。

②饱胃的患者要谨防拔管后误吸，必须等待患者完全清醒后，在侧卧头低体位下拔管。

③颌面、口腔、鼻腔手术后，如果存在张口困难或呼吸道肿胀者，也应待患者完全清醒后再慎重拔管。

④颈部手术，尤其是甲状腺切除术，有喉返神经损伤或气管萎陷的可能，拔管前应先置入喉镜（或导引管），在明视下将导管慢慢退出声门，一旦出现呼吸困难，应立即重新插管。

第二章　周围神经阻滞

第一节　基础理论

一、概述

周围神经阻滞技术研究在麻醉史初期即已开展。

由于周围神经阻滞能降低术后疼痛的视觉模拟量表（VAS）评分，减少术后对镇痛药物的需求，减少恶心的发生，缩短麻醉后恢复室停留时间，并能提高患者满意度，使得其在临床实践中越来越受欢迎。周围神经阻滞可用于麻醉、术后镇痛以及慢性疼痛疾病的诊疗。可根据手术部位、预计手术时间、是否需要离床活动以及控制术后镇痛的持续时间来选择不同的区域阻滞技术。熟知解剖学知识有助于麻醉医师根据手术需要选择合适的阻滞技术及对阻滞不全进行补救。此外，必须充分认识到区域阻滞技术的主要不良反应和并发症。只要结合适当的镇静，外周神经阻滞可应用于所有年龄组患者。熟练掌握外周神经阻滞可以让麻醉医师在实施麻醉时有更多的选择，以便为患者提供理想的麻醉。

二、神经定位方法

（一）异感法

寻找异感法无需特殊设备，已成功应用很久。当穿刺针触及神经时，即可引出异感。因为该操作有赖于患者合作，以引导局麻药物的准确注射，故建议麻醉前用药时仅给予小剂量的镇静药物。尽管临床研究显示异感法并不增加神经并发症，但因其可引起患者不适而存在异议。须注意的是，必须确保穿刺针没有刺入神经内才能开始注射局部麻醉药。至于应选择针尖较钝或斜面较短的穿刺针，还是选择针尖锋利的穿刺针来减少穿刺针不小心碰到神经后神经损伤的发生率及严重程度，目前尚存争议。针尖较钝的穿刺针更易将神经推向一边，刺入神经的机会更小，然而一旦发生损伤，可能会更加严重。相反，锋利的穿刺针似乎更易刺入神经，但神经损伤的程度较轻。成功运用寻找异感法依赖于操作者的穿刺技术及对解剖学知识的熟练掌握。20 世纪 80 年代，随着周围神经刺激器的出现，该方法慢慢被取代。目前，没有任何一种方法在提高成功率或降低并发症的发生方面显示出明显优势。

（二）周围神经刺激器

当穿刺针的顶端贴近神经时，周围神经刺激器输出的小强度电流传至刺激针末端，可引起去极化和肌肉收缩。这种方法需要考虑特定周围神经的分布区域，而无须引出异感，因此在阻滞期间可以使患者处于更深的镇静状态。充分掌握解剖知识是运用该方法及周围神经阻滞技术的前提。由于只有电流从连接阴极的穿刺针流向相邻神经时才能引起去极化，因此必须将阴极（负极）与刺激针相连，将阳极（正极）连于患者体表。如果电极接反了，穿刺针流出的电流就会引起超极化。电流刺激针的整个针体除针尖外均被薄薄的绝缘涂层覆盖。这使得仅针尖为刺激区域。更高的电流输出（＞1.5mA）可能更易通过组织或筋膜刺激神经结构，但也会引起疼痛和剧烈的肌肉收缩。准确定位运动反应后，逐步降低电流至 0.5mA 或更低。在大约 0.5mA 电流时若能引出运动反应，说明位置是合适的，即可注射局部麻醉药或放置导管。

（三）超声引导下区域麻醉

超声引导下区域麻醉可在直视下定位神经结构，近来引起广泛关注并取得快速发展。超声下可以直观地看到目标神经、进入的穿刺针以及在神经周围包绕的局部麻醉药。绝大多数患者的一些浅表的神经结构（例如臂丛）在超声下均可显示，因此也更适合于超声引导。操作者必须熟悉超声设备的基本原理和超声解剖，这样才能精通超声引导下区域麻醉。

（四）颈丛阻滞

颈丛来自 $C_1 \sim C_4$ 脊神经，发出膈神经、支配椎体前方肌肉和颈部带状肌群的神经。颈深丛分段支配颈部肌肉、同时支配三叉神经面部支配区以下与躯体 T_2 水平以上的皮肤感觉。颈浅丛阻滞仅产生皮神经麻醉效果。

1. 临床应用

颈丛阻滞简单易行，为 $C_2 \sim C_4$ 支配区域的手术提供麻醉，包括淋巴结清扫、整形修复及颈动脉内膜剥脱术等。颈丛阻滞下行颈动脉内膜剥脱术可保持患者清醒，有助于监测患者术中的神志变化，这一优势使得该项技术在此类手术中得到广泛应用。双侧颈丛阻滞可用于气管切开术和甲状腺切除术。

2. 方法

（1）颈浅丛

穿刺点在胸锁乳突肌后缘中点，皮肤局部麻醉后用 4cm 长 22G 针刺入，沿胸锁乳突肌后缘和内侧面注射局麻药 5mL。颈浅丛阻滞有可能会阻滞副神经引起同侧斜方肌一过性

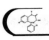

麻痹。

（2）颈深丛

颈深丛阻滞是对 $C_2 \sim C_4$ 脊神经穿出椎间孔的位点实施的椎旁阻滞。传统方法是在 C_2、C_3 和 C_4 行三点注射。患者平卧，颈稍后仰，头转向对侧。于乳突下方 $1 \sim 2cm$ 处常可触及 C2 横突，沿上述第二条连线向下每间隔 1.5cm 为 C_3、C_4 横突。分别在 C_2、C_3、C_4 横突上方做皮丘后，用 5cm 长的 22G 针垂直，稍偏向尾侧刺入皮肤，进针 $1.5 \sim 3cm$ 可触到横突，在引出异感、回吸无血或脑脊液后注入局麻药 $3 \sim 4mL$。若未引出异感，可沿横突平面前后移动穿刺针寻找异感。

颈深丛也可在 C_4 横突单点阻滞，注入局麻药 $10 \sim 12mL$。可向头端扩散阻滞 C_2 和 C_3。在肌间沟行臂丛阻滞时，也可观察到颈丛被阻滞。用肌间沟法阻滞颈丛时，注药后压迫远端并置头于水平位或轻度低位可加速颈丛阻滞起效。

3. 不良反应和并发症

尽管颈丛阻滞操作简单，但颈深丛阻滞进针点附近存在多种神经和血管结构，可发生局麻药误入血管、膈神经和喉上神经阻滞，甚至局麻药扩散进入硬膜外腔和蛛网膜下隙等多种并发症和不良反应。

（五）副神经阻滞

副神经（第XI脑神经）阻滞偶尔用于肩部手术时加强肌间沟臂丛阻滞，引起斜方肌运动麻痹，确保患者术中制动。副神经在胸锁乳突肌后缘中上 1/3 处穿出，越过颈后三角（边界为胸锁乳突肌后缘锁骨中段 1/3 及斜方肌前缘）走行在浅层，可在此处（其穿出胸锁乳突肌后缘处）注入局麻药 $6 \sim 10mL$ 实施阻滞。实施颈浅丛阻滞时常无意中同时将其阻滞。

第二节　周围神经阻滞与置管连续阻滞技术

一、上肢神经阻滞

在臂丛神经根至终末分支的多个位置均可实施臂丛阻滞，用于上肢和肩部手术的麻醉。上肢神经阻滞的成功离不开对臂丛神经解剖知识的熟知，包括熟悉其从椎间孔发出到外周神经末端的分布。

（一）解剖

臂丛神经来自 $C_5 \sim C_8$ 及 T_1 神经的前支，在一些变异的情况下 C_4 和 T_2 神经也参与其中。这些神经穿出椎间孔后，在前、中斜角肌之间向前外下延伸。前斜角肌起自颈椎前结节向外下移行附着于第一肋骨的斜角肌结节；中斜角肌则起自颈椎后结节，在锁骨下动脉后方穿过并附着于第一肋骨，而锁骨下动脉沿锁骨下肌沟穿行于两斜角肌之间。椎前筋膜覆盖前、中斜角肌并向外融合包裹臂丛神经而形成鞘膜。

上述神经根在斜角肌间隙内合并形成上干（C_5 与 C_6）、中干（C_7）和下干（C_8 与 T_1），穿出肌间沟后于锁骨下动脉的后上方沿第一肋骨上缘穿行。此三支神经干依次排列，但并非严格按其所冠的上、中、下水平排列。在第一肋的外缘，每一干又发出前股和后股，于锁骨中段后方进入腋窝。各股神经在腋窝形成三束，并依据其与腋动脉第二段的位置关系命名为外侧束、后束和内侧束。由上干和中干的前股组成外侧束，由上、中、下三干的后股组成后束，而下干的前股继续延伸形成内侧束。

在胸小肌外缘，此三束神经分出上肢的外周神经。其中外侧束形成正中神经外侧头和肌皮神经，内侧束形成正中神经内侧头、尺神经、前臂内侧皮神经和臂内侧皮神经，后束分成腋神经和桡神经。

臂丛神经根除了组成臂丛神经束以及后者的分支所形成的外周神经外，还直接发出运动神经支配某些肌肉，如 C_5 支配菱形肌群，$C_5 \sim C_6$ 支配锁骨下肌群，$C_3 \sim C_7$ 支配前锯肌等。肩胛上神经来自 C_5 与 C_6，既支配肩胛骨背面肌肉运动，又是支配肩关节感觉的主要神经。

自颈神经根发出的神经分支的阻滞通常只能经过肌间沟入路臂丛神经阻滞而获得。

（二）肌间沟阻滞

1. 临床应用

肌间沟法阻滞臂丛神经的上干和中干，主要适用于肩部手术。虽然此法也可用于前臂和手部手术，但由于下干通常阻滞不全，须追加尺神经阻滞才能使该区域获得充分的外科麻醉。

2. 方法

（1）周围神经刺激器或异感法

臂丛神经与邻近结构的密切关系为实施肌间沟阻滞提供了重要解剖标志。在前、中斜角肌水平臂丛神经位于锁骨下动脉第二和第三段的后上方，胸膜顶位于下干的前内侧。

由于实施此法时患者手臂可放置于任何位置，加之体表标志易于识别，故该方法较为简单易行。实施时患者取仰卧位，头转向对侧。嘱患者稍抬头即可用手指触及胸锁乳突肌后缘，向后外侧滑过前斜角肌肌腹即为肌间沟。环状软骨水平线与肌间沟的交点为 C_6 横突水平，颈外静脉常在此交点上方通过，但不可作为固定可靠的解剖标志。

局部皮丘浸润后用4cm长的22 ～ 25G针垂直刺入皮肤，针尖稍向后并向下呈45°指向骶部。继续进针直至出现异感或电刺激诱发的浅层肌肉反应。手臂或肩部出现异感或引出肌肉收缩反应均可视为有效的定位标志。如果穿刺针斜面较钝，当针尖穿过椎前筋膜时可会有突破感。如果进针不足2cm遇到骨性结构阻碍，很可能是针尖触及颈椎横突，则可沿着横突移动穿刺针确定神经的位置。穿刺针位置过前可刺激膈神经，引起膈肌收缩，此时应向后重新进针寻找臂丛神经。

出现异感或运动反应后，回抽无异常，可根据所需阻滞范围注入局麻药液10 ～ 30mL。影像学研究提示药液容量与麻醉存在相关性，40mL局麻药可完全阻断颈丛和臂丛。但临床研究表明，即使大容量药液仍难将低位神经干（例如尺神经）阻滞。

（2）超声引导

肌间沟阻滞特别适合应用超声引导。在锁骨上方最易获得锁骨下动脉和臂丛的显像，然后沿臂丛走行方向在颈部向上移动超声探头，直至在前、中斜角肌之间看到低回声的臂丛神经干。可以使用平面外或平面内进针法进行穿刺。回抽无异常后，注射少量试验剂量局麻药，通过其在神经周围扩散确定穿刺针位置是否准确。低至5mL的药液即可成功阻滞，也能减少膈肌麻痹的发生。

3．不良反应和并发症

在传统的 C_6 水平实施阻滞，肌间沟法可阻滞同侧膈神经而引起膈肌麻痹，即使采用低浓度局麻药，其发生率仍高达100%，使肺功能降低25%。这可能是由于麻醉药液沿前斜角肌向前扩散所引起，患者可出现呼吸困难的主观症状。在极少数情况下，对于本身存在严重呼吸系统疾病的患者来说，有可能出现呼吸功能损害。使用较小容量的局麻药及在颈部较低平面定位实施臂丛阻滞等方法可减少膈神经阻滞的发生。

迷走、喉返及颈交感神经等有时也可被阻滞而出现相应症状，虽然临床意义不大，但须向出现此类不良反应相关临床症状的患者进行解释以消除其疑虑。C_3 或 C_6 水平由于离胸膜顶较远，只要正确进针，发生气胸的风险较低。

对于处于坐位行肩部手术的清醒患者，肌间沟阻滞可引起患者术中出现严重低血压和心动过缓。推测出现这种情况的原因可能是由于静脉回流减少刺激了心内机械感受器，导致交感神经张力突然下降、副交感神经活动增加，从而引起心动过缓、低血压和晕厥发生。预防性给予 β 受体阻滞剂可降低此并发症的发生率。

某些肩部手术如全肩关节成形等有损伤臂丛神经的风险。对于此类手术，应在术后确认无神经损伤后再行肌间沟阻滞镇痛。因肌间沟阻滞可误将药物注入硬膜外或蛛网膜下隙，所以特别强调向尾端方向进针。由于肌间沟邻近有许多重要的神经血管结构，对深度镇静或麻醉的患者实施肌间沟阻滞，会增加其出现严重神经并发症的风险。因此，实施肌间沟阻滞时应保持患者清醒或处于轻度镇静状态。

（三）锁骨上阻滞

1. 临床应用

锁骨上臂丛阻滞适用于肘、前臂和手部手术。由于此处位于神经干远端与神经股近端水平，臂丛神经在此处较为集中，故注入小容量局麻药即可快速、可靠地阻滞臂丛神经。此外，该方法的优点还在于可在患者手臂处于任何位置下实施麻醉。

2. 方法

（1）周围神经刺激器或异感法

行锁骨上阻滞法需要掌握几个重要解剖要点：臂丛神经的3条主干在第一肋骨正上方、锁骨下动脉的后上方组成神经丛，消瘦和肌肉松弛患者常可触及此锁骨下动脉的搏动。神经血管束位于锁骨中点下方。短阔扁平的第一肋在臂丛位置呈前后走向，成为阻挡穿刺针刺向胸膜顶的内侧屏障。

患者取仰卧位，头转向对侧，手臂内收，置于身体一侧。经典操作是先找出锁骨中点并加以标记。嘱患者轻抬头，即可较易触到胸锁乳突肌后缘。然后手指滑过前斜角肌肌腹至肌间沟再做一标记，此处大约位于锁骨中点后方 1.5 ～ 2.0cm。在此处若触到锁骨下动脉即可确定为进针标志。

穿刺时麻醉医师站在患者一侧，面向患者头部。穿刺点局部麻醉后，以长 4cm 的 22G 针向着骶尾并稍向内、后方向进针，直至引出异感或肌肉收缩反应，或触碰到第一肋骨。如果注射器已连接针头，其针尖方向应与从患者耳朵到进针点的连线相平行。如果触到第一肋骨但未引出异感，可沿肋骨前后移动穿刺针，直至找到臂丛或锁骨下动脉。动脉位置是有用的解剖标志。若刺到动脉，应立即退针并向后外侧方向再次进针，通常会引出异感或肌肉运动反应。找准臂丛位置后，先回抽无血再注入局麻药 20 ～ 30mL。

通常进针 3 ～ 4cm 即可触到肋骨，但肥胖患者或因血肿或局麻药致组织变形时，进针深度也许会超过穿刺针长度。尽管如此，当进针 2 ～ 3cm 仍未找到异感，应沿前后方向小心刺探，确未找到异感方可继续进针。多点注射能提高阻滞效果并缩短起效时间。

（2）超声引导法

该法应用超声可以使操作者直视臂丛、锁骨下动脉、胸膜及其下方的第一肋。进针过程中必须使针尖始终处于直视下才能确保安全。

3. 不良反应和并发症

虽然对肥胖患者实施阻滞会更困难一些，但并发症的发生风险并未增加。锁骨上阻滞后患者气胸的发生率为 0.5% ～ 6%，并随操作者经验的增加而下降。重要的是，尽管应用超声也许能降低气胸的发生率，但这种风险仍不可完全避免。气胸症状常常延迟出现，甚至会延迟至 24h。因此，锁骨上阻滞后常规胸部 X 线检查是不合适的。如果患者不能配合，或不能耐受任何程度的呼吸功能减退，最好避免锁骨上入路。其他常见并发症包括膈神经

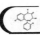

阻滞（40% ~ 60%）、霍纳征和神经损伤。出现膈神经或颈交感神经阻滞，一般仅须向患者解释以消除疑虑。虽然神经损伤也可能发生，但较为少见且常可自行恢复。

（四）锁骨下阻滞

1. 临床应用

锁骨下阻滞可提供上臂、前臂和手部麻醉。由于其在神经束水平进行阻滞，理论上其优点在于阻滞肌皮神经和腋神经的同时可避免气胸的发生。实施麻醉时对于手臂位置也无特殊要求。但由于无血管搏动作为进针定位标志，故需要神经刺激器或超声影像协助定位。

2. 方法

（1）周围神经刺激器或异感法

穿刺点位于锁骨下缘中点下方 2cm，向外侧进针。使用神经刺激器辨认臂丛。手臂外展时在 C_6 横突与腋动脉之间画一条线有助于观察臂丛神经的走向。准确进针后注入局麻药 20 ~ 30mL。若能引出远端肌肉运动反应，可提高阻滞成功率。也有报道采用喙突法，在喙突内下方 2cm 处进针。然而进针点越往外移，越不易阻滞肌皮神经，与单纯腋路阻滞相比，越无优势。

（2）超声引导法

常使用超声显示神经血管束，并且理想状况下可见局部麻醉药沿腋动脉周围扩散。

3. 不良反应和并发症

由于是盲法进针，故注药误入血管的风险增加。进针方向过于向内也会导致气胸。

（五）腋路阻滞

1. 临床应用

由于腋路阻滞方法安全、可靠、易行，故成为常用的臂丛阻滞方法。其阻滞水平位于臂丛神经末端。虽然此法并非总能阻滞肌皮神经，但可在腋窝或肘部进行补救。腋路阻滞的适应证包括前臂和手部手术，也可用于肘部手术，是适合于门诊手术的理想方法，也易被小儿患者接受。但是，腋路阻滞不适用于上臂或肩部手术，阻滞实施时还要求患者手臂外展。

实施腋路阻滞前必须熟悉以下解剖概念：

①神经血管束被分为多个间隔。

②腋动脉是最重要的定位标志。

③尽管存在解剖变异，但通常正中神经位于动脉上方，尺神经位于下方，桡神经位于后外侧。

④肌皮神经在此平面已离开神经鞘，位于喙肱肌中。

⑤肋间臂神经走行于腋动脉表面，属 T_2 肋间神经分支，腋动脉表面的皮肤局部浸润常可将其阻滞。为消除止血带反应，做皮丘时须向头尾两端扩大局部浸润范围 1 ~ 2cm，以充分阻滞此神经。

2. 方法

周围神经刺激器、异感法或鞘内注射法：穿刺时患者仰卧，患侧手臂外展与身体呈直角，肘关节屈曲 90°，手背贴床或枕头。不建议手臂过度外展置于患者枕下，因为这种体位下不易触及动脉搏动。

触到腋动脉后，从腋窝低点循其走向画一标记线。左手示指和中指将动脉固定在患者肱骨上，在腋横纹处动脉搏动上方局部麻醉后进针，到位后注药时压住进针点远端，使局麻药向近端扩散。

腋路穿刺一般无须寻找异感，按穿刺方法找到腋鞘均能获得良好效果。但多点注射能缩短起效时间、提高阻滞的可靠性。

①异感法：用 2cm 长的 25G 穿刺针首先在深部（如桡神经）或手术部位神经分布区域寻找异感。到达神经血管束的穿刺深度很少超过 2cm。采用的穿刺针越细、针尖斜面越短，神经损伤的发生风险越低。每个异感点注射 10mL 局麻药。

②神经刺激器法：可以使用带绝缘穿刺针的神经刺激器来定位神经。与更高阈值的电流（1.0mA）刺激相比，低电流阈值（0.5mA）能缩短起效时间，但延长阻滞操作时间。

③突破感法：斜面短的针穿破筋膜时会有突破感，表明针尖已进入腋鞘，回抽无异常后注入 40 ~ 50mL 局麻药。

④动脉穿透法：穿刺针穿透动脉后在其后方注入 40 ~ 50mL 局麻药，也可在动脉的前、后方各注入一半药液。使用此法应十分小心，避免误将药物注入血管内，因为腋鞘内注射形成的压力也许会使解剖结构与固定的穿刺针相对位置发生改变。

⑤超声引导法：超声引导可显示局麻药在 4 条神经周围扩散（伴或不伴运动反应），缩短了阻滞起效时间，还能减少反复穿刺次数。但成功率和并发症与其他方法相似。超声还有助于使用较小容量的局麻药即可获得阻滞成功，但是感觉和运动阻滞的持续时间将会显著缩短。

传统观点认为，注药完成后应将患者手臂内收放回体侧，以免肱骨头阻挡药液流向近端。然而，维持手臂外展能缩短起效时间，延长感觉和运动的阻滞时间。如果腋路法未能阻滞肌皮神经，可在喙肱肌或位于髁间线上的肘前窝外侧浅表处注入局麻药进行阻滞。

3. 腋路阻滞的成功率

腋路阻滞的成功率取决于成功阻滞的定义（即满足手术需要还是阻滞上肢所有 4 条分支神经）、臂丛的定位方法以及注药量。单次注射的成功率差别较大。臂丛神经鞘内存在的筋膜间隔限制了药液扩散（并且与多点注射相比，这些筋膜间隔降低了单点注射的成功率）。有关单点注射与多点注射的争议依然存在。

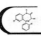

引出异感与使用 0.5 ～ 1.0mA 周围神经刺激器引出运动反应同样有效。多数研究认为穿透动脉做两点注射与单点寻找异感或单点使用神经刺激器法的阻滞效果相似。一般而言，多点注射可提高异感法和外周神经刺激法的效果。相反，血管周围注射或筋膜突破法的成功率并不稳定。

4. 不良反应和并发症

神经损伤和全身毒性反应是腋路法最主要的并发症。一般认为异感法更易导致神经损伤，但未获得数据支持。甚至在操作时未引出异感，也常无意中损伤神经。注射大容量局麻药会增加血管内注射和局麻药全身毒性反应的风险，特别在使用血管穿透法时更是如此。血肿和感染比较罕见。

二、胸腹部神经阻滞

（一）椎旁阻滞

椎旁间隙呈楔形，解剖标志包括居前的壁胸膜，中间的椎体、椎间盘、椎间孔，侧面的肋间后膜，后方的肋横突上韧带。椎旁间隙内的神经结构包括肋间神经、背支、交通支、交感神经链（交感神经干）。肋间神经散在于椎旁间隙内，故易被局麻药阻滞。实施椎旁阻滞时必须了解棘突、横突、肋骨和肋横突韧带的位置。

1. 临床应用

椎旁阻滞可为接受胸、腹、骨盆或乳腺手术的患者提供麻醉或镇痛，也有双侧或连续阻滞的应用报道。对开胸手术患者实施胸部椎旁阻滞可提供与硬膜外阻滞类似的镇痛效果，且不良反应和并发症更少。椎旁阻滞还可用于慢性疼痛疾病的诊断和治疗，包括开胸术后和乳腺切除术后疼痛。

2. 方法

（1）胸部椎旁阻滞

胸部椎旁阻滞可在脊神经穿出椎间孔处实施，能够阻滞注射部位上下多个邻近节段的躯体神经和交感神经。

（2）神经定位

外周神经刺激器已被用于确认穿刺针进入椎旁间隙，防止其刺破胸膜。在穿刺针进入胸腔前，周围神经刺激器即可引出肋间肌的运动反应。实施多平面阻滞时需要特别谨慎，因为在一个平面注射的局麻药物可扩散至相邻的平面，导致肋间肌运动反应改变或消失。超声下测量皮肤至横突以及皮肤至壁层胸膜的深度，对于准确判断进针深度很有帮助。理论上，明确可穿刺的最大深度就可将发生气胸的风险降到最低。

　　胸部椎旁阻滞可在坐位、侧卧位或俯卧位下实施。解剖标志在坐位时容易被识别。找到胸椎棘突后旁开 2.5 ~ 3cm，平棘突的最上缘垂直进针，通常进针 2 ~ 4cm 可触到椎体下面的横突。此时传统的方法是将针尖改向头侧继续缓慢进针，直至越过横突上缘 1 ~ 1.5cm 时有阻力消失感。然而，向尾端进针能降低发生气胸的风险。该操作的安全性有赖于进针深度，避免超过皮肤至横突的距离 1 ~ 1.5cm。

　　虽然局麻药扩散变异较大，但单次注入 15mL 局麻药可产生 4 个以上节段的单侧躯体阻滞，且向尾侧扩散多于向头侧。为获得更好阻滞，也可在每一节段注入局麻药 3 ~ 4mL。

　　（3）腰部椎旁阻滞

　　腰神经在横突下缘穿出椎间孔，每一神经分为前支和后支，其中 L_1 ~ L_4 及部分 T_{12} 的前支组成了腰丛神经。

　　与下述肋间神经阻滞一样，患者取俯卧位。在腰椎棘突上缘画标记线，这些线恰好位于相应横突的下缘。在正中线旁开 3cm 处做皮丘，以 10cm 长的 20G 穿刺针垂直进针，至深度 3 ~ 5cm 时触到横突；随后改变进针方向，滑过横突下缘，再进针 1 ~ 2cm（相当于横突的厚度），即可注入局麻药 6 ~ 10mL 引出异感或使用神经刺激器有助于穿刺针准确定位。

　　3. 不良反应和并发症

　　由于邻近椎管，本操作有局麻药注入硬膜外腔或蛛网膜下隙的风险，也有局麻药注入腰部血管、腔静脉或主动脉的可能。刺穿胸膜和气胸的发生率分别为 1.1% 和 0.5%。

　　（二）肋间神经阻滞和胸膜间置管

　　肋间神经在肋骨后角内侧，位于胸膜和肋间内肌筋膜之间，在肋骨后角处则位于肋沟内，与肋间静脉和动脉伴行。

　　1. 临床应用

　　几乎没有手术能在单独肋间神经阻滞下完成，与其他方法联合阻滞也多被硬膜外阻滞所代替。但是，对于椎管内麻醉有禁忌的患者，可单独行肋间神经阻滞或复合腹腔神经丛阻滞，同时辅以浅全麻可为腹内手术创造良好条件。同样，胸内手术也可在肋间神经复合星状神经节阻滞再辅以气管插管镇静的条件下完成。尽管肋间神经阻滞可用于手术，但其适应证大多还是术后镇痛。

　　胸膜间置管行术后镇痛由于其作用机制未明，报道的效果差别较大，所以在不同时期该技术的使用率差异较大。总的来说，在胆囊切除术中应用效果最好。胸膜间镇痛的优点很难在开胸手术中得以显示，这可能与胸腔出血和胸腔引流管等技术问题有关。近来，有

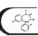

将其运用在微创体外循环手术后的镇痛案例。

2. 方法

（1）肋间神经阻滞

肋角恰好位于骶棘肌肌群外侧，肋间神经在此处很易被阻滞。患者俯卧，腹下垫枕以减少腰部弯曲。沿棘突画一条线作为中线，再在中线旁开 6 ～ 8cm，沿肋后角画一与中线平行的直线，在上部应偏向内侧以绕开肩胛骨。触到每一肋骨的下缘，并在每一肋下缘与肋后角线相交处标记（为穿刺点）。皮肤消毒后在每一注射点做皮丘，以 4cm 长的 22G 短斜面针头连接 10mL 注射器，从最下面的肋骨开始阻滞。左手示指将皮肤按压在肋骨上，在指尖处刺入皮肤直达肋骨面，左手手指移至针头接口并握牢，针尖滑过肋骨下缘后继续进针 3 ～ 5mm，注入局麻药 3 ～ 5mL。在每一肋骨重复上述步骤。适当的静脉镇静可提供镇痛和一定程度的遗忘，使患者感觉舒适。已有报道肋间神经可在超声下显像，但其可见性变异很大。

此外，也可在患者仰卧位时于腋中线实施肋间神经阻滞。理论上此方法不能阻滞外侧皮支，但 CT 研究显示局麻药注射后可沿肋骨沟扩散数厘米。退针时再注射 1 ～ 2mL 局麻药可阻滞皮下支。

（2）胸膜间置管

胸膜间导管放置技术比较简单，可在患者侧卧位（稍倾斜）或坐位下完成。确定第六、第七肋间隙后，在后正中线旁大约 10cm 处以硬膜外针穿刺，进针至针尖紧贴肋间隙下方肋骨的上缘。随后连接一个装有盐水或空气的玻璃注射器，再缓慢进针越过肋骨上缘。当针尖进入胸膜壁层时，由于胸内负压，注射器内液体被吸入胸腔。在机械通气和自主呼吸的患者中均可观察到此现象，但在后者此现象会更加明显。

随后向胸膜间隙置入导管 5 ～ 8cm，并将导管固定在胸壁。在进针和放置导管时须小心操作，使通过穿刺针进入胸腔的空气尽可能最少。采用阻力消失法或导管置入过深可造成肺实质损伤。

3. 不良反应和并发症

气胸是肋间阻滞的主要并发症，但实际上发生率非常低，即使是不同培训水平麻醉医师实施阻滞时气胸的总发生率也可低至 0.07%。术后常规胸片检查显示无症状气胸的发生率为 0.42%。此并发症并不常见，发生后治疗措施通常仅限于密切观察、吸氧或穿刺抽气。这些治疗方法无效时须行胸腔引流，但这种情况非常少见。

多点肋间神经阻滞时，由于所使用局麻药容量大、吸收快，可出现局麻药全身毒性反应。加入肾上腺素可降低血药浓度，因此，阻滞期间须密切观察患者，并在阻滞后至少观察患者 20min。不宜对患有胸膜纤维化或炎症、胸腔积液、肺实质病变并发胸膜疾病或出血倾向的患者实施胸膜间阻滞。胸膜疾病可导致局麻药扩散不良或因炎症而吸收过快。对于那些依靠肋间肌来辅助呼吸的严重肺部疾病的患者，双侧肋间神经阻滞后可出现呼吸功能失代偿。

（三）腹横肌平面阻滞

侧腹壁由皮下组织、腹外斜肌、腹内斜肌以及由浅入深移行的腹横肌组成。位于腹内斜肌深部、腹横肌表面的筋膜鞘即为腹横肌平面（TAP）阻滞的目标。神经组织在离开胸腰部脊柱后，向外穿过筋膜层，支配腹壁 TAP 阻滞的定位标志是 Petit 三角，它由髂嵴、背阔肌和腹外斜肌构成。Petit 三角位于肋缘下方、髂嵴上方的腋中线上。

1. 适应证

TAP 阻滞适用于任何下腹部手术，包括疝修补术、阑尾切除术、剖宫产、腹式全子宫切除术、腹腔镜手术、肾移植和前列腺切除术。双侧阻滞可用于正中切口和腹腔镜手术。

2. 方法

（1）阻力消失法（盲法注射）

盲法 TAP 阻滞的进针点位于腰部 Petit 三角，即肋缘下和髂嵴之间，其前方为腹外斜肌，后方为背阔肌。穿刺针须穿过腹外斜肌和腹内斜肌，故可感觉到两次突破感。钝针阻力消失感更明显。

（2）超声引导

患者仰卧，将无菌的超声探头牢牢置于髂嵴上方数厘米处并与之平行。选择 10cm 长的 21G 穿刺针，采用平面内进针法，探头内侧旁开数厘米进针。腹横肌层的深部常可见到肠蠕动。回抽无血后，在超声直视下缓慢注射 15 ~ 20mL 局麻药。

3. 不良反应和并发症

即便在超声引导下，仍有刺破腹膜的可能。也曾报道过 1 例盲法行 TAP 阻滞后肝血肿的病例。

（四）髂腹股沟和髂腹下神经阻滞

髂腹股沟和髂腹下神经源于脊神经根，在髂前上棘内上方穿过腹横肌，进入腹内斜肌和腹横肌之间。向内下方短距离走行后，其腹支穿出腹内斜肌，随后发出分支穿出腹外斜肌，支配皮肤感觉。髂腹股沟神经走行在腹股沟环的前下方，支配大腿近端内侧的皮肤。髂腹下神经支配腹股沟区域的皮肤。

1. 适应证

髂腹股沟和髂腹下神经阻滞用于腹股沟疝修补术以及下腹部横切口手术后的镇痛。尽管此类阻滞不能消除内脏疼痛，也无法在手术期间作为主要麻醉方法使用，但

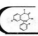

能显著减轻疝修补术引起的疼痛。虽然操作方法相对简单，但文献报道其失败率常高达10% ~ 25%。

2. 方法

定位方法：使用阻力消失法进行髂腹股沟和髂腹下神经阻滞。局部麻醉药应注射至腹横肌和腹内斜肌之间以及腹内、外斜肌之间。

确定髂前上棘后，在其头端2cm处再水平向内2cm，在此处做标记（即为穿刺点）。以钝的穿刺针垂直刺入皮肤，进入腹外斜肌后感觉阻力增加，随后阻力消失说明已穿过腹外斜肌进入其与腹内斜肌之间。回抽无血，注射2mL局部麻醉药。继续进针至再次出现突破感，此时穿刺针已穿出腹内斜肌进入其与腹横肌之间，注射2mL局部麻醉药。退出穿刺针时，在腹内斜肌和腹外斜肌之间以及腹内斜肌和腹横肌之间以扇形分布的注射方式再重复两次上述操作。共注射约12mL局麻药。

突破感常难以察觉，考虑到进针过深的潜在并发症，常在超声引导下行髂腹股沟和髂腹下神经阻滞。

3. 不良反应和并发症

盲法穿刺可损伤肠道和血管，导致大肠、小肠穿孔以及盆腔血肿。局麻药扩散可阻滞股神经，导致下肢无力。

三、下肢神经阻滞

熟悉腰骶丛和下肢周围神经的解剖，才能提高麻醉医师更全面的麻醉水平。下肢神经阻滞既安全，又具有术后镇痛作用和不完全阻滞交感神经等优点，对一些相应的患者来讲是一种理想的麻醉方式。

在过去，下肢神经阻滞不如上肢神经阻滞更为广泛地应用于手术麻醉，某种程度上是由于脊髓麻醉和硬膜外麻醉的广泛应用及对其安全性的广泛认可。也因为支配下肢的神经不像臂丛神经那样呈集丛性分布，不易在相对浅表的位置被局麻药阻滞。因此，由于解剖的缘故，下肢神经阻滞在技术上难度更大，需要更多训练和实践才能熟练掌握。以往下肢神经阻滞多通过异感、阻力消失或浸润阻滞等方法实施，成功率参差不一。随着穿刺针、导管、神经刺激技术和超声显像的发展，定位神经更为容易，阻滞成功率也得到提高。近年来，下肢神经阻滞更多地用于术后镇痛而非术中麻醉以提高患者的舒适度、促进患者康复和提早出院。

（一）腰大肌间隙阻滞（后路腰丛阻滞）

腰大肌间隙阻滞是将穿刺针刺入腰大肌和腰方肌之间的间隙，最初使用阻力消失法实施，再注入大容量局麻药，使臀部和大腿前外侧产生麻醉。

1. 临床应用

腰大肌间隙阻滞单点注射即可阻滞腰丛神经的 3 条主要分支，但必须复合坐骨神经阻滞才能使下肢完全麻醉。腰大肌间隙阻滞常用于膝、髋等大关节手术的术后镇痛。

2. 方法

尽管使用阻力消失法或寻找异感法定位腰丛简单可行，但多数临床医生选择使用神经刺激器来定位。经典的阻滞方法是患者屈髋侧卧，患肢在上，在两侧髂嵴画一条线（即髂嵴连线）以确定第四腰椎，从中线位置沿髂嵴连线向阻滞侧旁开 5cm，再向尾侧旁开 3cm，在此处进行局部麻醉浸润后，以长 10cm 的 21G 针垂直进针至触及第 5 腰椎横突，然后针尖改向头侧继续进针至滑过第 5 腰椎横突。当诱发出股四头肌运动反应时即可确定穿刺针已抵达腰丛，回抽无异常后，缓慢注入局麻药 30mL。

根据解剖影像的研究结果，Capdevila 和他的同事们改良了传统腰大肌间隙阻滞方法。首先经过髂后上棘画一与脊柱平行的直线，第 4 腰椎棘突至该直线的垂直线外 1/3 与中内 2/3 的交点处即为改良方法的穿刺点（第 4 腰椎棘突位于两侧髂嵴上缘连线与脊柱交点的上方约 1cm 处）。垂直进针至触及第 4 腰椎横突，随后在横突下方继续进针直至引出股 4 头肌肌肉颤搐。尽管不同性别间腰丛的深度有差异，但从第 4 腰椎横突至腰丛的距离男女性别间差异不大，中位数为 2cm。触及第 4 腰椎横突对于准确确定穿刺针深度和位置至关重要。近来有超声成像研究表明，将髂嵴连线在正中线和与脊柱平行的髂后上棘线之间的中外 1/3 交叉点作为穿刺点较偏外侧，约有 50% 患者的穿刺针不能顺利抵到横突。

3. 超声引导下腰大肌间隙阻滞

尽管近来超声引导在区域麻醉中广受欢迎，但在腰丛阻滞中超声的使用仍然受限。这可能是因为阻滞部位较深，肥胖患者越来越多，以及需要使用专门的曲阵低频探头。虽然在志愿者身上和尸体上已经获得了腰丛的超声图像，但在超声引导下腰丛阻滞定位的实际临床经验仍然较少。

4. 不良反应和并发症

不同于其他下肢神经阻滞的并发症相对较轻，后路腰丛阻滞的风险可能相当严重。由于邻近椎管，存在蛛网膜下隙或硬膜外腔注药或置管的可能。局麻药在硬膜外腔扩散是最常见的并发症，发生率可达 1.8% ~ 16%。引起局麻药在硬膜外腔扩散的原因包括进针位置较为居中、大剂量的局麻药以及患者本身存在脊柱畸形（如脊柱侧弯）。蛛网膜下隙注射或置管虽然较为少见，但可引起严重的全脊髓麻醉。

由于腰大肌间隙阻滞会使局麻药注射到腰大肌、腰方肌这样血供丰富的大肌肉内，因此局麻药的早期血药浓度显著高于股神经阻滞。若一次性给予较大量局麻药，必须严密监控有无局麻药毒性反应的征象。对于那些正接受抗凝治疗，或阻滞后不久或连续留置导管期间服用抗凝药物的患者来说，腰大肌间隙阻滞后可出现严重的腹膜后血肿或肾包膜血肿。

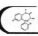

虽然尚需更多的研究支持，美国区域麻醉协会仍保守推荐，当患者接受预防血栓的治疗时，进行腰丛阻滞的麻醉管理须跟椎管内阻滞保持一致。

（二）血管旁三合一（股）神经阻滞

股神经由脊神经后支在腰大肌内形成，在腰大肌外侧缘发出后沿腰大肌和髂肌的肌沟下行，经腹股沟韧带下方的股动脉外侧穿行进入大腿，股神经在此处分为多个终末分支，它们又被分为前支和后支。前支主要支配皮肤感觉，而深部分支主要调节运动。股神经支配大腿前侧肌肉（股四头肌和缝匠肌）和腹股沟韧带至膝关节之间的大腿前方皮肤。其终末分支是隐神经，支配膝关节至大脚趾之间小腿内侧皮区。

1. 临床应用

血管旁腰丛神经阻滞（即三合一）的原理是基于以下设想：向股管内注射大容量局麻药的同时压迫股管远端，使局麻药向近端扩散进入腰肌间隙从而阻滞腰丛神经。但影像学研究认为，上述注射的局麻药向内外两侧扩散的同时也阻滞了内侧的闭孔神经和外侧的股外侧皮神经。

股神经阻滞的适应证包括复合关节内局部麻醉用于膝关节镜检查，也可以作为多模式镇痛方法的一部分用于股骨干骨折、前交叉韧带重建和全膝关节成形术的镇痛。在复杂膝关节手术中的应用可使得日间手术后患者的疼痛评分更低、入院率更低。

2. 方法

（1）周围神经刺激器或寻找异感法

患者仰卧，在髂前上棘和耻骨结节间画一条线，以确定腹股沟韧带的位置，同时标记出股动脉位置。以 4cm 长 22G 针在此连线一侧进针，引出运动反应或出现异感说明针尖位置正确。通常会先找到股神经前支，电刺激时出现大腿内侧缝匠肌收缩。但仅此不够，应将针尖稍向外侧重新进针，在更深的位置找到股神经后支。刺激该支可出现股四头肌收缩、髌骨上抬。回抽无血后缓慢注药 20 ~ 40mL。一般注入 20mL 局麻药即可充分阻滞股神经和股外侧皮神经，但即使超过 30mL 药液也未必能阻滞闭孔神经。

（2）超声引导

对于那些由于体重原因、解剖变异而导致股动脉触诊困难，或之前行放射或手术治疗导致进针点位置改变的患者来说，应用超声就显得特别有用。在股动脉外侧可见三角形结构，即为股神经。

（3）髂筋膜神经阻滞（改良的股神经阻滞）

髂筋膜阻滞最初用于小儿麻醉，其临床应用与股神经阻滞相同。该方法，即两次突破法，最值得称道的是其简单易学，指穿刺针穿过阔筋膜及其后的髂筋膜时出现的两次突破感。穿透这两层筋膜是髂筋膜阻滞成功的关键。为使突破音或突破感更明显，主张使用短斜面或弹尖式穿刺针，比使用切割针能获得更好的感觉反馈。髂筋膜阻滞法进针点的确定：在耻骨结节和髂前上棘画一条线，将其分为三等分，中外 1/3 交界处下方 1cm 即为进针点。该进针点恰好避开股动脉，对股动脉穿刺有禁忌的患者十分有用。也可在超声显示两层筋膜后，将局部麻醉药注射在髂筋膜下方使之扩散。

3. 不良反应和并发症

由于进针点邻近股动脉，所以可能会发生血管内注射或血肿形成的风险。解剖上，股神经和股动脉分别位于两个相距 1cm 的独立鞘内。大多数解剖正常的患者容易触到股动脉搏动，在搏动外侧可准确找到安全的进针点。有股动脉人工血管移植的患者是该方法的相对禁忌证。神经损伤比较罕见。

（三）股外侧皮神经阻滞

股外侧皮神经在腰大肌外缘发出，位于髂腹股沟神经下方。而后沿髂筋膜下方下行，在髂前上棘内侧 1 ~ 2cm 处腹股沟韧带深部进入大腿。在髂前上棘下方 7 ~ 10cm 处穿出阔筋膜并分出前、后两支。后支支配髋部到大腿中部外侧皮区，前支则支配膝以上大腿的前外侧皮肤。

1. 临床应用

股外侧皮神经阻滞适用于皮肤移植时取皮，可与其他周围神经阻滞联合应用以达到完全的下肢麻醉。

2. 方法

在髂前上棘向内 2cm 并向下 2cm 处做一标记，以一 4cm 长的 22G 穿刺针垂直刺入皮肤至出现突破感，提示针尖通过阔筋膜。移动穿刺针在内外侧扇形注射 10 ~ 15mL 局麻药，使得在筋膜上方和下方均有局麻药。尽管股外侧皮神经只是感觉神经，仍可使用神经刺激器寻找神经分布区域的搏动性麻刺感进行定位。

3. 不良反应和并发症

由于股外侧皮神经附近没有大血管，所以并发症的发生率较低。而且，出现快速吸收或血管内注射的可能性也较低。

（四）隐神经阻滞

1. 适应证

隐神经支配下肢膝至内踝的内侧皮肤。隐神经阻滞通常与腘窝和踝部阻滞联合进行。有多种方法阻滞隐神经，包括膝关节上方穿过缝匠肌法和膝关节下方静脉旁路法等，两种方法均可在超声引导下进行。也可作为踝关节阻滞的一部分，在踝关节水平阻滞隐神经。

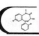

2. 解剖

隐神经是感觉神经，为股神经后支的终末分支，沿着缝匠肌深面走行于收肌管内。在膝水平穿出后发出分支，继续沿胫骨内缘、大隐静脉后方下行。在胫骨粗隆水平，隐神经位于隐静脉内后方大约 1cm 处。

3. 方法

隐神经是纯粹的感觉神经，因此最常使用局部浸润阻滞技术，也可在超声引导下对神经和血管结构进行定位。

①静脉旁路法：胫骨粗隆水平，在大隐静脉深部注射大约 5 ~ 10mL 局部麻醉药行浸润麻醉。

②局部区域阻滞法：使用 5 ~ 10mL 局麻药局部浸润从胫骨粗隆前方的胫骨内侧髁至腓肠肌内侧头后方的区域。该方法的成功率在 33% ~ 65%。

③穿透缝匠肌法：在腿部内侧、髌骨正上方可触到缝匠肌。在髌骨上极，以一长 5cm 的 22G 穿刺针与冠状面呈 45° 进针，穿过缝匠肌肌腹时会有明显的筋膜突破感，此时注射 5 ~ 10mL 局麻药。该方法的成功率在 70% ~ 80%。

④超声引导法：在超声引导下隐神经阻滞可以在膝关节上方或下方来进行。使用穿透缝匠肌法进行隐神经阻滞时，可见隐神经位于股内侧肌内侧的筋膜内。

4. 不良反应和并发症

尽管隐神经阻滞理论上同样存在所有区域阻滞存在的风险，但该阻滞技术的并发症风险很低。鉴于大隐静脉是本区域阻滞方法的定位标志，小的血肿形成也并不少见。

四、置管连续阻滞技术

连续神经阻滞的优点包括延长麻醉时间、降低局麻药中毒的风险（因追加剂量小）、提供术后镇痛和交感神经阻滞等。导管置入方法包括针外套管法和针内置入法。随着刺激针、导管和便携式泵的发展及其工艺的改进，使患者出院后仍可继续输注局麻药，增加了连续周围神经阻滞的成功率和普及率。尽管有关导管位置的准确性和导管维护等方面的问题仍然存在，但应用可刺激导管和放射影像定位也许能进一步提高阻滞效果。总之，连续周围神经阻滞的镇痛效果优于常规阿片类用药。尽管时常发生一些导管打折、移位、漏液和细菌繁殖等这样的技术问题，但在绝大多数病例中并未见不良临床结果。严重神经不良事件和感染较为罕见。

从 20 世纪 40 年代或更早，已有连续臂丛麻醉方法的描述，并在穿刺针和导管的置入及固定等方面时有创新性的改进。此方法特别适用于上肢或手指再植、全肩或全肘关节置换手术及反射性交感性营养不良的患者，有利于持续的镇痛和交感神经阻断。

连续下肢神经阻滞虽已应用数十年，但直到现在，仍未像连续上肢神经阻滞和椎管内麻醉般得到广泛应用。随着连续下肢神经阻滞的可靠性和成功率的提高，以及考虑到椎管内麻醉后发生血肿的风险，临床医师已重新开始思考其应用。目前，已有连续腰大肌间隙、坐骨神经、股骨神经和腘窝阻滞的应用报告。与常规全身用镇痛药或椎管内镇痛方法相比，连续下肢神经阻滞可在大关节置换术后为患者提供效果更好、不良反应更少的镇痛，并改善围术期预后、缩短住院时间。

第三节　局麻药的选择与并发症估计

一、局麻药的选择

外周神经阻滞中局麻药的选择虽然要考虑多方面的因素，但一定程度上主要取决于手术时间的长短。像布比卡因或罗哌卡因这样的长效局麻药的阻滞时间常可长达 24h，尽管可为住院患者提供很好的术后镇痛，但对于门诊患者却可能是不利的，因为可能会带来被阻滞肢体的神经或组织损伤的风险。因此，门诊患者更适合选用短效或中效局麻药，例如利多卡因或甲哌卡因。无论选用何种药物，均应计算每位患者所允许的药物总量，并将药物用量控制在安全范围内。

高浓度局麻药不适用于周围神经阻滞，因此不推荐使用 0.75% 布比卡因或罗哌卡因、2% 利多卡因、2% 甲哌卡因、3% 氯普鲁卡因。但是，浓度过低如 0.25% 布比卡因或罗哌卡因、0.5% 甲哌卡因或利多卡因等，可能不能提供完善的运动阻滞。

在局麻药中加入肾上腺素这样的血管收缩药，通常可加快局麻药起效、减缓药物吸收和延长作用时间。常推荐的肾上腺素浓度为 1 : 200 000。因为市面上生产的含肾上腺素的局麻药的 pH 值低于新鲜配制者，pH 值降低可使电离药物分子的比例增加，而这些电离分子不易透过神经膜，进而导致局麻药起效延迟，所以最好在要实施阻滞时才将肾上腺素加入局麻药中。因为肾上腺素可导致组织缺血，手指或阴茎阻滞时不能在局麻药中添加肾上腺素。为增强周围神经阻滞效果、延长作用时间，可在局麻药中加入可乐定、阿片类药物和氯胺酮等。

二、并发症

神经损伤是公认的周围神经阻滞的并发症。周围神经阻滞后出现神经相关并发症的发生率低于椎管内阻滞，但进针或注药时易伴发疼痛。区域麻醉后发生神经功能障碍的危险因素包括神经缺血、穿刺或置管损伤、感染以及局麻药选择不当。但是患者体位不当造成的压迫、石膏或绷带过紧以及手术创伤均可导致术后神经损伤，这些常被误认为是区域麻

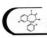

醉引起的。此外，患者的体质或原先即存在神经功能障碍等也是术后神经损伤的原因。

尽管穿刺针规格、类型（即斜面长短）以及斜面形状都可能影响周围神经阻滞后神经损伤的程度，但这些尚存争议，且无人体研究对这些情况给予证实。理论上，应用神经刺激器或超声引导来定位神经结构能获得较高的成功率，且不增加神经并发症的风险，但实际上这一概念尚未真正确立。此外，长时间暴露于局麻药、应用大剂量或高浓度局麻药也可能导致永久性神经损害。实验模型显示，添加肾上腺素可增加局麻药的神经毒性、减少神经血流，但仍不清楚该发现是否与临床相关。区域麻醉期间出现穿刺损伤、局麻药毒性及神经缺血等因素引起的神经损伤，可使原先存在或手术损伤引起的神经相关并发症预后更差。

出血几乎可见于任一周围神经阻滞技术，从局部瘀斑和压痛至大的血肿或出血均可发生。那些正在接受低分子肝素、华法林、抗血小板药或抗血栓形成药物治疗的患者出血风险最高。对于接受抗凝治疗的患者来说，周围神经阻滞后发生血肿的风险明显低于椎管内麻醉。对于存在凝血障碍的患者，进针应特别小心，特别是腰丛阻滞时因其位置较深、血肿增大不易被发现；或肌间沟阻滞时血肿可压迫气道。

外源性因素如使用受污染的药品或器械等和内源性因素均能导致感染这一并发症。进针部位存在感染是周围神经阻滞的绝对禁忌证，而在邻近蜂窝织炎部位，或对菌血症、脓毒血症等全身感染患者行周围神经阻滞时应特别谨慎。尽管持续周围神经阻滞时留置管上的细菌生长并不少见，但蜂窝织炎、脓肿或菌血症却是罕见的。

神经并发症的预防应从术前访视开始，仔细查看病史，认真评估所选用麻醉方法的利弊。必须记录术前神经功能异常情况，以便术后对新出现的或加重的神经功能障碍进行早期诊断。术后出现感觉或运动障碍时，必须与局麻药残余作用相鉴别。CT 和 MRI 等影像学检查有助于鉴别感染和血肿。尽管多数神经并发症可在数天或数周内完全恢复，但对于神经损伤明显者仍有必要请神经科会诊，以确定神经损伤的程度并协商进一步处理。某些神经生理方面的检查如神经传导试验、诱发电位以及肌电图等对于确定诊断和评估预后是有帮助的。

几个大型研究证实，周围神经阻滞中严重的全身毒性反应（如伴或不伴心搏骤停的惊厥发作）的发生率大约在 1∶1000，这主要取决于阻滞类型。因此，区域麻醉的操作者必须能对局麻药全身毒性反应迅速做出判断和处理。局麻药全身毒性反应可在血管内注射后即刻发生，也可由于局麻药被快速或过多吸收而延迟发生。除了在注药期间反复回抽外，加入肾上腺素也能帮助操作者发现可能的血管内注射。穿刺针后连接静脉延长管可使得注药期间穿刺针位置固定不动。一般情况下，助手每注射 5mL 局麻药应回抽一次。近来研究发现，局麻药超量后立即输注脂肪乳剂，能提高毒性反应引起的心搏骤停的复苏成功率。

第三章　椎管内神经阻滞

第一节　蛛网膜下腔神经阻滞

蛛网膜下腔神经阻滞系把局麻药注入蛛网膜下腔，使脊神经根、背根神经节及脊髓表面部分产生不同程度的阻滞，常简称为脊麻。脊麻至今有近百年历史，大量的临床实践证明，只要病例选择得当，用药合理，操作准确，脊麻不失为一简单易行、行之有效的麻醉方法，对于下肢及下腹部手术尤为可取。

一、适应证和禁忌证

一种麻醉方法的适应证和禁忌证都存在相对性，蛛网膜下腔神经阻滞也不例外。在选用时，除参考其固有的适应证与禁忌证外，还应根据麻醉医师自己的技术水平、患者的全身情况及手术要求等条件来决定。

（一）适应证

1. 下腹部手术：如阑尾切除术、疝修补术。

2. 肛门及会阴部手术：如痔切除术、肛瘘切除术、直肠息肉摘除术、前庭大腺囊肿摘除术、阴茎及睾丸切除术等。

3. 盆腔手术：包括一些妇产科及泌尿外科手术，如子宫及附件切除术、膀胱手术、下尿道手术及开放性前列腺切除术等。

4. 下肢手术：包括下肢骨、血管、截肢及皮肤移植手术，止痛效果可比硬膜外神经阻滞更完全，且可避免止血带不适。

（二）禁忌证

1. 精神病、严重神经官能症以及小儿等不能合作的患者。

2. 严重低血容量的患者：此类患者在脊麻发生作用后，可能发生血压骤降甚至心搏骤停，故术前访视患者时，应切实重视失血、脱水及营养不良等有关情况，特别应衡量血容量状态，并仔细检查，以防意外。

3. 止血功能异常的患者：止血功能异常者包括血小板数量与质量异常以及凝血功能异

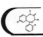

常等，穿刺部位易出血，可导致血肿形成及蛛网膜下腔出血，重者可致截瘫。

4. 穿刺部位有感染的患者：穿刺部位有炎症或感染者，脊麻有可能将致病菌带入蛛网膜下腔引起急性脑脊膜炎的危险。

5. 中枢神经系统疾病，特别是脊髓或脊神经根病变者，麻醉后有可能后遗长期麻痹，疑有颅内高压患者也应列为禁忌。

6. 脊椎外伤或有严重腰背痛病史以及不明原因脊神经压迫症状者，禁用脊麻。脊椎畸形者，解剖结构异常，也应慎用脊麻。

7. 全身感染的患者慎用脊麻。

二、蛛网膜下腔神经阻滞穿刺技术

（一）穿刺前准备

1. 急救准备：在穿刺前备好急救设备和物品（麻醉机和氧气、气管插管用品等），以及药物（如麻黄碱和阿托品等）。

2. 麻醉前用药：用量不宜过大，应让患者保持清醒状态，以利于进行阻滞平面的调节。可于麻醉前 1h 肌肉注射苯巴比妥钠 0.1g（成人量），阿托品或东莨菪碱可不用或少用。除非患者术前疼痛难忍，麻醉前不必使用吗啡或哌替啶等镇痛药。氯丙嗪或氟哌利多等药不宜应用，以免导致患者意识模糊和血压剧降。

3. 无菌：蛛网膜下腔穿刺必须执行严格的无菌原则。所有的物品在使用前必须进行检查。

4. 穿刺点选择：为避免损伤脊髓，成人穿刺点应选择不高于 L2 ~ 3，小儿应选择在 L45。

5. 麻醉用具：穿刺针主要有两类：一类是尖端呈斜口状，可切断硬膜进入蛛网膜下腔，如 Quincke 针；另一类尖端呈笔尖式，可推开硬膜进入蛛网膜下腔，如 Sprotte 针和 Whitacre 针。应选择尽可能细的穿刺针，24 ~ 25G 较为理想，可减少穿刺后头痛的发生率。笔尖式细穿刺针已在临床上广泛应用，使腰麻后头痛的发生率大大降低。

（二）穿刺体位

蛛网膜下腔穿刺体位，一般可取侧卧位或坐位，以前者最常用。

1. 侧卧位

侧卧位时应注意脊柱的轴线是否水平。女性的髋部常比双肩宽，侧卧位时脊柱水平常倾向于头低位。男性相反。因此应该通过调节手术床使脊柱保持水平。取左侧或右侧卧位，两手抱膝，大腿贴近腹壁。头尽量向胸部屈曲，使腰背部向舌弓成弧形，以使棘突间隙张开，便于穿刺。背部与床面垂直，平齐手术台边沿。采用重比重液时，手术侧置于下方；采用轻比重液时，手术侧置于上方。

2. 坐位

臀部与手术台边沿相齐，两足踏于凳上，两手置膝，头下垂，使腰背部向后弓出。选用这种体位须有助手协助，以扶持患者保持体位不变。如果患者于坐位下出现头晕或血压变化等症状，应立即改为平卧，经处理后改用侧卧位穿刺。鞍区麻醉一般需要取坐位。

（三）穿刺部位和消毒范围

成人蛛网膜下腔常选用腰 2 ～ 3 或腰 3 ～ 4 棘突间隙，此处的蛛网膜下腔较宽，脊髓于此也已形成终丝，故无伤及脊髓之虞。确定穿刺点的方法是：取两侧髂嵴的最高点进行连线，与脊柱相交处，即为第 4 腰椎或腰 3 ～ 4 棘突间隙。如果该间隙较窄，可上移或下移一个间隙做穿刺点。穿刺前须严格消毒皮肤，消毒范围应上至肩胛下角，下至尾椎，两侧至腋后线。消毒后穿刺点处须铺孔巾或无菌单。

（四）穿刺方法

穿刺点可用 1% ～ 2% 利多卡因做皮内、皮下和棘间韧带逐层浸润。常用的蛛网膜下腔穿刺术有以下两种。

1. 直入法

用左手拇、示两指固定穿刺点皮肤。将穿刺针在棘突间隙中点，与患者背部垂直，针尖稍向头侧做缓慢刺入，并仔细体会针尖处的阻力变化。当针穿过黄韧带时，有阻力突然消失"落空"感觉，继续推进常有第二个"落空"感觉，提示已穿破硬膜与蛛网膜而进入蛛网膜下腔。如果进针较快，常将黄韧带和硬膜一并刺穿，则往往只有一次"落空"感觉。这种"落空感"在老年患者常不明显。

2. 旁入法

于棘突间隙中点旁开 1.5cm 处做局部浸润。穿刺针与皮肤约成 75°，对准棘突间孔刺入，经韧带及硬脊膜而达蛛网膜下腔。本法可避开棘上及棘间韧带，特别适用于韧带钙化的老年患者或脊椎畸形或棘突间隙不清楚的肥胖患者。

针尖进入蛛网膜下腔后，拔出针芯即有脑脊液流出，如未见流出可旋转针干 180° 或用注射器缓慢抽吸。经上述处理仍无脑脊液流出者，应重新穿刺。穿刺时如遇骨质，应改变进针方向，避免损伤骨质。经 3 ～ 5 次穿刺而仍未能成功者，应改换间隙另行穿刺。

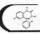

三、常用药物

（一）局麻药

蛛网膜下腔神经阻滞较常用的局麻药有普鲁卡因、丁卡因、布比卡因和罗哌卡因。其作用时间取决于脂溶性及蛋白结合力。短时间的手术可选择普鲁卡因，而长时间的手术（膝或髋关节置换术及下肢血管手术）可用布比卡因、丁卡因及罗哌卡因。普鲁卡因成人用量为 100 ~ 150mg，常用浓度为 5%，麻醉起效时间为 1 ~ 5min，维持时间仅 45 ~ 90min。布比卡因常用剂量为 8 ~ 12mg，最多不超过 20mg，一般用 0.5% ~ 0.75% 浓度，起效时间需 5 ~ 10min，可维持 2 ~ 2.5h。丁卡因常用剂量为 10 ~ 15mg，常用浓度为 0.33%，起效缓慢，需 5 ~ 20min，麻醉平面有时不易控制，维持时间 2 ~ 3h，丁卡因容易被弱碱中和沉淀，使麻醉作用减弱，须注意。罗哌卡因常用剂量为 5 ~ 10mg，常用浓度为 0.375% ~ 0.5%，多采用盐酸罗哌卡因，甲磺酸罗哌卡因用于脊麻的安全性尚有待进一步证实，故而不推荐使用。

（二）血管收缩药

血管收缩药可减少局麻药血管吸收，使更多的局麻药物浸润至神经中，从而使麻醉时间延长。常用的血管收缩药有麻黄碱、肾上腺素及去氧肾上腺素（新福林）。常用麻黄碱（1 : 1000）200 ~ 500μg（0.2 ~ 0.5mL）或新福林（1 : 100）2 ~ 5mg（0.2 ~ 0.5mL）加入局麻药中。但目前认为，血管收缩药能否延长局麻药的作用时间与局麻药的种类有关。丁卡因可使脊髓及硬膜外血管扩张、血流增加，将血管收缩药加入丁卡因中，可使已经扩张的血管收缩，因而能延长作用时间；而布比卡因和罗哌卡因使脊髓及硬膜外血管收缩，药液中加入血管收缩药并不能延长其作用时间。麻黄碱、新福林作用于脊髓背根神经元 α 受体，也有一定的镇痛作用，与其延长麻醉作用时间也有关。因为剂量小，不会引起脊髓缺血，故血管收缩药被常规推荐加入局麻药中。

（三）药物的配制

除了血管收缩药外，尚可加入一些溶剂，以配成重比重液、等比重液或轻比重液以利药物的弥散和分布。重比重液其比重大于脑脊液，容易下沉，向尾侧扩散，常通过加 5% 葡萄糖溶液实现，重比重液是临床上常用的脊麻液。轻比重液其比重小于脑脊液，但由于轻比重液可能导致阻滞平面过高，目前已很少采用。5% 普鲁卡因重比重液配制方法为：普鲁卡因 150mg 溶解于 5% 葡萄糖液 2.7mL，再加 0.1% 肾上腺素 0.3mL。丁卡因重比重液常用 1% 丁卡因、10% 葡萄糖液及 3% 麻黄碱各 1mL 配制而成。布比卡因重比重液取 0.5% 布比卡因 2mL 或 0.75% 布比卡因 2mL，加 10% 葡萄糖 0.8mL 及 0.1% 肾上腺素 0.2mL 配制而成。

四、麻醉中的管理

蛛网膜下腔神经阻滞后，可能引起一系列生理扰乱，其程度与阻滞平面有密切关系。平面愈高，扰乱愈明显。因此，须切实注意平面的调节，密切观察病情变化，并及时处理。

（一）血压下降和心率缓慢

蛛网膜下腔神经阻滞平面超过胸 4 后，常出现血压下降，多数于注药后 15 ~ 30 分钟发生，同时伴心率缓慢，严重者可因脑供血不足而出现恶心呕吐、面色苍白、躁动不安等症状。这类血压下降主要是由于交感神经节前神经纤维被阻滞，使小动脉扩张，周围阻力下降，加之血液淤积于周围血管系，静脉回心血量减少，心排血量下降而造成。心率缓慢是由于交感神经部分被阻滞，迷走神经呈相对亢进所致。血压下降的程度，主要取决于阻滞平面的高低，但与患者心血管功能代偿状态以及是否伴有高血压、血容量不足或酸中毒等情况有密切关系。处理上应首先考虑补充血容量，如果无效可给予适量血管活性药物（苯肾上腺素、去甲肾上腺素或麻黄碱等），直到血压回升为止。对心率缓慢者可考虑静脉注射阿托品 0.25 ~ 0.3mg 以降低迷走神经张力。

（二）呼吸抑制

因胸段脊神经阻滞引起肋间肌麻痹，可出现呼吸抑制，表现为胸式呼吸微弱，腹式呼吸增强，严重时患者潮气量减少，咳嗽无力，不能发声，甚至发绀，应迅速有效吸氧。如果发生全脊麻而引起呼吸停止、血压骤降或心搏骤停，应立即施行气管内插管人工呼吸、维持循环等措施进行抢救。

（三）恶心呕吐

主要诱因包括：①血压骤降，脑供血骤减，兴奋呕吐中枢；②迷走神经功能亢进，胃肠蠕动增加；③手术牵引内脏。一旦出现恶心呕吐，应检查是否有麻醉平面过高及血压下降，并采取相应措施；或暂停手术以减少迷走刺激；或施行内脏神经阻滞，一般多能收到良好效果。若仍不能制止呕吐，可考虑使用异丙嗪或氟哌利多等药物镇吐。

第二节　硬膜外间隙神经阻滞

将局麻药注入硬脊膜外间隙，阻滞脊神经根，使其支配的区域产生暂时性麻痹，称为硬膜外间隙神经阻滞，简称为硬膜外神经阻滞。

硬膜外神经阻滞有单次法和连续法 2 种。单次法系穿刺后将预定的局麻药全部陆续注入硬膜外间隙以产生麻醉作用。此法缺乏可控性，易发生严重并发症，故已罕用。连续法是在单次法基础上发展而来，通过穿刺针，在硬膜外间隙留置导管，根据病情、手术范围和时间，分次给药，使麻醉时间得以延长，并发症明显减少。连续硬膜外神经阻滞已成为临床上常用的麻醉方法之一。

根据脊神经阻滞部位不同，可将硬膜外神经阻滞分为高位、中位、低位及骶管阻滞。

一、适应证及禁忌证

（一）适应证

1. 外科手术

因硬膜外穿刺上至颈段、下至腰段，通过给药可阻滞这些脊神经所支配的相应区域，所以理论上讲，硬膜外神经阻滞可用于除头部以外的任何手术。但从安全角度考虑，硬膜外神经阻滞主要用于腹部及其以下部位的手术，包括泌尿、妇产及下肢手术。颈部、上肢及胸部虽可应用，但管理困难。此外，凡适用于蛛网膜下腔神经阻滞的手术，同样可采用硬膜外神经阻滞麻醉。

2. 镇痛

包括产科镇痛、术后镇痛及一些慢性疼痛的镇痛常用硬膜外阻滞。硬膜外神经阻滞是分娩镇痛最有效的方法，通过腰部硬膜外神经阻滞，可阻滞支配子宫的交感神经，从而减轻宫缩疼痛；通过调节局麻药浓度或加入阿片类药物，可调控阻滞强度（尤其是运动神经），而且不影响产程的进行；即便要行剖宫产或行产钳辅助分娩，也可通过调节局麻药的剂量和容量来达到所需的阻滞平面；对于有妊娠高血压的患者，硬膜外神经阻滞尚可帮助调控血压。硬膜外联合应用局麻药和阿片药，可产生最好的镇痛作用及最少的并发症，是术后镇痛的常用方法。硬膜外给予破坏神经药物，可有效缓解癌症疼痛。硬膜外应用局麻药及激素，可治疗慢性背痛，但其长远的效果尚不确切。

（二）禁忌证

蛛网膜下腔神经阻滞的禁忌证适用于硬膜外腔神经阻滞。

二、穿刺技术

（一）穿刺前准备

硬膜外神经阻滞的局麻药用量较大，为预防中毒反应，麻醉前可给予巴比妥类或苯二氮䓬类药物；对阻滞平面高、范围大或迷走神经兴奋型患者，可同时加用阿托品，以防心率减慢，术前有剧烈疼痛者可适量使用镇痛药。

硬膜外穿刺用具包括：连续硬膜外穿刺针（一般为 Tuohey 针）及硬膜外导管各 1 根，15G 粗注射针头 1 枚（供穿刺皮肤用）、内径小的玻璃接管 1 个以观察硬膜外负压、5mL 和 20mL 注射器各 1 副、50mL 的药杯两只以盛局麻药和无菌注射用水、无菌单两块、纱布钳 1 把、纱布及棉球数个，以上物品用包扎布包好，进行高压蒸气灭菌。目前，硬膜外穿刺包多为一次性使用。此外，为了防治全脊麻，须备好气管插管设备，给氧设备及其他急救用品。

（二）穿刺体位及穿刺部位

穿刺体位有侧卧位及坐位 2 种，临床上主要采用侧卧位，具体要求与蛛网膜阻滞法相同。穿刺点应根据手术部位选定，一般取支配手术范围中央的相应棘突间隙。通常上肢穿刺点在胸 3 ～ 4 棘突间隙，上腹部手术在胸 8 ～ 10 棘突间隙，中腹部手术在胸 8 ～ 10 棘突间隙，下腹部手术在胸 12 至腰 2 棘突间隙，下肢手术在腰 3 ～ 4 棘突间隙，会阴部手术在腰 4 ～ 5 间隙，也可用骶管麻醉。确定棘突间隙，一般参考体表解剖标志。如颈部明显突出的棘突为颈棘突；两侧肩胛岗联线交于胸，棘突；两侧肩胛下角联线交于胸，棘突；两侧髂嵴最高点联线交于腰。棘突或腰 3 ～ 4 棘突间隙。

（三）穿刺方法及置管

硬膜外间隙穿刺术有直入法和旁入法 2 种。颈椎、胸椎上段及腰椎的棘突相互平行，多主张用直入法；胸椎的中下段棘突呈叠瓦状，间隙狭窄，穿刺困难时可用旁入法。老年人棘上韧带钙化、脊柱弯曲受限制者，一般宜用旁入法。直入法、旁入法的穿刺手法同蛛网膜下腔神经阻滞的穿刺手法，针尖所经的组织层次也与脊麻时相同，如穿透黄韧带有阻力骤失感，即提示已进入硬膜外间隙。

穿刺针穿透黄韧带后，根据阻力的突然消失、推注无菌注射用水或盐水无阻力、负压的出现以及无脑脊液流出等现象，即可判断穿刺针已进入硬膜外间隙。临床上一般穿刺到

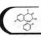

黄韧带时，阻力增大有韧感，此时可将针芯取下，用一内含约 2mL 无菌注射用水或盐水和一个小气泡（约 0.25mL）的 3 ～ 5mL 玻璃注射器与穿刺针衔接，当推动注射器芯时即感到有弹回的阻力感且小气泡受压缩小，此后边进针边推动注射器芯试探阻力，一旦突破黄韧带则阻力消失，犹如"落空感"，同时注液毫无阻力，表示针尖已进入硬膜外间隙。临床上也可用负压法来判断硬膜外间隙，即抵达黄韧带后，拔出针芯，于针尾置一滴液体（悬滴法）或于针尾置一盛有液体的玻璃接管（玻管法），当针尖穿透黄韧带而进入硬膜外间隙时，悬滴（或管内液体）被吸入，这种负压现象于颈胸段穿刺时比腰段更为明显。除上述 2 项指标外，临床上还有多种辅助试验方法用以确定硬膜外间隙，包括抽吸试验（硬膜外间隙抽吸无脑脊液）、正压气囊试验（正压气囊进入硬膜外间隙而塌陷）及置管试验（在硬膜外间隙置管无阻力）。试验用药也可初步判断是否在硬膜外间隙。

确定针尖已进入硬膜外间隙后，即可经针蒂插入硬膜外导管。插管前应先测量皮肤至硬膜外间隙的距离，然后即行置管，导管再进入硬膜外腔 4 ～ 6cm，然后边拔针边固定导管，直至将针退出皮肤，在拔针过程中不要随意改变针尖的斜口方向，并切忌后退导管以防斜口割断导管。针拔出后，调整导管在硬膜外的长度，使保留在硬膜外的导管长度在 2 ～ 3cm；如需要术后镇痛或产科镇痛时，该硬膜外导管长度可为 4 ～ 6cm。然后在导管尾端接上注射器，注入少许生理盐水，如无阻力，并回吸无血或脑脊液，即可固定导管。置管过程中如患者出现肢体异感或弹跳，提示导管已偏于一侧而刺激脊神经根，为避免脊神经损害，应将穿刺针与导管一并拔出，重新穿刺置管。如须将导管退出重插时，须将导管与穿刺针一并拔出。如导管内有全血流出，经冲洗无效后，应考虑另换间隙穿刺。

（四）硬膜外腔用药

用于硬膜外神经阻滞的局麻药应该具备弥散性强、穿透性强、毒性小，且起效时间短、维持时间长等特点。目前，常用的局麻药有利多卡因、丁卡因、布比卡因和罗哌卡因等。利多卡因起效快，5 ～ 10min 即可发挥作用，在组织内浸透扩散能力强，所以阻滞完善，效果好，常用 1% ～ 2% 浓度，作用持续时间为 1.5h，成年人一次最大用量为 400mg。丁卡因常用浓度为 0.25% ～ 0.33%，10 ～ 15min 起效，维持时间达 3 ～ 4min，一次最大用量为 60mg。布比卡因常用浓度为 0.5% ～ 0.75%，4 ～ 10min 起效，可维持 4 ～ 6h，但肌肉松弛效果只有 0.75% 溶液才满意。

罗哌卡因是第一个纯镜像体长效酰胺类局麻药。等浓度的罗哌卡因和布比卡因用于硬膜外神经阻滞所产生的感觉神经阻滞近似，而对运动神经的阻滞前者则不仅起效慢、强度差且有效时间也短。所以在外科手术时为了增强对运动神经的阻滞作用，可将其浓度提高到 1%，总剂量可用至 150 ～ 200mg，10 ～ 20min 起效，持续时间为 4 ～ 6h。鉴于罗哌卡因的这种明显的感觉—运动阻滞分离特点，临床上常用罗哌卡因硬膜外神经阻滞做术后镇痛及无痛分娩。常用浓度为 0.2%，总剂量可用至 12 ～ 28mg/h。

氯普鲁卡因属于酯类局部麻醉药，是一种相对较安全的局部麻醉药，应用于硬膜外腔阻滞常用浓度为 2% ~ 3%。其最大剂量在不加入肾上腺素时为 11mg/kg，总剂量不超过 800mg；加入肾上腺素时为 14mg/kg，总剂量不超过 1000mg。

左旋布比卡因属于酰胺类局部麻醉药，作用时间长。应用于硬膜外的浓度为 0.5% ~ 0.75%，最大剂量为 150mg。

局麻药中可加用肾上腺素，以减慢其吸收，延长作用时间。肾上腺素的浓度，应以达到局部轻度血管收缩而无明显全身反应为原则。一般浓度为 1 :（200000 ~ 400000），如 20mL 药液中可加 0.1% 肾上腺素 0.1mL，高血压患者应酌减。

决定硬膜外神经阻滞范围的最主要因素是药物的容量，而决定阻滞强度及作用持续时间的主要因素则是药物的浓度。根据穿刺部位和手术要求的不同，应对局麻药的浓度做不同的选择。以布比卡因为例，用于颈胸部手术，以 0.25% 为宜，浓度过高可引起膈肌麻痹；用于腹部手术，为达到腹肌松弛要求，常须用 0.75% 浓度。此外，浓度的选择与患者全身情况有关，健壮患者所需的浓度宜偏高，虚弱或年老患者，浓度要偏低。

为了取长补短，临床上常将长效和短效局麻配成混合液，以达到起效快而维持时间长的目的，常用的配伍是 1% 利多卡因和 0.15% 丁卡因混合液，可加肾上腺素 1 : 200 000。

穿刺置管成功后，即应注入试验剂量如利多卡因 40 ~ 60mg，或布比卡因或罗哌卡因 8 ~ 10mg，目的在于排除误入蛛网膜下腔的可能；此外，从试验剂量所出现的阻滞范围及血压波动幅度，可了解患者对药物的耐受性以指导继续用药的剂量。观察 5 ~ 10min 后，如无蛛网膜下腔神经阻滞征象，可每隔 5min 注入 3 ~ 5mL 局麻药，直至阻滞范围满足手术要求为止；此时的用药总和即首次总量，也称初量，一般成年患者需 15 ~ 20mL。最后一次注药后 10 ~ 15min，可追求初量的 20% ~ 25%，以达到感觉阻滞平面不增加而阻滞效果加强的效果。之后每 40 ~ 60min 给予 5 ~ 10mL 或追加首次用量的 1/3 ~ 1/2，直至手术结束。

三、硬膜外神经阻滞的管理

（一）影响阻滞平面的因素

1. 药物容量和注射速度：容量愈大，阻滞范围愈广；反之，则阻滞范围窄。临床实践证明，快速注药对扩大阻滞范围的作用有限。

2. 导管的位置和方向：导管向头侧时，药物易向头侧扩散；向尾侧时，则可多向尾侧扩散 1 ~ 2 个节段，但仍以向头侧扩散为主。如果导管偏于一侧，可出现单侧麻醉，偶尔导管进入椎间孔，则只能阻滞数个脊神经根。

3. 患者的情况：婴幼儿、老年人硬膜外间隙小，用药量须减少。妊娠后期，由于下腔

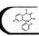

静脉受压，硬膜外间隙相对变小，药物容易扩散，用药量也须减少。某些病理因素，如脱水、血容量不足等，可加速药物扩散，用药应格外慎重。

（二）术中管理

硬膜外间隙注入局麻药 5～10min 内，在穿刺部位的上下各 2、3 节段的皮肤支配区可出现感觉迟钝；20min 内阻滞范围可扩大到所预期的范围，麻醉也趋完全。针刺皮肤测痛可得知阻滞的范围和效果。除感觉神经被阻滞外，交感神经、运动神经也被阻滞，由此可引起一系列生理扰乱。同脊麻一样，最常见的是血压下降、呼吸抑制和恶心呕吐。因此术中应注意麻醉平面，密切观察病情变化，及时进行处理。

第三节　椎管内神经阻滞并发症

椎管内神经阻滞并发症是指椎管内注射麻醉药及相关药物所引起的生理反应、毒性作用以及技术操作给机体带来的不良影响。总体而言，椎管内神经阻滞并发症可分为椎管内神经阻滞相关并发症、药物毒性相关并发症和穿刺与置管相关并发症 3 类。

一、椎管内神经阻滞相关并发症

（一）心血管系统并发症

低血压和心动过缓是椎管内神经阻滞最常见的反应。低血压一般定义为收缩压低于 90mmHg，也可定义为收缩压（或平均动脉压）的下降幅度超过基础值的 30%。椎管内神经阻滞中低血压的发生率为 8%～33%。心动过缓一般指心率低于 50bpm，其发生率为 2%～13%。严重的低血压和心动过缓会导致心搏骤停，是椎管内神经阻滞严重的并发症。

1. 低血压和心动过缓的发生机制

（1）交感神经阻滞引起体循环血管阻力降低和回心血量减少，是最常见的原因。

（2）椎管内神经阻滞后血液再分布、心室充盈不足，引起副交感神经活动增强及交感神经活动减弱，导致椎管内神经阻滞后突发低血压、心动过缓，甚至心搏骤停。

（3）T_4 以上高平面阻滞，阻断心脏交感神经纤维（发自 T_1~T_4 水平），削弱心脏代偿功能，进一步加重血流动力学的变化。

（4）其他因素，如局麻药吸收入血引起心肌负性肌力作用；所添加的小剂量肾上腺素吸收入血的 β_2 兴奋作用（扩血管效应），可乐定的 α_2 兴奋作用、抑制突触前去甲肾上腺素释放和直接增加副交感活性等机制，均可引起血流动力学的变化。

2. 危险因素

（1）引起低血压危险因素。包括：①广泛的阻滞平面；②原有低血容量；③原有心血管代偿功能不足、心动过缓，高体重指数、老年；④术前合并应用抗高血压药物或丙嗪类药物；⑤突然体位变动可发生严重低血压、心动过缓，甚至心搏骤停；⑥椎管内神经阻滞与全身麻醉联合应用。

（2）引起心动过缓危险因素。包括：①广泛的阻滞平面；②应用 β 受体阻滞剂；③原有心动过缓或传导阻滞。

（3）引起心搏骤停的危险因素。包括：①脊麻心搏骤停发生率明显高于硬膜外腔阻滞；②进行性心动过缓；③老年人；④髋关节手术。

3. 预防

（1）避免不必要的阻滞平面过广、纠正低血容量，必要时适当头低脚高位和（或）抬高双下肢以增加回心血量。

（2）对施行剖宫产的患者常规左侧倾斜 30° 体位。

（3）椎管内神经阻滞前必须建立通畅的静脉通路，输入适量液体。

4. 治疗

（1）一般治疗措施，包括吸氧、抬高双下肢、加快输液等。

（2）中度到重度或迅速进展的低血压，静注适量苯肾上腺素、去甲肾上腺素、麻黄碱。

（3）对严重的心动过缓，静注阿托品。

（4）同时出现严重低血压和心动过缓，静注适量麻黄碱或多巴胺，如无反应立即静注小剂量肾上腺素。

（5）一旦发生心搏骤停立即施行心肺复苏。

（二）呼吸系统并发症

严重呼吸抑制或呼吸停止极为罕见。呼吸停止多由于全脊髓阻滞或广泛的硬膜外腔阻滞时，局麻药直接作用于延髓呼吸中枢或严重低血压导致脑干缺血以及呼吸肌麻痹所引起；硬膜外腔阻滞对呼吸的影响与运动阻滞平面和程度相关。静脉辅助应用镇痛药、镇静药可引起呼吸抑制或加重椎管内神经阻滞的呼吸抑制。椎管内神经阻滞，特别是复合静脉给予镇痛药、镇静药引起呼吸抑制未被及时发现和处理，可导致心搏骤停，预后较差。

1. 危险因素

（1）呼吸功能不全患者在应用椎管内神经阻滞时容易出现呼吸功能失代偿。

（2）高平面阻滞、高浓度局麻药或合并使用抑制呼吸的镇痛药和镇静药，可引起严重呼吸抑制。

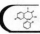

2. 预防

（1）选择适当的局麻药（浓度、剂量及给药方式），避免阻滞平面过高。

（2）凡辅助应用镇痛药、镇静药物者，应严密监测呼吸功能，直至药物作用消失。

3. 治疗

（1）椎管内神经阻滞中应严密监测阻滞平面，早期诊断和及时治疗呼吸功能不全。

（2）发生轻度呼吸困难，但阻滞平面在颈段以下，膈肌功能尚未受累，可给予吸氧，并密切加强监测。

（3）患者出现呼吸困难伴有低氧血症、高碳酸血症，应采取面罩辅助通气，必要时建立人工气道，进行呼吸支持。

（三）全脊髓麻醉

全脊髓麻醉多由硬膜外腔阻滞剂量的局麻药误入蛛网膜下腔所引起。由于硬膜外腔阻滞的局麻药用量远高于脊麻的用药量，注药后迅速出现广泛的感觉和运动神经阻滞。表现为注药后迅速出现（一般 5min 内）意识不清、双瞳孔扩大固定、呼吸停止、肌无力、低血压、心动过缓，甚至出现室性心律失常或心搏骤停。

1. 预防

（1）正确操作，确保局麻药注入硬膜外腔，注药前回吸确认无脑脊液回流，缓慢注射及反复回吸。

（2）强调采用试验剂量，且从硬膜外导管给药，试验剂量不应超过脊麻用量，观察时间足够（不短于 5min）。

（3）如发生硬膜穿破建议改用其他麻醉方法。如继续使用硬膜外腔阻滞，应严密监测并建议硬膜外腔少量分次给药。

2. 治疗

（1）建立人工气道和人工通气。

（2）静脉输液，使用血管活性药物维持循环稳定。

（3）如发生心搏骤停应立即施行心肺复苏。

（4）对患者进行严密监测直至神经阻滞症状消失。

（四）异常广泛地阻滞脊神经

异常广泛地阻滞脊神经是指硬膜外腔阻滞时注入常用量局麻药后，出现异常广泛的脊神经被阻滞现象。其临床特征为：延迟出现（注药后约 10 ~ 15min）的广泛神经被阻滞，阻滞范围呈节段性，没有意识消失和瞳孔的变化，常表现为严重的呼吸循环功能不全。

1. 发生原因

（1）局麻药经误入硬膜下间隙的导管注入。

（2）患者并存的病理生理因素，如妊娠、腹部巨大肿块、老年动脉硬化、椎管狭窄等，致使潜在的硬膜外间隙容积减少。

2. 预防

椎管内神经阻滞应采用试验剂量。对于妊娠、腹部巨大肿块、老年动脉硬化、椎管狭窄等患者局麻药的用量应酌情减少。

3. 治疗

异常广泛地阻滞脊神经的处理原则同全脊髓麻醉，即严密监测并维持呼吸和循环功能稳定，直至局麻药阻滞脊神经的作用完全消退。

（五）尿潴留

椎管内神经阻滞常引起尿潴留，须留置导尿管，延长门诊患者出院时间。尿潴留由位于腰骶水平支配膀胱的交感神经和副交感神经麻痹所致，也可因应用阿片类药物或患者不习惯卧位排尿所引起。如果膀胱功能失调持续存在，应考虑马尾神经损伤的可能性。

1. 危险因素

椎管内神经阻滞采用长效局麻药（如布比卡因）、腰骶神经分布区的手术、输液过多以及应用阿片类药物等。

2. 防治

（1）对于围手术期未放置导尿管的患者，为预防尿潴留引起的膀胱扩张，尽可能使用能满足手术需要作用时间最短的局麻药，并给予最小有效剂量，同时在椎管内神经阻滞消退前，在可能的范围内控制静脉输液量。

（2）椎管内神经阻滞后应监测膀胱充盈情况。如术后 6 ~ 8h 患者不能排尿或超声检查排尿后残余尿量大于 400mL，则有尿潴留发生，须放置导尿管直至椎管内神经阻滞的作用消失。

二、药物毒性相关并发症

药物毒性包括局麻药、辅助用药和药物添加剂的毒性，其中局麻药的毒性有两种形式：全身毒性，即局麻药通过血管到达中枢神经系统和心血管系统，引起各种生理功能的紊乱；神经毒性，即局麻药与神经组织直接接触引起的毒性反应。

（一）局麻药的全身毒性反应

局麻药的全身毒性反应主要表现为中枢神经系统和心血管系统毒性，是由于局麻药误入血管、给药量过多及作用部位的加速吸收等因素导致药物的血液浓度过高所引起。由于脊麻所使用的局麻药量相对较小，这一并发症主要见于区域阻滞。硬膜外腔阻滞的中枢神经系统毒性的发生率为3/10 000。中枢神经系统对局麻药的毒性较心血管系统更为敏感，大多数局麻药产生心血管毒性的血药浓度较产生惊厥的浓度高3倍以上。但布比卡因和依替杜卡因例外，其中枢神经系统和心血管系统毒性几乎同时发生，应引起临床注意。

1. 临床表现

（1）局麻药的中枢神经系统毒性表现为初期的兴奋相和终末的抑制相，最初表现为患者不安、焦虑、感觉异常、耳鸣和口周麻木，进而出现面肌痉挛和全身抽搐，最终发展为严重的中枢神经系统抑制、昏迷和呼吸心跳停止。

（2）心血管系统初期表现为由于中枢神经系统兴奋而间接引起的心动过速和高血压，晚期则由局麻药的直接作用而引起心律失常、低血压和心肌收缩功能抑制。

2. 危险因素

小儿及老年人、心脏功能减低、肝脏疾病、妊娠、注射部位血管丰富。

3. 预防

（1）为使局麻药全身毒性反应的风险降到最低，临床医师应严格遵守临床常规。

（2）麻醉前给予苯二氮䓬类或巴比妥类药物可以降低惊厥的发生率。

（3）应进行严密监护以利于早期发现局麻药中毒的症状和体征。

（4）注射局麻药前回吸、小剂量分次给药、先注入试验剂量、采用局麻药的最低有效浓度及最低有效剂量。

（5）对于怀疑硬膜外导管误入硬膜外腔血管的患者，可采用经硬膜外导管注入含少量肾上腺素的局麻药的方法予以鉴别。传统的方法为：取含肾上腺素（5μg/mL）的2%利多卡因溶液3mL（含肾上腺素15μg），经硬膜外导管缓慢注入，观察注药后2min内患者的心率和血压的变化。出现以下3项中的1项以上时，即为阳性反应，应撤出硬膜外导管：心率升高≥15bmp、收缩压升高≥15mmHg、心电图T波增高≥25%或0.1mV。但对于高血压、冠心病等患者应慎用，以免出现心率、血压的剧烈波动而致意外。

4. 治疗

依据局麻药全身毒性反应的严重程度进行治疗。

（1）轻微的反应可自行缓解或消除。

（2）如出现惊厥，则重点是采用支持手段保证患者的安全，保持气道通畅和吸氧。

（3）如果惊厥持续存在可静脉给予控制惊厥的药物：硫喷妥钠 1 ～ 2mg/kg，或咪达唑仑 0.05 ～ 0.1mg/kg，或丙泊酚 0.5 ～ 1.5mg/kg，必要时给予琥珀酰胆碱后进行气管内插管。

（4）如果局麻药毒性反应引起心血管抑制，低血压的处理可采用静脉输液和血管收缩药：去氧肾上腺素 0.5 ～ 5μg/（kg·min），或去甲肾上腺素 0.02 ～ 0.2μg/（kg·min）静脉注射。

（5）如果出现心力衰竭，须静脉单次注射肾上腺素 1 ～ 15μg/kg。

（6）如果发生心搏骤停，则立即进行心肺复苏。

（二）马尾综合征

马尾综合征（Cauda Equinasyndrome）是以脊髓圆锥水平以下神经根受损为特征的临床综合征，其表现为：不同程度的大便失禁及尿道括约肌麻痹、会阴部感觉缺失和下肢运动功能减弱。

1. 病因

（1）局麻药鞘内的直接神经毒性。

（2）压迫性损伤：如硬膜外腔血肿或脓肿。

（3）操作时损伤。

2. 危险因素

（1）影响局麻药神经毒性最重要的是在蛛网膜下腔神经周围的局麻药浓度，其主要因素为：①脊麻使用的局麻药浓度是最重要的因素；②给药剂量；③影响局麻药在蛛网膜下腔分布的因素，如重比重溶液（高渗葡萄糖）、脊麻中选择更接近尾端的间隙、注药速度缓慢（采用小孔导管）等，将导致局麻药的分布受限而增加其在尾端的积聚，加重对神经的毒性作用。

（2）局麻药的种类、局麻药直接的神经毒性。

（3）血管收缩剂，肾上腺素本身无脊髓损伤作用，但脊麻药中添加肾上腺素可加重鞘内应用利多卡因和 2- 氯普鲁卡因引起的神经损伤。

3. 预防

由于局麻药的神经毒性目前尚无有效的治疗方法，预防显得尤为重要。

（1）连续脊麻的导管置入蛛网膜下腔的深度不宜超过 4cm，以免置管向尾过深。

（2）采用能够满足手术要求的最小局麻药剂量，严格执行脊麻局麻药最高限量的规定。

（3）脊麻中应当选用最低有效局麻药浓度。

（4）注入蛛网膜下腔局麻药液葡萄糖的终浓度（1.25% ～ 8%）不得超过 8%。

4. 治疗

一旦发现目前尚无有效的治疗方法，可用以下措施辅助治疗：

（1）早期可采用大剂量激素、脱水、利尿、营养神经等药物；

（2）后期可采用高压氧治疗、理疗、针灸、功能锻炼等；

（3）局麻药神经毒性引起马尾综合征的患者，肠道尤其是膀胱功能失常较为明显，需要支持疗法以避免继发感染等其他并发症。

（三）短暂神经症（Transient Neurosis Syndrome，TNS）

TNS 的临床表现为：症状常发生于脊麻作用消失后 24h 内；大多数患者表现为单侧或双侧臀部疼痛，50% ~ 100% 的患者并存背痛，少部分患者表现为放射至大腿前部或后部的感觉迟钝。疼痛的性质为锐痛或刺痛、钝痛、痉挛性痛或烧灼痛。通常活动能改善，而夜间疼痛加重，给予非甾体类抗炎药有效。至少 70% 的患者的疼痛程度为中度至重度，症状在 6h ~ 4d 消除，约 90% 可以在 1 周内自行缓解，疼痛超过 2 周者少见。体格检查和影像学检查无神经学阳性改变。

1. 病因和危险因素

目前病因尚不清楚，可能的病因或危险因素如下：

（1）局麻药特殊神经毒性，利多卡因脊麻发生率高。

（2）患者的体位影响，截石位手术发生率高于仰卧位。

（3）手术种类，如膝关节镜手术等。

（4）穿刺针损伤、坐骨神经牵拉引起的神经缺血，小口径笔尖式腰麻针造成局麻药的浓聚等。

2. 预防

尽可能采用最低有效浓度和最低有效剂量的局麻药液。

3. 治疗

（1）椎管内神经阻滞后出现背痛和腰腿痛时，应首先排除椎管内血肿或脓肿、马尾综合征等后再开始 TNS 的治疗。

（2）最有效的治疗药物为非甾体抗炎药。

（3）对症治疗，包括热敷、下肢抬高等。

（4）如伴随有肌肉痉挛可使用环苯扎林。

（5）对非甾体抗炎药治疗无效可加用阿片类药物。

（四）肾上腺素的不良反应

局麻药中添加肾上腺素的目的为延长局麻药的作用时间、减少局麻药的吸收、强化镇痛效果，以及作为局麻药误入血管的指示剂。若无禁忌证，椎管内神经阻滞的局麻药中可添加肾上腺素（浓度不超过 $5\mu g/mL$）。不良反应包括：

1. 血流动力学效应：肾上腺素吸收入血常引起短暂的心动过速、高血压和心排血量增加。

2. 肾上腺素无直接的神经毒性，但动物实验显示局麻药中添加肾上腺素用于脊麻可增强局麻药引起的神经损伤；动物实验和临床观察显示常规添加的肾上腺素不减少脊髓的血流，但动物实验显示可明显减少外周神经的血流。

三、穿刺与置管相关并发症

（一）椎管内血肿

椎管内血肿是一种罕见但后果严重的并发症。临床表现为在 12 小时内出现严重背痛，短时间后出现肌无力及括约肌功能障碍，最后发展到完全性截瘫。如感觉阻滞平面恢复正常后又重新出现或更高的感觉阻滞平面，则应警惕椎管内血肿的发生。其诊断主要依靠临床症状、体征及影像学检查。

1. 血肿的形成因素

（1）椎管内神经阻滞穿刺针或导管对血管的损伤。

（2）椎管内肿瘤或血管畸形、椎管内"自发性"出血。大多数"自发性"出血发生于抗凝或溶栓治疗之后，尤其以后者最为危险。

2. 危险因素患者

凝血功能异常或接受抗凝药物或溶栓药物治疗是发生椎管内血肿的最危险因素。

（1）患者因素：高龄，女性，并存有脊柱病变或凝血功能异常。

（2）麻醉因素：采用较粗穿刺针或导管，穿刺或置管时损伤血管出血，连续椎管内神经阻滞导管的置入及拔除。

（3）治疗因素：围手术期抗凝或溶栓治疗。

3. 预防

（1）对有凝血障碍及接受抗凝或溶栓治疗的患者原则上尽量避免椎管内神经阻滞，但是临床上可能面临着椎管内麻醉可显著增加患者风险，但是其替代的麻醉方式——全身麻醉所带来的风险更大，所以必须由经验丰富的医师权衡利弊。这类患者经过麻醉前准备行椎管内麻醉时，应由经验丰富的麻醉医师进行操作。

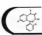

（2）对凝血功能异常的患者，应根据血小板计数、凝血酶原时间（PT）、活化部分凝血活酶时间（APTT）、纤维蛋白原定量等指标对患者的凝血状态做出评估，仔细权衡施行椎管内神经阻滞的利益和风险后做出个体化的麻醉选择。

（3）有关椎管内神经阻滞血小板计数的安全低限，目前尚不明确。一般认为，在凝血因子及血小板质量正常情况下，血小板 $> 100 \times 10^9$/L 属于安全范围，血小板低于 75×10^9/L 椎管内血肿风险明显增大。

4. 诊断及治疗

（1）新发生的或持续进展的背痛、感觉或运动缺失、大小便失禁。

（2）尽可能快速地进行影像学检查，最好为核磁共振成像（MRI），同时尽可能快速地请神经外科医师会诊以决定是否需要行急诊椎板切除减压术。

（3）椎管内血肿治疗的关键在于及时发现和迅速果断处理，避免发生脊髓不可逆性损害，脊髓压迫超过 8h 则预后不佳。

（4）如有凝血功能障碍或应用抗凝药，可考虑有针对性地补充血小板和（或）凝血因子。

（二）出血

在行椎管内神经阻滞穿刺过程中，可因穿刺针或置管刺破硬脊膜外腔血管，见血液经穿刺针内腔或导管溢出，其发生率约为 2% ~ 6%。对于凝血功能正常的患者，此情况极少导致严重后果（如硬膜外血肿），但对于穿刺置管后出血不止并且有凝血功能异常或应用抗凝治疗的患者，则是硬膜外血肿的危险因素。

处理：①是否取消该次手术，应与外科医师沟通，权衡利弊，根据患者具体情况做出决定；②如仍行椎管内神经阻滞，鉴于原穿刺间隙的出血，难以判断穿刺针尖所达部位是否正确，建议改换间隙重新穿刺；③麻醉后应密切观察有无硬膜外血肿相关症状和体征。

（三）感染

椎管内神经阻滞的感染并发症包括穿刺部位的浅表感染和深部组织的严重感染。前者表现为局部组织红肿或脓肿，常伴有全身发热。后者包括蛛网膜炎、脑膜炎和硬膜外脓肿。细菌性脑膜炎多表现为发热、脑膜刺激症状、严重的头痛和不同程度的意识障碍，潜伏期约为 40h。其确诊依靠腰穿脑脊液化验结果和影像学检查。

1. 危险因素

（1）潜在的脓毒症、菌血症、糖尿病。

（2）穿刺部位的局部感染和长时间导管留置。

（3）激素治疗、免疫抑制状态（如艾滋病、癌症化疗、器官移植、慢性消耗状态、慢性酒精中毒静脉药物滥用等）。

2. 预防

（1）麻醉的整个过程应严格遵循无菌操作程序，建议使用一次性椎管内神经阻滞材料。

（2）理论上任何可能发生菌血症的患者都有发生椎管内感染的风险，是否施行椎管内神经阻滞取决于对每个患者个体化的利弊分析。

（3）除特殊情况，对未经治疗的全身性感染患者不建议采用椎管内神经阻滞。

（4）对于有全身性感染的患者，如已经过用适当的抗生素治疗，且表现出治疗效果（如发热减轻），可以施行脊麻，但对这类患者是否可留置硬膜外腔导管或鞘内导管仍存在争议。

（5）对在椎管穿刺后可能存在轻微短暂菌血症风险的患者（如泌尿外科手术等），可施行脊麻。

（6）硬膜外腔注射类固醇激素以及并存潜在的可引起免疫抑制的疾病，理论上会增加感染的风险，但 HIV 感染者并不作为椎管内神经阻滞的禁忌。

3. 治疗

（1）中枢神经系统感染早期诊断和治疗是至关重要的，即使是数小时的延误也将明显影响神经功能的预后。

（2）浅表感染经过治疗很少引起神经功能障碍，其治疗须行外科引流和静脉应用抗生素。

（3）硬膜外腔脓肿伴有脊髓压迫症状，须进行早期外科处理以获得满意的预后。

（四）硬脊膜穿破后头痛

硬脊膜穿破后头痛（Post Dural Puncture Head Ache，PDPHA）是脊麻后常见的并发症，其发生率在 3% ~ 30%；其也是硬膜外阻滞常见的意外和并发症，发生率约为 1.5%。一般认为硬膜穿破后头痛是由于脑脊液通过硬膜穿刺孔不断漏入硬膜外腔，使脑脊液压力降低所致。

1. 临床表现

（1）症状延迟出现，最早 1d、最晚 7d，一般为 12 ~ 48h。70% 患者在 7d 后症状缓解，90% 在 6 个月内症状完全缓解或恢复正常。

（2）头痛特点为体位性，即在坐起或站立 15min 内头痛加重，平卧后 30min 内头痛逐渐缓解或消失；症状严重者平卧时亦感到头痛，转动头颈部时疼痛加剧。

（3）头痛为双侧性，通常发生在额部和枕部或两者兼有，极少累及颞部。

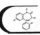

（4）可能伴随有其他症状：前庭症状（恶心、呕吐、头晕）、耳蜗症状（听觉丧失、耳鸣）、视觉症状（畏光、闪光暗点、复视、调节困难）、骨骼肌症状（颈部强直、肩痛）。

2. 危险因素

（1）患者因素：最重要的是年龄，其中年轻人发病率高。其他因素有：女性、妊娠、慢性双侧性张力性头痛病史、既往有硬脊膜穿破后头痛病史、既往有意外穿破硬脊膜病史，有研究表明低体重指数的年轻女性发生硬脊膜穿破后头痛的风险最大。

（2）操作因素：脊麻时细针发病率低、锥形针尖较切割型针尖发病率低，穿刺针斜口与脊柱长轴方向平行发病率低、穿刺次数增加时发病率高。然而硬膜外穿刺的 Tuohey 针斜口平行或垂直，其硬膜穿刺后脑脊液泄漏几乎相同。

3. 预防

（1）采用脊—硬联合阻滞技术时建议选用 25 ~ 27G 非切割型蛛网膜下腔穿刺针。

（2）如使用切割型蛛网膜下腔穿刺针进行脊麻，则穿刺针斜口应与脊柱长轴平行方向进针。

（3）在硬膜外腔阻力消失试验中，不应使用空气。使用不可压缩介质（通常是生理盐水）较使用空气意外穿破硬脊膜的发生率低。

（4）在硬膜外腔穿刺意外穿破硬脊膜后，蛛网膜下腔留置导管 24 小时以上可明显降低硬脊膜穿破后头痛的发生率。

（5）麻醉后延长卧床时间和积极补液并不能降低硬脊膜穿破后头痛的发生率。

4. 治疗

减少脑脊液渗漏，恢复正常脑脊液压力为治疗重点。

（1）硬脊膜穿破后发生轻度到中度头痛的患者，应卧床休息、注意补液和口服镇痛药治疗，有些患者无须特殊处理，头痛能自行缓解。

（2）硬脊膜穿破后发生中度到重度头痛等待自行缓解的病例，可给予药物治疗。常用咖啡因 250mg 静脉注射或 300mg 口服，须反复给药。口服醋氮酰胺（Diamox）250mg，每日 3 次，连续 3 日。

（3）硬膜外腔充填法：是治疗硬脊膜穿破后头痛最有效的方法，适用于症状严重且难以缓解的病例。方法：患者取侧卧位，穿刺点选择在硬膜穿破的节段或下一个节段。穿刺针到达硬膜外腔后，将拟充填液体以 1mL/3s 的速度缓慢注入硬膜外腔。注入充填液体时，患者述说腰背部发胀，两耳突然听觉灵敏和突然眼前一亮，均为颅内压恢复过程正常反应。拔针后可扶患者坐起并摇头，确认头痛症状消失，使患者建立进一步治疗的信心。充填液体的选择有两种：①无菌自体血 10 ~ 20mL。应用该方法的最佳时间可能在硬膜穿破 24h 后。该方法能获得立即恢复颅内压和解除头痛的效果，与注入中分子量人工胶体的效果相同，但有引起注射部位硬脊膜外腔粘连之虑。自体血充填不建议预防性应用，禁用于凝血疾病和有菌血症风险的发热患者，目前尚无证据证明禁用于艾滋病患者。②6%中分子量右旋糖酐溶液 15～20mL。与注入无菌自体血的效果相同，人工胶体在硬膜外腔吸收缓慢，作用维持时间较长。③由粗针（如硬膜外腔穿刺针）引起的硬脊膜穿破后的头痛症状多较严重，持续时间长，往往需要进行多次硬膜外腔充填后症状方能逐渐缓解。值得注意的是，硬膜外腔血片充填有可能导致腰腿痛，但通常不需要干预即可自行好转。

（4）在综合治疗时可以配合针刺印堂、太阳、头维、丝竹空及合谷穴治疗。

（五）导管折断或打结

导管折断或打结是连续硬膜外腔阻滞的并发症之一。其发生的原因有：导管被穿刺针切断、导管质量较差、导管拔出困难以及导管置入过深。

1. 预防

（1）导管尖端越过穿刺针斜面后，如须拔出时应连同穿刺针一并拔出。

（2）硬膜外腔导管留置长度 2～4cm 为宜，不宜过长，以免打结。

（3）采用一次性质地良好的导管。

2. 处理

（1）如遇导管拔出困难，应使患者处于穿刺相同的体位，不要强行拔出。

（2）椎肌群强直者可用热敷或在导管周围注射局麻药。

（3）可采用钢丝管芯做支撑拔管。

（4）导管留置 3 天以便导管周围形成管道有利于导管拔出。

（5）硬膜外腔导管具有较高的张力，有时可以轻柔地持续牵拉使导管结逐渐变小，以便能使导管完整拔出。

（6）如果导管断端位于硬膜外腔或深部组织内，手术方法取出导管经常失败，且残留导管一般不会引起并发症，所以不必进行椎板切除术以寻找导管，应密切观察。

（六）其他

药物毒性相关性粘连性蛛网膜炎通常由误注药物入硬膜外腔所致。临床症状逐渐出现，先有疼痛及感觉异常，以后逐渐加重，进而感觉丧失。运动功能改变从无力开始，最后发展到完全性弛缓性瘫痪。

第四章　静脉全身麻醉

第一节　静脉麻醉方法

　　直接将麻醉药注入静脉内而发生全身麻醉作用称静脉麻醉。早在 19 世纪末法国人静脉注射水合氯醛取得麻醉效果，但真正开始推广还始于速效巴比妥类药的出现，也只六七十年时间。多因麻醉诱导及苏醒迅速而舒适，易为患者所接受；由于静脉麻醉药入血后不能及时消除，控制困难，难以满足复杂、长时间手术的要求，所以单一静脉麻醉只能适用于简单体表手术麻醉诱导、心律转复及门诊患者的处置等。但高效镇静、镇痛、安定类药及肌松药的出现，均可辅助静脉麻醉药进行复合麻醉，以满足各种复杂手术，使静脉麻醉的应用日益扩大。近年来，新型静脉麻醉药丙泊酚的出现，由于显效快，消除迅速，又无蓄积作用，有利于麻醉控制，接近吸入麻醉效应，更扩大了静脉麻醉的适应范围。

一、静脉麻醉方法

（一）硫喷妥钠静脉麻醉

　　1. 适应证

　　临床上广泛用于复合麻醉。常配合肌松药做静脉快速诱导进行气管插管术，也可配合吸入麻醉诱导，以降低脑压或眼压。单独应用只适于不需肌肉松弛的小手术。静脉滴入多用于辅助局部麻醉或硬膜外阻滞麻醉。

　　由于迅速使咬肌松弛，导致舌后坠，易引起或加重呼吸困难，对麻醉后气道可能有阻塞的患者，如颈部肿瘤压迫气道、颏胸粘连、咽喉壁脓肿及开口困难等，禁忌使用。为了避免激发喉痉挛，对口咽部或盆腔、肛门、阴道、尿道内手术，在无气管插管时，也应避免应用此药。此外，对呼吸、循环功能障碍的患者，如肺水肿、心力衰竭及严重休克的患者，也不宜应用。严重肝、肾功能障碍的患者要慎重应用。对巴比妥类药有过敏史和支气管喘息的患者，可加重哮喘发作，应禁忌。

　　2. 实施方法

　　（1）单次注入法：是把一定量的硫喷妥钠，经静脉一次注入的方法，可使患者在短时间内意识消失，并使某些反射与呼吸受到一时性抑制，多与肌肉松弛药并用行气管插管术。

（2）分次注入法：是经静脉间断分次注药的方法，即单纯用硫喷妥钠麻醉进行手术。当术者将手术准备工作完成后，开始静脉穿刺，用 2.5% 硫喷妥钠溶液先缓缓注入 4 ~ 5mL，待患者意识消失（睫毛反射消失）时，再缓缓注入同等剂量，密切观察呼吸情况。切皮时患者有反应，如手指屈曲活动或肌肉张力增加时，再追加首次剂量的 1/3 ~ 2/3 量。总剂量应在 1.0 ~ 1.5g 左右，最多不超过 2g，否则将引起术后清醒延迟。此法多用于短时间（30min 以内）的手术，如脓肿切开或清创等不需肌肉松弛的小手术。由于硫喷妥钠早期使下颌关节松弛，容易发生舌后坠现象，所以麻醉前应垫高患者肩部，使头部后仰。由于喉反射较为敏感，一般禁用口咽通气管。当需要短时间肌肉松弛时，如关节脱位手法复位，可并用加拉碘铵 20 ~ 40mg 溶于 2.5% 硫喷妥钠溶液 10mL 内，缓慢注入后，再准备 2.5% 硫喷妥钠溶液 10mL，根据入睡程度适量增加，这样肌松药作用集中，硫喷妥钠也不易过量，效果满意。加拉碘铵对呼吸抑制虽差，但用量较大时（成人达 80mg），也可使呼吸抑制，应予注意。

3. 注意事项

硫喷妥钠静脉麻醉时，其深浅变化较为迅速，应严密观察，以免发生意外。常见的意外为呼吸抑制，主要决定于注射速度。所以麻醉时应准备麻醉机，以便进行人工呼吸或辅助呼吸。对心血管功能不良者可引起血流动力学改变，可使用小浓度（1.25%）、小剂量缓慢注入或改用其他静脉麻醉药。

虽然麻醉过程极平稳，但偶尔可出现反流或舌后坠造成窒息，所以，麻醉中头部不应垫枕头。此麻醉本身不会产生喉痉挛，但却使副交感神经处于敏感状态，一旦给以局部或远隔部位如直肠刺激，可造成严重喉痉挛导致窒息，应高度警惕。如药液漏至皮下，可引起局部皮肤坏死，一旦发生药液外漏时，应迅速用 1% 普鲁卡因溶液 10mL 进行局部浸润，并做热敷，使局部血管扩张，加速药液吸收，以免皮肤坏死。如误注入动脉内，可造成动脉痉挛和肢体缺血性挛缩或坏死，临床表现为剧烈疼痛，注射的肢体末梢苍白、发冷，应立即停止注药，改用 2% 普鲁卡因溶液 5mL 动脉注入，并做臂神经丛阻滞等。

（二）羟丁酸钠静脉麻醉

1. 适应证

临床上可与吸入或其他静脉麻醉药进行复合麻醉，适用于大部分需要全身麻醉的手术。因其对循环、呼吸干扰较小，更适合小儿或体弱及休克患者的麻醉。单独应用镇痛效果太差，常须辅以硫喷妥钠基础麻醉或给一定剂量的哌替啶或吩噻嗪类药强化麻醉。也可与局部麻醉或硬膜外麻醉复合应用。对精神过度紧张的患者，还可在入手术室前给药，达

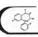

到基础麻醉的效果。近年来，还用于重危患者或心脏病患者手术的麻醉诱导。更适宜于气管插管困难不能用肌松药，并须保持自主呼吸的患者麻醉插管。用表面麻醉配合羟丁酸钠，既可松弛咬肌，又能避免患者插管痛苦。如患者嗜酒已显示乙醇慢性中毒、肌肉不时抽搐、癫痫患者及原因不明的惊厥患者，皆为禁忌。恶性高血压、心动徐缓、低钾血症、完全性房室传导阻滞或左束支传导阻滞的患者应慎用。

2. 实施方法

麻醉前用药多选用哌替啶 1 ~ 2mg/kg 及阿托品 0.5mg 肌内注射。羟丁酸钠首次用量成人约 0.06 ~ 0.08g/kg，小儿 0.1 ~ 0.125g/kg，缓慢滴注后 5min 左右患者逐渐入睡，10min 左右进入睡眠状态，睫毛及角膜反射消失，瞳孔不大，眼球固定，下颌松弛，咽喉反射抑制，如配合气管黏膜表面麻醉，可顺利进行气管插管。麻醉后 20 ~ 30min，血压中度升高，脉搏稍缓。由于羟丁酸钠镇痛作用微弱，疼痛刺激偶尔可引起心律失常或锥体外系反应，因此，羟丁酸钠在临床上已很少单独应用，宜与麻醉性镇痛药或氯胺酮等复合应用才能产生满意的麻醉效果。

羟丁酸钠一次用药可维持 60min 左右，再次用药量为首次剂量的 1/2。一般在首次用药后 1h 左右补充为宜。如待苏醒后再予补充，须加大剂量，且易出现躁动。长时间手术可以多次反复给药，很少出现耐药现象，最大用量以不超过 10g 为宜。

3. 注意事项

起效较慢，剂量过大或注射过快，可出现屏气、呕吐、手指不自主活动和肌肉抽动现象，多可自动消失。必要时用硫喷妥钠静脉注射。也可出现呼吸抑制，需行辅助呼吸或控制呼吸。

（三）氯胺酮静脉麻醉

1. 适应证

氯胺酮静脉麻醉用于各种短暂的体表手术，例如烧伤创面处置、骨折复位、脓肿切开、外伤或战伤的清创及各种诊断性检查，例如心血管、脑血管、泌尿系统造影等操作，尤其适合于小儿麻醉。也可作为局麻、区域性麻醉的辅助用药，以达到完全镇痛。近年来，国内已广泛用氯胺酮、地西泮、肌松药进行复合麻醉，扩大了临床各科手术的适应证，而且不受年龄限制。还可用于心血管功能不全、休克及小儿等患者。未经控制的高血压、颅内高压患者，胸或腹主动脉瘤、不稳定性心绞痛或新近发生的心肌梗死、心力衰竭、颅内肿瘤或出血、精神分裂症等患者，均为禁忌。又因氯胺酮保持咽喉反射、增强肌张力，所以在口腔、咽喉、气管手术时应慎用。

2. 实施方法

麻醉前须用东莨菪碱抑制分泌，用地西泮或氟哌利多减少麻醉后精神异常。根据给药方式不同，可分为下列两种方法。

（1）单次注入法：除小儿可应用肌内注射外，一般多采用静脉注射，平均剂量为0.5 ~ 3mg/kg，30 ~ 90s 显效，维持 5 ~ 15min。肌内注射平均剂量为 4 ~ 10mg/kg，3 ~ 5min后入睡，维持 10 ~ 20min，镇痛效果可达 20 ~ 40min，多次追加时，剂量有递减趋势。用药后先出现脉搏增快，继而血压上升，即为进入外科麻醉期的体征，有时出现无意识的活动，肌张力增强，常与手术操作无关。

（2）连续静脉滴注法：单次注入诱导后，用 0.1% 浓度的氯胺酮溶液静脉滴注维持，滴速为 2 ~ 5mg/（kg·h），适合不需肌肉松弛的手术。氯胺酮总量不宜超过 20mg/kg，手术结束前提前停药，以免苏醒延迟。

3. 注意事项

（1）术前饱食患者，仍有发生误吸的可能，应予重视。

（2）麻醉中有时出现一过性呼吸抑制，也为剂量过大所致，在重症、衰弱患者较为多见。偶尔出现喉痉挛现象，给予氧气吸入及停止刺激即可缓解。

（3）单独应用氯胺酮，苏醒时常有精神异常兴奋现象，甚至有狂喊、躁动、呕吐或幻觉、噩梦等现象。因此，麻醉前并用适量巴比妥类、氟哌利多、吗啡或丙嗪类药，多能减轻精神异常，地西泮对减少噩梦的发生率有效。同时术后应避免机械刺激，保持安静也很重要。苏醒前偶尔有舌后坠及喉痉挛现象，均应妥善安置体位，保持气道通畅。

（四）丙泊酚静脉麻醉

丙泊酚是一种新型速效静脉麻醉药，作用快，维持时间短，恢复迅速平稳，易于控制，使静脉麻醉扩大了使用范围。

1. 适应证

丙泊酚用药后起效快，苏醒迅速且无困倦感，定向能力可不受影响，故适于非住院患者手术。也可用于 2h 以上的较长时间麻醉。丙泊酚可使颅内压、眼压下降，术后很少发生恶心、呕吐；抑制咽喉部位反射，可减轻喉部手术操作时的不良反应，且使声带处于外展位。其保护性反射在停药后可很快恢复。随着人们对丙泊酚研究的日益深入，应用领域越来越广泛。

丙泊酚用于心脏手术具有很好的效果。多采用连续静脉滴注，给药逐步达到麻醉所需深度，且多与麻醉性镇痛药合用。并且丙泊酚可降低脑的等电位，对脑的保护作用更优于硫喷妥钠，对心肌收缩性的影响也较后者为少，但尽量避免单次快速注射。

丙泊酚用于小儿麻醉中是安全有效的。但也有研究表明，小儿注药部位疼痛发生率很高，占 20% ~ 25%。选用肘部大静脉给药能明显减少这一不良反应。

颅脑手术麻醉，丙泊酚可有效地降低颅内压、脑代谢及脑血流，并可保持脑灌注量。

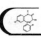

丙泊酚还用于 ICU 的危重患者。对需长时间机械呼吸支持治疗的气管插管患者具有良好镇静效应。长时间滴注很少蓄积，停药后不像咪达唑仑延续镇静而是很快清醒，必要时可迅速唤醒患者。

在危重患者应用丙泊酚可降低代谢和需氧量及增加混合静脉血氧饱和度。在高动力型患者可减少扩血管药及 G 受体阻滞药。由于镇痛效果差，常须与阿片类镇痛药配伍用。恶心、呕吐患者用 10mg 丙泊酚会显著好转。孕妇及产妇禁用。

2. 实施方法

（1）麻醉诱导：静脉注射丙泊酚 2.5mg/kg，于 30s 内推入，患者呼吸急促；78% 出现呼吸暂停。2mg/kg 于 40s 内推入，呼吸暂停明显低于上述报道，故芬太尼 5μg/kg 静脉注射后再静脉注射丙泊酚 0.8 ~ 1.2mg/kg 效果更好。同时丙泊酚对心血管系统有一定抑制作用。表现为血压下降、心率减慢，但能维持正常范围。丙泊酚对心率、动脉压的影响比等效剂量的硫喷妥钠弱，但作用强于硫喷妥钠，能有效抑制插管时的应激反应。

（2）麻醉维持：丙泊酚维持麻醉滴注开始量 140 ~ 200μg/（kg·min），10min 后 100 ~ 140μg/（kg·min），2h 后 80 ~ 120μg/（kg·min），手术结束前 5 ~ 10min 停药。如用于心脏手术，则用芬太尼 20μg/kg 诱导后，以 6mg/（kg·h）输入丙泊酚，10min 后减为 3mg/（kg·h）维持。丙泊酚的血脑平衡时间短，更便于随手术刺激的强弱随时调整镇静强度。如果整个手术过程都需要镇静，可用丙泊酚持续滴入。而当术中需患者清醒与其合作或病情需要精确控制镇静深度时，随时停药或减量，可迅速唤醒患者。这是其他镇静药所不能比拟的优点。

（3）镇静维持：在 ICU 用于镇静时开始 5min 滴注 5μg/（kg·min），每 5 ~ 10min 逐渐增加 5 ~ 10μg/（kg·min）直至达到镇静的目的。维持轻度镇静的滴速为 25 ~ 50μg/（kg·min），深度镇静为 50 ~ 75μg/（kg·min）。

（4）复合麻醉：丙泊酚已用于全凭静脉麻醉。如将丙泊酚与氯胺酮合用于全凭静脉麻醉，发现此种配伍能提供稳定的血流动力学状态。且患者不伴有噩梦及异常行为发生，认为丙泊酚能有效地减少氯胺酮的不良反应。此二药用于全凭静脉麻醉是一种较理想的应用。

（五）依托咪酯静脉麻醉

适应证：当患者有心血管疾病、反应性气道疾病、颅高压或合并多种疾病要求选用不良反应较少或对机体有利的诱导药物时，最适合选择依托咪酯，具有血流动力学稳定性。其主要用于危重患者的麻醉。诱导剂量 0.2 ~ 0.3mg/kg，可用到 0.6mg/kg，既无组胺释放，又不影响血流动力学和冠状动脉灌注压。对心脏外科冠脉搭桥手术、瓣膜置换手术、冠心病患者、心复律患者，神经外科手术、外伤患者体液容量状态不确定时，可用依托咪酯诱导。依托咪酯持续输注时，血流动力学稳定，可维持自主通气。

（六）咪达唑仑静脉麻醉

咪达唑仑是常用的苯二氮䓬受体激动剂。可用于术前镇静用药，以及区域麻醉或局部麻醉术中镇静和术后应用。其优点是抗焦虑、遗忘和提高局麻药致惊厥阈值。但咪达唑仑更适于麻醉诱导，用量 0.2mg/kg，老年患者咪达唑仑剂量宜小，要降低 20% 以上。若与阿片类药物和（或）吸入性麻醉药合用时，先 0.05 ~ 0.15mg/kg 诱导，再以 0.25 ~ 1mg/kg 速度持续输注。足以使患者产生睡眠和遗忘作用，而且术毕可唤醒。注意事项：咪达唑仑主要问题是呼吸抑制，用于镇静或麻醉诱导时，可能发生术后遗忘及镇静过深或时间过长，可用氟马西尼拮抗。

（七）阿片类静脉麻醉

自 20 世纪中叶大剂量吗啡静脉麻醉用于临床心脏手术以来，阿片类静脉麻醉引起普遍的重视。特别是对心血管抑制极轻，镇痛效能显著，非常适宜于严重心功能不全患者的心脏手术。20 世纪末新型强效合成麻醉性镇痛药芬太尼静脉麻醉用于心脏手术，由于不良反应较吗啡少，且国内已能生产，得以迅速推广。近年来，又有不少新型强效麻醉性镇痛药也已陆续用于静脉麻醉。阿片类静脉麻醉由于肌肉紧张，术中又可能知晓及术后不遗忘，临床上多复合肌松药及镇静安定药，实际上也是静脉复合麻醉。有时也可复合吸入麻醉，明显地降低吸入麻醉药的 MAC。

1. 吗啡静脉麻醉

吗啡静脉麻醉主要指大剂量吗啡（0.5 ~ 3.0mg/kg）静脉注入进行麻醉。突出的优点为对心肌抑制较轻，术中及术后镇痛效果很强，抑制呼吸效应，便于控制呼吸或应用呼吸机。其缺点除了一般性阿片类静脉麻醉的缺点外，静脉注入过快，剂量大于 1mg/kg 容易出现周围血管阻力下降及释放组胺引起血压下降，虽持续时间不长，但对个别心功能不全患者可能引起危险，须及时输液或用缩血管药。注入过快也可能兴奋迷走神经，出现心动过缓，需用阿托品拮抗。另一个突出的缺点为剂量过大（多见于 1.5mg/kg 以上），注射后偶尔出现周围血管收缩，血压剧升，可能为代偿反应，促使去甲肾上腺素释放。且不能追加吗啡剂量以降低血压，必须用恩氟烷或七氟烷吸入、静脉注射氯丙嗪或扩血管药来拮抗。此外，吗啡剂量超过 3mg/kg，常使术后引起暂时性精神失常、消化道功能紊乱及尿潴留等，所以，近年来已逐渐为芬太尼静脉麻醉所代替。

2. 芬太尼静脉麻醉

大剂量芬太尼静脉注入对血流动力学的影响多与剂量及心脏功能有关。睡眠剂量个体差异很大，常需要 6 ~ 40μg/kg，一般动脉压、肺动脉压及心排血量均不改变，术后 3 ~ 6h 即可苏醒。超过 3mg 可使心率变慢，但只轻度降低心排血量、血压、体血管阻力及增加每搏量。缺血性心脏病患者给予 20μg/kg 时可使平均压轻度下降。芬太尼 5μg/kg 静脉注射

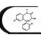

后再注射地西泮 10mg 可引起血压显著下降，主要是由于降低体血管阻力所引起，特别对心脏病患者更明显。同样，在芬太尼静脉麻醉后再给 N_2O 吸入，也可显著减少心排血量及增加体血管阻力、肺血管阻力及心率。且其机制不明，应予注意。总之，单纯芬太尼静脉注入对血流动力学影响不大，也不释放组胺及产生扩血管作用，更不抑制心肌，还能降低心肌耗氧量。血浆中消除半衰期及维持时间也比吗啡短，遗忘作用及抗应激作用也比吗啡强，如全麻诱导时气管插管引起心动过速及高血压反应的发生率也远较吗啡为少。所以，近年来已取代吗啡麻醉。由于麻醉时间不但决定于芬太尼的药代动力学，而且还决定于剂量、注药次数及与其他药的相互作用，如辅用咪达唑仑可增强及延长芬太尼抑制呼吸的时间，因此，麻醉设计时根据不同的病情及手术方法确定剂量及复合用药。

（1）适应证：与吗啡静脉麻醉适应证相类似。

（2）实施方法：①基本方法以 40 ～ 100μg/kg 静脉注射诱导，注入半量后即给泮库溴铵 0.08 ～ 0.12mg/kg，然后将余下芬太尼注入，进行气管插管。术中如出现瞳孔稍有变大、结膜或颜面充血、流泪、皱眉、微动或轻度血压上升、心排血量增加等麻醉变浅改变时，应随时追加芬太尼及肌松药。肌松药也可用加拉碘铵或维库溴铵代替泮库溴铵。此法最适于体外循环下心内手术，特别对心功能不全的患者术后又需要用呼吸机辅助呼吸者。②芬太尼复合神经安定药静脉麻醉，一般芬太尼剂量可以显著减少，如先用咪达唑仑 2mg 静脉注射，再用芬太尼 10 ～ 30μg/kg 及琥珀胆碱或泮库溴铵静脉注射，进行气管插管，术中随时追加 1/3 ～ 1/2 剂量或吸入七氟烷、异氟烷。如心功能良好，成人可用 2.5% 硫喷妥钠溶液 5 ～ 10mL 代替咪达唑仑静脉注射。心功能不全者应以羟丁酸钠 40 ～ 60mg/kg 代替地西泮。③辅助其他全身麻醉，早在 20 世纪中叶已有 N_2O 全身麻醉时补充静脉注射芬太尼的报道，目前广泛应用的吸入麻醉药如氟烷、七氟烷等镇痛效果稍差，更常辅用小剂量芬太尼 0.1 ～ 0.2mg 静脉注射。各种静脉复合麻醉也常补充芬太尼 0.1 ～ 0.3mg。由于对呼吸抑制程度个体差异很大，所以术中应注意呼吸管理，术后也应注意呼吸恢复情况。

3. 阿芬太尼静脉麻醉

阿芬太尼能够迅速穿透脑组织，所以，阿芬太尼在血浆中的浓度比舒芬太尼和芬太尼稍高即可达到血浆和中枢神经系统的平衡。这种特性可以解释在应用镇静催眠药前或与其同时应用，小剂量阿芬太尼 10 ～ 30μg/kg 静脉注射有效。阿芬太尼 25 ～ 50μg/kg 静脉注射和较小睡眠剂量的镇静催眠药配伍用，常可有效预防喉镜检查及气管插管时明显的血流动力学刺激。对于短小手术，可通过阿芬太尼 0.5 ～ 2.0μg/（kg·min）输注或间断单次静脉注射 5 ～ 10μg/kg 补充应用。在同时应用强效吸入麻醉药的平衡麻醉中，相对较低的血浆阿芬太尼浓度可降低异氟烷 MAC50%。为避免残余的呼吸抑制作用，在手术结束前 15 ～ 30min，应减少阿芬太尼的输注或重复给药剂量。

4. 舒芬太尼静脉麻醉

诱导更为迅速，在术中和术后能减轻或消除高血压发作，降低左心室每搏做功、增加心排血量且血流动力学更稳定。舒芬太尼诱导剂量2～20μg/kg，可单次给药或在2～10min内输注。在大剂量用法中，舒芬太尼的总剂量为15～30μg/kg。麻醉诱导期间大剂量阿片类药引起肌肉强直，可导致面罩通气困难。这表明用舒芬太尼3μg/kg行麻醉诱导期间的通气困难是由于声门或声门以上的呼吸道关闭所致。

同时补充应用的药物可显著影响对舒芬太尼的需要。如对于行冠状动脉手术的患者，丙泊酚诱导剂量（1.5±1）mg/kg和总维持量（32±12）mg/kg可减少舒芬太尼诱导剂量0.4±0.2μg/kg和总维持量32±12mg/kg。依托咪酯和阿片类药联合应用能提供满意的麻醉效果，且血流动力学波动较小。应用舒芬太尼0.5～1.0μg/kg和依托咪酯0.1～0.2mg/kg行麻醉诱导能保持血流动力学稳定性。在平衡麻醉中，用舒芬太尼1.0～2.0μg/（kg·h）持续输注维持麻醉，既保持了阿片类药麻醉的优点，又避免了术后阿片作用的延长。

二、静脉复合麻醉

任何一种静脉麻醉药很难达到全身麻醉的基本要求，即神志消失、镇痛完全、肌肉松弛及抑制神经反射，且不少静脉麻醉药常有蓄积作用，不能用于长时间手术，会刺激血管引起疼痛及形成血栓，甚至还可出现过敏反应。但近年来静脉麻醉用药还出现了不少具有高选择性的强效镇痛药、速效催眠药、新型肌肉松弛药及各种抑制神经反射的神经阻滞药、神经节阻滞药，均可使麻醉者有可能充分利用各药的长处，减少其剂量，以补不足之处。这种同时或先后使用多种全麻药和辅助用药的方法统称为复合麻醉，也有的称平衡麻醉或互补麻醉。所有麻醉用药全经静脉径路者，也可称为全凭静脉复合麻醉。

（一）静脉复合麻醉药的选择及配方

静脉复合麻醉需要经静脉应用多种静脉麻醉药及辅助用药。静脉麻醉药进入静脉，不易迅速清除。停药后不像吸入麻醉药可经气道排出或迅速洗出。因此，应选择短效、易排泄、无蓄积的静脉麻醉药，同时满足全麻四要素的基本原则。静脉复合麻醉的配方应该因人而异。要尽量少用混合溶液滴注，以避免因不同药代动力学的麻醉药出现不同的效应，致消失时间不同，从而使调节困难，容易混淆体征。或者持续滴注一种药物，再分次给其他药物较易控制。一旦出现不易解释的生命体征改变，首先，应停止静脉麻醉用药，必要时可改吸入麻醉，以明确原因，便于处理。

（二）静脉复合麻醉深度的掌握

静脉复合麻醉的麻醉深度已很难按常用的全麻分期体征进行判断。须根据药代动力学、药效动力学及剂量，结合意识、疼痛、肌松及血流动力反应分别调整相关用药。首先要熟悉各药的最低有效滴速（简称MIR），即此滴速可使半数受试者对疼痛刺激有运动反

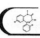

应。切忌单纯加大肌松药剂量，掩盖疼痛反应及恢复知晓。并可因手术产生过度应激反应，使患者遭受极大痛苦。这种情况已屡见不鲜，应从中吸取教训。还要避免大量应用有蓄积作用的麻醉药，如长期应用硫喷妥钠或地西泮可使患者术后数天不醒。所以，麻醉者必须具备丰富的全麻经验及深知用药的作用时间。

（三）静脉麻醉过程中的管理

静脉复合麻醉处理得当，对机体影响极小，但麻醉管理常不比吸入麻醉简单，处理不当，同样引起较严重并发症。首先应用套管针穿刺静脉并保持静脉径路通畅。持续滴注时更应保持滴速稳定并避免输液过多。此外，应密切注意气道通畅及呼吸管理，并遵循吸入麻醉时应注意的事项。几种麻醉药复合应用还应注意交互作用。须依赖于麻醉者的经验、过硬的技术及扎实的基本功。

（四）神经安定镇痛麻醉及强化麻醉

神经安定镇痛麻醉也是复合麻醉。法国学者拉波里提出一种麻醉方法，不但阻断大脑皮质，而且也阻断某些外来侵袭引起的机体应激反应，如自主神经及内分泌引起的反应，并称之为"神经节阻滞"或"神经阻滞"，配合人工低温曾称为"人工冬眠"，主要应用以吩噻嗪类为主的"神经阻滞剂"，即冬眠合剂。临床麻醉时并用神经阻滞剂，可增强大脑皮质及自主神经的抑制，所以称为强化麻醉。由于吩噻嗪类药对机体的作用机制过于广泛，对血流动力学影响又较大，常混淆临床体征及增加麻醉与麻醉后处理的困难。神经安定镇痛术也称神经安定麻醉，主要用神经安定药及强效镇痛药合剂，使患者处于精神淡漠和无痛状态，20世纪中叶开始应用依诺伐（即氟哌利多、芬太尼合剂），迅速得以推广，也属于静脉复合麻醉范畴。

1. 强化麻醉

主要应用吩噻嗪类药增强麻醉效应，使全麻诱导平稳，局麻患者舒适。

（1）适应证：强化麻醉多适于精神紧张而施行局部麻醉的患者，尤其对甲状腺功能亢进症和颅脑手术时可降低代谢，还有促进降温的优点。应用东莨菪碱麻醉或氧化亚氮麻醉时，常采用强化麻醉，以增强其麻醉效果。

（2）实施方法：主要用药为氯丙嗪 1mg/kg 或冬眠合剂 1 号（M_1）即氯丙嗪 50mg、异丙嗪 50mg 及哌替啶 100mg（6mL），也有的用二氢麦角毒碱 0.9mg 代替氯丙嗪，称冬眠合剂 2 号（M_2）。此外，还有乙酰丙嗪、二乙嗪等代替氯丙嗪者。一般多在麻醉前 1h 肌内注射或入手术室后麻醉前将合剂或氯丙嗪置于 5% 葡萄糖溶液 250mL 中快速滴入或分次从滴壶内输入。然后再进行各种麻醉。

（3）注意事项：①强化麻醉常使全麻患者术后苏醒迟缓，而且意识清醒后保护性反射又不能同时恢复。一旦出现呕吐，可能误吸而造成窒息的危险。此外，强化麻醉后过早地翻动患者，容易引起直立性低血压，都增加麻醉后护理的困难，也是近年来应用逐渐减少的原因。②由于强化麻醉后周围血管扩张，头部受压过久，易产生麻醉后头部包块，即局部水肿，继而脱发。因此，术中、术后应不断变换头部位置，并对受压处给以按摩。③强化麻醉中氯丙嗪等用量，应不超过 2mg/kg。如麻醉失败或麻醉效果不确实时，应及时地改换麻醉方法，切不可盲目增加冬眠合剂用量而增加术后并发症或意外。④椎管内及硬膜外麻醉和腹腔神经丛阻滞时并用氯丙嗪等合剂，可使血压明显下降，偶尔遇到升压困难者，可造成死亡。主要由于氯丙嗪、乙酰丙嗪等具有抗肾上腺素作用，脊椎及硬膜外麻醉或腹腔神经丛阻滞可使交感神经阻滞，二者并用后一旦血压剧降，有可能使肾上腺素类药无效而出现意外。为安全起见，椎管内及硬膜外麻醉时禁用氯丙嗪等药。

2. 神经安定麻醉

基本上类似强化麻醉，是增强麻醉效应的辅助措施，并能减少术后的恶心、呕吐等不适反应。

（1）适应证：类似强化麻醉，更常作为复合麻醉中的重要辅助用药，偶尔也可用于创伤或烧伤换药时的镇痛措施。有帕金森病（震颤麻痹症）、癫痫史者及甲状腺功能低下患者等禁用。

（2）实施方法：麻醉时肌内注射或静脉注射神经安定类药及强效镇痛药，目前最常用的前者为氟哌利多 0.1～0.2mg/kg 或咪达唑仑 0.1～0.2mg/kg，后者为芬太尼 0.1～0.2mg 或喷他佐辛（镇痛新）30～60mg。也有用氟哌利多芬太尼合剂依诺伐，但复合麻醉中应用仍根据需要以分开静脉注射为合理，因为氟哌利多作用时间长，而芬太尼作用时间较短。

（3）注意事项：芬太尼注入速度过快，偶尔出现胸腹壁肌肉僵硬引起呼吸抑制，则须用琥珀胆碱配合控制呼吸拮抗之。氟哌利多用量过大时，偶尔出现锥体外系反应，可经静脉注入异丙嗪 10mg 或氯丙嗪 5～10mg 即可制止，必要时可重复给予。术后适当应用哌替啶，常可起到预防作用。

术后出现呼吸抑制或呼吸暂停，多为芬太尼用量过多，可用纳洛酮 0.2mg 静脉注入即可解除。

三、靶控输注静脉麻醉

近年来，随着计算机技术的飞速发展和在临床医学中的广泛应用，麻醉技术也朝着更加安全、可靠，易于管理，可控精确的目标发展。靶控输注（Target Controlled Infusion，TCI）静脉麻醉就是"数字化麻醉管理"的典型代表。靶控输注的发展使静脉麻醉更加方便，易于控制。

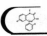

（一）TCI的概念及基本原理

TCI是指将计算机与输液泵相连，根据以群体药代–药效动力学参数编制的软件，通过直接控制"靶部位"——血浆或效应室的麻醉药物浓度，从而控制及调节麻醉深度的静脉输注方法。TCI与传统用药方法最大的不同是不再以剂量为调整目标，而是直接调整靶浓度，使麻醉医师能像使用吸入麻醉药挥发器那样任意调节静脉麻醉药血药浓度成为可能。

TCI的基本原理即BET方案根据药物的三室模型原理，为了迅速并准确维持拟达到的血药浓度，必须给予负荷剂量，同时持续输注从中央室消除的药物剂量，并且加上向外周室转运的药物剂量，这就是著名的BET输注方案。很显然，如果按照上述BET给药模式来计算非常复杂，只能通过计算机模拟。计算机控制的药物输注能够成功地达到相对稳定的靶浓度，麻醉医师可以根据临床反应来增加或降低靶浓度。

（二）TCI系统的组成及分类

完整的TCI系统主要有以下几个组成部分。①药动学参数：已经证明正确的药物模型以及药动学参数。②控制单位：计算药物输注速度，如控制输注泵的软件和微处理器。③连接系统：用于控制单位和输注泵连接的设备。④用户界面：用于患者数据和靶控浓度（血浆或效应室浓度）的输入。

根据靶控部位的不同可以将TCI分为血浆TCI和效应室TCI 2种模式。而根据是否依赖机体反馈信息还可将TCI系统分为开放环路系统和闭合环路系统。

血浆TCI模式是以药物的血浆浓度为靶控目标的输注方法，开始给予一定的负荷量，当血浆计算浓度达到预定的靶浓度时即维持在这一浓度。效应室浓度随之逐渐升高，将迟滞一定时间（相对于血浆浓度）后最终与血浆浓度平衡一致。这种方法适合于平衡时间较短的药物，同时也适合于年老体弱的患者，因其负荷量较小，循环波动较小。而对于平衡时间长的药物则会导致诱导缓慢。

效应室TCI模式则是以药物的效应室浓度为靶控目标的输注方法，给予负荷量后暂时停止输注，当血浆浓度与效应室浓度达到平衡一致时再开始维持输注。与血浆靶控相比，使用同一药物时平衡时间短、诱导快，负荷量较大而使循环波动较大。因此适合于年轻体健的患者。开放环路TCI是无反馈装置的靶控，仅由麻醉医师根据临床需要和患者生命体征的变化来设定和调节靶浓度。

闭合环路TCI则通过一定反馈系统自动调节靶控装置，根据反馈指标的变化自动调整输注剂量和速度。这样就提供了个体化的麻醉深度，克服了个体间在药代学和药效学上的差异，靶控目标换成了患者的药效反应而不是药物的浓度，最大限度地做到了按需给药，从而避免了药物过量或不足以及观察者的偏倚。例如通过脑电双频谱指数（bispectral index，BIS）指标来反馈调控丙泊酚的TCI，是目前比较成熟的方法之一。在使用闭合环路 TCI 时要注意反馈指标是否真实、准确，不可盲目相信单一指标而忽略综合评估，避免由于干扰因素造成麻醉深度不当。

(三) TCI 技术的临床应用

1. TCI 优点

与传统的静脉麻醉技术相比，TCI 有如下优点：

（1）操作简单，易于控制、调整麻醉深度，安全、可靠；理论上能精确显示麻醉药物的血中或效应器（大脑）部位的浓度。

（2）提供平稳的麻醉，对循环和呼吸的良好控制，降低了麻醉意外和并发症。

（3）能预知患者的苏醒时间，降低术中知晓和麻醉后苏醒延迟的发生率。

鉴于 TCI 的给药模式，最适合应用起效时间和消退时间均很短的药物，即 T1/2keO 和 T1/2CS 值较小的药物。T1/2keO 是指恒速给药时，血浆和效应室浓度达平衡的时间（效应室药物浓度达到血浆浓度 50% 所需的时间），其意义是可以决定起效快慢。如果持续输注（或停止输注）5 个 T1/2keO，可以认为效应室的药物浓度达到稳态（或药物基本消除）。

时量相关半衰期（T1/2CS）是指维持某恒定血药浓度一定时间（血药浓度达稳态后）停止输注后，血药浓度（作用部位药物浓度）下降 50% 所需的时间。它不是定值，而是随输注剂量、时间的变化而变化。其意义是可以预测停药后的血药浓度。采用这两个参数较短的药物才能达到诱导、恢复都十分迅速的目的，又利于在麻醉过程中根据需要迅速调节麻醉深度，真正体现出 TCI 的特点。

目前，临床使用的麻醉药物中，以瑞芬太尼和丙泊酚的药代动力学特性最为适合。其他药物如咪达唑仑、依托咪酯、舒芬太尼、阿芬太尼、芬太尼也可以用于 TCI，但其效果不如前两者。至于肌肉松弛药，由于其药效与血浆浓度关系并不密切，而且药代动力学并非典型的三室模型，因此，目前不主张使用 TCI 模式，而以肌松监测反馈调控输注模式为宜。

2. TCI 适用的手术种类

TCI 技术可以应用于目前大多数手术的临床麻醉。TCI 的特点是起效快、维持平稳且可控性好、恢复迅速彻底，因此更加适用于时间短而刺激强度大且变化迅速的手术，例如支撑喉镜下手术、眼科手术、口腔科手术、腹腔镜检查及手术、气管镜检查及手术、胃镜检查、肠镜检查、胆管镜手术、门诊日间手术等。

3. TCI 临床应用的注意事项

（1）选择适合的患者和手术。

（2）尽量选择 T1/2keO 和 T1/2CS 小的药物。

（3）要结合患者的具体情况选择 TCI 模式（血浆靶控或效应室靶控）。

（4）手术过程中不要以单一靶浓度维持，而应根据手术刺激强度和患者的反应来及

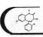

时调节靶控浓度。

（5）一定要从麻醉开始就使用靶控输注，而不要中途加用靶控输注（由于靶控输注有负荷量）。

（6）靶控装置具有自动补偿功能（即换药后可以自动补充换药期间的药量），不需要手动追加或增大靶浓度。

（7）手术结束前根据手术进程和药物的T1/2CS选择停止输注的时机，不宜过早。

（8）注意静脉通路的通畅和注射泵的工作状态，一旦静脉阻塞或注射泵有故障，患者会发生术中知晓。

（四）TCI系统性能的评估

计算机预期浓度与实际血药浓度的一致性反映了TCI系统的性能。影响系统性能的因素如下。

1. 系统硬件：主要指输液泵的准确性。目前，临床上大多数输液泵的机电化设计已经比较完善，因此来源于系统硬件的误差率很小。

2. 系统软件：主要指药代动力学模型数学化的精度。因为药代模型涉及极为烦琐的运算，运用计算机模拟运算则可以大大提高精确度，而且目前迅猛发展的计算机处理器已经完全可以精确到位。

3. 药代动力学的变异性：这是影响TCI系统准确性的最主要来源。包括两个部分，一是所选择的药代模型本身有其局限性，表现为所使用的的药代模型（如开放型三室模型）并不能说明药物在机体中的药代学特征，即使运用个体的药代学参数也不能对浓度进行准确的估计。虽然三室模型是TCI系统应用最为广泛的药代模型，但是也有其应用的局限性。如模型假设药物进入房室内即均匀分布，而事实上并非如此。个体的生物学变异性或患者生理状态的不同均能改变药代学特性，从而导致模型对浓度预测值的误差。二是TCI系统的药代参数只是对群体的平均估计，与个体实际的药代参数之间有着相当的差距。目前，已证实生物学的差异性使TCI系统的误差不可能低于20%。

由于缺少静脉麻醉药物浓度的快速测定方式，缺乏广泛接受的针对不同性别、年龄及生理状态的国人的药代模型和药代参数，以及缺乏对静脉麻醉药及阿片类药物敏感而可靠的药效学监测指标，目前的TCI仍有诸多不足之处。但其实现了麻醉药由经验用药到定量化用药的跨越，从而提高了麻醉质量及麻醉用药的安全性和合理性。随着计算机辅助麻醉的理论基础及相关知识的发展和进一步完善，TCI的临床应用范围必将越来越广。

第二节　麻醉诱导

一、静脉麻醉诱导的剂量与方法

常规的静脉麻醉诱导包括 3 类药物：静脉麻醉药（镇静催眠药）、麻醉性镇痛药（阿片类药）和肌肉松弛药。本节重点介绍镇静催眠药和阿片类药在静脉麻醉中的使用方法。

麻醉诱导有两个主要目的：一是让患者平稳入睡，进入麻醉状态。所谓平稳主要是预防或避免麻醉药对循环系统功能的抑制。二是减轻麻醉诱导时气管内插管的全身应激反应。因此，通常是镇静催眠药和阿片类药联合应用，发挥二者协同和扬长避短的效应。

静脉麻醉诱导剂量（或称负荷剂量）通常是遵照教科书和药物说明书的指导剂量按体重计算的。临床应用中静脉麻醉诱导的剂量因人而异，个体差异很大。如静脉麻醉药丙泊酚，通常麻醉诱导剂量为 2mg/kg，一般患者使用 1mg/kg 即可以入睡。依托咪酯的通常麻醉诱导剂量 0.3mg/kg，半量也同样可以达到使患者入睡的目的。剩下的半量可以在气管插管时视患者的全身情况和对麻醉药的反应酌情给之。这样就可以满足麻醉诱导的两个目的：平稳入睡和减轻气管插管的全身反应。静脉麻醉使用两种或多种药物麻醉诱导时，即联合诱导，如丙泊酚联合使用咪达唑仑，各药的剂量应相应减少。

阿片类药物在麻醉诱导中的作用主要是削弱气管插管引起的伤害性刺激，同时也与镇静催眠药发挥协同麻醉作用。因此，具体使用剂量个体差异更大。常用于麻醉诱导的阿片类药——芬太尼和苏芬太尼，二者的效价比为 10 ∶ 1。芬太尼常用剂量为 2 ~ 4μg/kg，苏芬太尼常用剂量为 0.2 ~ 0.4μg/kg。临床研究证实，在减轻气管插管引起的心血管不良反应方面，等效剂量的不同阿片类药之间没有大的差别；此外，根据各诱导药物的达峰时间合理安排给药顺序，使各诱导药物同时在气管插管时达到各自的最大效应的方法，比选择阿片类药的何种剂量更为重要。

瑞芬太尼是芬太尼类中唯一对循环功能影响较大的阿片类药，呈剂量依赖性地降低心率、血压和心排血量。瑞芬太尼起效快，达峰时间仅 1min，为避免瑞芬太尼的循环功能抑制作用，可在给予肌肉松弛药之后再给药。虽然瑞芬太尼与芬太尼的效价比是 1 ∶ 1，但是基于它的药效学特性，通常 1 ~ 2μg/kg，辅助丙泊酚静脉诱导麻醉即可获良好效果。

二、静脉麻醉诱导技巧

联合诱导（Coinduction）是两种或多种不同麻醉药物联合应用，以达到作用相加或协同的目的，从而可以减少麻醉药各自的用量，减轻可能产生的不良反应。例如，巴比妥类

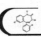

药物硫喷妥钠与苯二氮䓬类药物咪达唑仑联合诱导可以产生明显的协同作用。因为二者共同作用于 GABA 受体。

应用联合诱导时，丙泊酚的剂量明显降低。咪达唑仑 0.02mg/kg（此量仅相当于咪达唑仑产生意识消失 EDs 的 1/10）与丙泊酚联合诱导，较单纯用丙泊酚诱导明显减少意识消失时的丙泊酚用量，两药呈协同作用。

咪达唑仑与丙泊酚联合诱导的协同作用随咪达唑仑剂量的增加而加强。以意识消失和 BIS 降至 50 作为观察指标，咪达唑仑剂量的增加，丙泊酚诱导量就会呈剂量相关的递减。咪达唑仑不同剂量间（0.02、0.04 和 0.06mg/kg）存在显著性差异。

静脉麻醉联合诱导，不仅是催眠药之间的联合应用，也常应用催眠药与阿片类药的联合。一方面，催眠药与阿片类药联合应用，作用也明显相加或协同。例如，阿芬太尼 0.02mg/kg 与丙泊酚联合诱导，两药作用相加，丙泊酚用量减少。如果咪达唑仑（0.02mg/kg）、阿芬太尼（0.02mg/kg）与丙泊酚三药联合诱导，可将丙泊酚诱导意识消失的用量平均减少 86%。另一方面，麻醉诱导并非仅仅满足消除意识，通常要完成气管插管。而气管插管是非常强烈的伤害性刺激。消除意识的静脉麻醉药剂量不可能消除气管插管引起的强烈的伤害性刺激。麻醉诱导加用阿片类药可明显减轻气管插管引起的机体应激反应，避免不必要地加大麻醉催眠药剂量，提高安全性，减少不良反应。

在抑制气管插管心血管反应上，等效剂量的不同阿片类药之间没有大的差别，如芬太尼与苏芬太尼之间。而麻醉诱导药物的合理给药顺序，使各诱导药物在气管插管时同时达到各自最大效应（达峰）很关键，比选择何种阿片类药和何种剂量更为重要。例如，芬太尼达峰效应时间为 3.6min，而苏芬太尼达峰效应时间为 5.6min，应该如何安排合理的给药时间和顺序不言而喻。

分次和分步麻醉诱导。除了给药顺序上让诱导药物尽可能同时达到峰浓度，麻醉诱导药分次小剂量给药也很关键。例如，通常将丙泊酚的诱导用量分两次给药，第一步达到患者入睡即可（1mg/kg），剩余的剂量可以在气管插管之前再酌情给予。目的是避免一次性大剂量丙泊酚过度抑制循环功能，使麻醉诱导和气管插管期间血流动力学平稳。芬太尼类药须缓慢静注，以免引起呛咳反应。降低初始血浆靶浓度（1.0 ～ 1.5μg/mL），每隔 1 ～ 2min 增加血浆靶浓度 0.5 ～ 1.0μg/mL，直至患者意识消失后行气管内插管，维持诱导过程血流动力学平稳。

第三节 麻醉维持与恢复

一、静脉麻醉维持期间药物浓度的调控

利用 TCI 的预期血药浓度确定了静脉麻醉药在不同临床目标点（意识消失、对痛刺激反应消失等）的半数有效浓度，为静脉麻醉维持期间靶浓度的调节提供了方便。然而镇静催眠药与镇痛药的相互作用，使靶浓度的调节变得复杂。在全凭静脉麻醉维持中，选择高浓度镇静催眠药与低浓度镇痛药组合，还是相反，见解不一。英国权威 TCI 专家提出，一个好的 TCI 管理，镇静催眠药应该缓慢诱导达到意识消失，记录意识消失时镇静催眠药的效应室浓度，麻醉维持时只要略高于这个镇静水平的效应室浓度即可。这体现了个体化诱导和维持的方法。意识消失时和苏醒时的效应室浓度基本是同一水平，因此停药后也可根据意识消失时的效应室浓度大致判断苏醒所需的时间。临床研究证实麻醉维持时镇静药的浓度不宜过高，其他问题可用麻醉性镇痛药来解决。例如，依托咪酯 TCI 麻醉，意识消失时的效应室浓度为 $0.50l \pm 0.22\,\mu g/mL$。由于依托咪酯没有镇痛作用，与瑞芬太尼联合实施静脉麻醉时，需要持续输注较大剂量的瑞芬太尼，达到 $0.3 \sim 0.4\,\mu g/(kg \cdot min)$，甚至更高。术中麻醉维持依托咪酯 TCI 的效应室浓度为 $0.3\,\mu g/mL$ 就可以达到满意的麻醉深度，BIS 值维持在 50 左右。并且极大地提高了麻醉恢复质量，明显减少麻醉恢复期的躁动和术后恶心呕吐。

全凭静脉麻醉被列为术中知晓的高危因素。术中知晓定义为全身麻醉下的患者在手术过程中出现了有意识的状态，并且在术后可以回忆起术中发生的与手术相关联的事件。麻醉深度维持在略高于个体意识消失的效应室浓度，是否可以防止患者术中知晓还缺乏循证医学的依据。不像吸入麻醉，已证实只要维持呼气末麻醉药浓度大于 0.7MAC，即可有效预防术中知晓的发生。业已证实，全凭静脉麻醉中用 BIS 监测，维持 BIS 值在 40 ~ 60，可以将发生术中知晓的高危人群的知晓发生率降低 80% 以上。

一般来说，麻醉下记忆的丧失是与剂量相关的。患者术中的记忆功能随着麻醉药剂量的增加逐渐下降。丙泊酚输注速率达 $110\,\mu g/(kg \cdot min)$，患者意识消失。

手术的伤害性刺激程度在手术中并非一成不变，不同程度的伤害性刺激，如气管插管、切皮等，所需的血浆靶浓度也不同。术中伤害性刺激的变化、患者的反应性变化，都要麻醉医师随时观察，及时调整靶浓度。提前预防性地改变靶浓度来对抗伤害性刺激，比伤害性刺激导致机体出现反应后才处理要平稳得多，对机体的干扰和影响也小得多。

手术中阿片类药采用持续输注或 TCI 输注给药较间断给药有很多益处：①减少总用

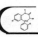

药量；②血流动力学稳定；③减少不良反应；④减少追加；⑤意识恢复迅速。但是适用于 TCI 输注的阿片类药应该在血与效应室之间的转运非常迅速，并且停药后药物浓度迅速下降，达到患者清醒和不抑制呼吸的水平。瑞芬太尼被认为是阿片类药药理学上的新发展。瑞芬太尼有独特的代谢机理——被非特异性的水解酶持续水解，因此其恢复几乎不受持续输入时间的影响。持续输注瑞芬太尼无论是 1h 还是 10h，停药后其恢复时间不变，均是 3 ~ 6min，较其他阿片类药有质的差别。

TCI 是药代动力学的产物，解决的是持续输注时维持特定药物浓度的输注速率问题。Cg 是药效学的产物，解决的是针对术中不同的刺激，选择不同需要的药物浓度问题。二者完美结合产生药代—药效模式，解决了药物浓度和效应的时间过程，即麻醉维持过程。

静脉麻醉的发展仅提供了准确的给药指标，尚缺乏患者的反馈指标。也就是说，这些给药指标的确立取决于麻醉医师的经验和判断，是否适合每个具体患者还需要监测麻醉深度和观察患者的反馈指标。此外，TCI 系统可以维持预设的靶浓度，但并不能自动适应外科手术刺激或其他因素引起的麻醉期间的生理波动。解决的方法是将 TCI 设计成一个闭环控制给药系统（closed-loopd rug delivery systems）。然而作为闭环控制的反馈指标，麻醉深度监测目前还是临床研究的难题。因此，静脉麻醉的闭环控制给药系统还未成熟。

TCI 虽然在一定程度上解决了静脉麻醉无法连续监测血药浓度变化的弱点。但是毕竟提供的是计算出来的预期血药浓度，并非实测浓度。近年采用质谱仪分析呼出气气体中丙泊酚浓度（ET-propofol）的研究取得重要进展。呼气末气体中丙泊酚浓度与血浆中实测丙泊酚浓度直线相关性非常好，有望不久成为床旁监测指标，可真正解决静脉麻醉中连续、实时监测血药浓度变化的难题。

二、麻醉恢复

（一）药代动力学特性对麻醉恢复的影响

药物持续输入停止后，药物浓度的下降比负荷剂量给药后的下降要慢。这与输入时间的长短有关。

输入时间越长，停止输入后药物在血中效应室衰减得就越慢。这一现象的发生是因为随着输入时间的延长，大的周边室里药物已渐渐地充满，导致周边室和中央室浓度梯度减少，停药后药物由中央室向周边室分布减慢，当中央室的药物浓度小于周边室的药物浓度时，药物将反向流动。输入时间更长的话，周边室和中央室最终达到平衡，此时继续输入将不会再增加停止输入后药物浓度的衰减变慢的情况，硫喷妥钠就是一个例子。由于硫喷妥钠的清除速率很慢，甚至较短时间的输注后，血中药物浓度从适当麻醉深度恢复过来也要很长时间。硫喷妥钠属于有较长的持续输注后半衰期的药物，显然不适合用于静脉麻醉的维持，更不适用于 TCI。而丙泊酚、雷米芬太尼有优越的药代动力学特点，长时间持续输入停药后恢复十分迅速。

（二）根据药代动力学预测麻醉恢复

1. TCI 技术计算药物浓度的下降

TCI 系统根据药代动力学原理可以快速正确地调控血浆中麻醉药和镇痛药的靶浓度，计算并显示效应室的浓度变化。停药后 TCI 系统仍可以继续计算和显示血浆和效应室浓度的下降情况。根据临床经验和药物的治疗窗，可以准确地了解到患者的血药浓度是否已达到清醒或镇静水平。

2. 药代动力学和药效学模型预测麻醉药物的恢复时间

利用药代动力学和药效学模型，可以预测效应室药物浓度从麻醉状态降至苏醒可以拔除气管导管的时间。

三、TCI 存在的问题和注意事项

TCI 系统根据药代动力学原理自动完成预期的静脉给药以产生预计的麻醉或镇痛效应。然而它并不能满足个体间的药代动力学的差异。在不同的患者群体之间药代动力学参数也有较大差异，药效学上的差异可能比药代动力学更明显。现在很多的研究都是针对解决这一差异问题。事实上临床上并不要求绝对精确的靶浓度。系统误差在 ±10%，精确度在 ±30% 左右临床上就足够了。

TCI 系统可以维持一个稳定的预设靶浓度，但并不能自动适应外科手术刺激或其他因素引起的麻醉期间的生理波动。解决的方法是将 TCI 设计成一个闭环系统。然而即使是设计成闭环系统的 TCI，也有很多问题。首先，感受到伤害性刺激以及对伤害性刺激做出反应，加深麻醉都需要一定时间；其次，在伤害性刺激发生前用药与伤害性刺激引起机体反应后再用药，其效果、用量和反应差别很大。

TCI 系统显示的血浆和效应室的靶浓度是根据药代动力学推算出来的，前提是假设患者血浆药物浓度为零，实际浓度并不知道。如果系统一旦中断工作，可能会有两种情况：一是操作者人为将注射泵停下来，如注射器内药液走空，需要更换，此时 TCI 系统会将停泵时间记录下来，并继续按药代动力学原理进行计算，一旦注射泵重新工作，可以自动调整泵速，恢复原靶浓度；二是如果退出系统，如发生故障，TCI 重新工作时，不会考虑体内现存药量，仍将机体血浆浓度视为零，如此推算出来的靶浓度将与实际情况误差很大。

第五章　神经外科手术麻醉

第一节　麻醉处理

一、脑血流和脑代谢

脑的功能和代谢依赖于脑血流持续灌注。为维持脑功能和脑代谢正常,脑血流量(CBF)必须保持相对恒定。

1.CBF 具有自动调节功能,即平均动脉压(MAP)波动在 50~150mmHg(6.66~19.98kPa)范围时,CBF 即可始终保持恒定。超越上述范围,CBF 呈线性增高或减少,都将导致脑功能障碍。

2.脑灌注压(CPP)是 MAP 与颈内静脉压之差,正常 CBF 主要取决于颈内动脉压,后者变化在 50~150mmHg(6.66~19.98kPa)范围时,CBF 可保持相对恒定。

3.脑血管阻力(CVR)正常为 1.3~1.6mmHg/(100g·min)。当 CBF 和颅内压(ICP)不变时,CVR 与 MAP 成正比。高血压患者的 CVR 较正常人高 88%;脑动脉硬化时,CVR逐步增高,如果血管口径和灌注压不变,CBF 与血液黏滞性成反比,由此构成高凝血状态,出现弥散性脑供血不足症状。

4.ICP 与 CBF 成反比。在一定范围内 ICP 的波动能引起 CPP 升高,但可无 CBF 改变,这一项自动调节过程称库欣反射。ICP 渐进性增高时 CBF 减少,主要取决于 MAP 与 ICP的关系,而不是 ICP 本身。ICP 升高后,CBF 随 CPP 下降而减少,当 CPP 低于 60mmHg(7.99kPa)时,脑血流自动调节将出现障碍。

5.脑血流(CBF)化学调节系指内、外环境中氧、二氧化碳、血液和脑脊液酸碱度以及血液和脑脊液离子等各种化学因素对脑血管的影响。

6.脑实质毛细血管由中枢肾上腺素能和胆碱能神经支配,具有血管运动功能,还影响毛细血管通透性作用。脑代谢包括糖代谢和能量代谢(氨基酸和蛋白质)、脑内核酸(RNA)和脂类等代谢。

二、术前评估与准备

神经外科手术患者同于其他部位手术,术前须常规访视患者,了解全身情况及主要脏器功能，做出 ASA 评级。对 ASAI Ⅲ、Ⅳ级患者，应严格掌握手术麻醉适应证并选择手术时机。对下列情况应采取预防和治疗措施，以改善病情，提高麻醉手术安全性。

1. 颅内压（ICP）急剧增高与脑疝危象，须采取紧急脱水治疗，如快速静脉滴注 20% 甘露醇 1g/kg、呋塞米 20 ~ 40mg，以缓解颅内高压和脑水肿。

2. 对呼吸困难严重缺氧者，要分析病因，尽快建立有效通气，确保气道通畅，估计术后难以在短期内清醒者，应做好气管造口术准备。对颅脑外伤伴有误吸的患者，首先清理呼吸道，气管内插管，充分吸氧后方可手术。

3. 低血压和心率增快者，应查明原因。闭合性颅脑外伤或脑瘤患者，一般极少出现低血压和心率加快，一旦出现提示并存有其他并发症，如肝脾破裂、肾损伤、骨折、胸部挤压伤等，应及时输液、补充血容量、纠正休克后方可手术，必要时对颅脑和其他损伤部位同时手术止血。

4. 长期颅内高压、频繁呕吐、不能进食、有脱水及电解质紊乱者，术前应尽量纠正，同时采取降颅压、高营养及纠正电解质紊乱，待衰竭状态改善 3 ~ 5 日，病情稳定后再开颅手术。由于中枢介导的内分泌紊乱，例如垂体肿瘤合并血糖增高、颅咽管瘤合并尿崩等，应分析病情对症处理。

5. 脑损伤、高血压脑出血等蛛网膜下出血（SAH）等患者常因血小板释放活性物质促成并发脑血管痉挛，其危害程度取决于脑缺血累及的范围，应予及时纠正，否则易导致不可逆性全脑缺血损伤，严重者致残、昏迷甚至死亡，应先采取药物治疗 SAH3 ~ 4 日，待脑血管痉挛缓解后再行手术。早期应用尼莫地平 10mg 静脉慢滴，每日 2 次，一周后改为口服尼莫地平 30mg，每日 2 ~ 3 次，有降低 SAH 后并发症和死亡率的功效。

6. 对癫痫状态应在术前使用抗癫痫药和镇静药以制止癫痫发作，常用地西泮 10 ~ 20mg 静脉缓慢注射，也可配合冬眠合剂。对癫痫持续状态可用 2.5% 硫喷妥钠缓慢静脉注射以缓解发作，并推迟手术 1 ~ 2 日。

神经外科手术患者使用术前药应慎重，特别是已有颅内压增高的患者对中枢神经抑制药往往特别敏感，因此一般不必使用。但对某些特殊患者如颅内血管疾患、脑动脉瘤患者则需要镇静，可给地西泮 0.1 ~ 0.2mg/kg 口服，或咪达唑仑 0.05 ~ 0.1mg/kg 在手术室内静脉给予。麻醉性镇痛药有抑制呼吸中枢而导致高碳酸血症和脑血流、颅内压增加的危险，应避免用作术前药。

三、麻醉药物选择

对神经外科手术患者选择麻醉药物，原则上应符合以下标准：诱导快，半衰期短；镇静镇痛强，术中无知晓；不增加颅内压和脑代谢；不影响脑血流及其对 CO_2 的反应（$CBF-CO_2$ 应答反应）；不影响血—脑屏障功能，无神经毒；临床剂量对呼吸抑制轻；停药后苏醒迅速，无兴奋及术后精神症状；无残余药物作用。目前，完全符合上述标

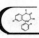

准的药物还没有，因此需采用复合用药措施以扬长避短，同时须注意合理通气、安置体位和调控血压等，以尽量达到上述标准。

（一）静脉麻醉药

1. 咪达唑仑（Midazolam）

咪达唑仑具有催眠、解痉挛、松弛肌肉及顺行性遗忘作用。药效为地西泮的 1.5 倍。麻醉效应于血药浓度为 40ng/mL 时出现，100 ~ 200ng/mL 时达最大效应。麻醉诱导剂量为 0.2 ~ 0.3mg/kg，维持量为每小时 0.1mg/kg，麻醉稳态时的血药浓度为 400ng/mL。在诱导剂量下，呼吸暂停发生率为 10% ~ 77%，故应予重视。对中枢神经呈剂量依赖性降低脑血流、颅内压和脑代谢。静脉注射咪达唑仑 0.15mg/kg 可使 CBF 降低 33%，$CMRO_2$ 降低 27%，CVR 增加 40%；动物实验将剂量增大至 5 ~ 10mg/kg 时，$CMRO_2$ 降低 50%，而脑组织能量储备 ATP、ADP 和 AMP 维持正常，提示对脑缺氧具有保护作用。临床上对已有颅内顺应性降低或颅内压增高的患者，使用临床剂量仍有保护作用。咪达唑仑对脑电图也呈剂量相关性抑制，对诱发电位影响不大，临床剂量下 ICP 降低，但不影响 $CBF-CO_2$ 应答反应，也不影响脑血流自动调节功能。

2. 硫喷妥钠

硫喷妥钠可使 $CMRO_2$ 及 CBF 降低至清醒值的 50%，也降低颅内压。目前仍是神经外科手术的常用麻醉诱导药，剂量按 5 ~ 8mg/kg 静脉注射。

3. 依托咪酯（etomidate）

依托咪酯作用类似中枢性 GABA 或非巴比妥类药，作用强度为美索比妥钠的 4 倍、硫喷妥钠的 12 倍。睡眠最低浓度为 1.5 ± 0.35μg/100g 脑组织，静脉注射后 1min 脑内达到最高浓度。分布半衰期为 2.6 ± 1.3min，消除半衰期为 4.6 ± 2.6h。按 30 ~ 60μg/（kg·min）维持麻醉，CBF 降低，$CMRO_2$ 降低，脑供氧/耗氧比例正常。EEG 在高浓度时呈现爆发性抑制。可使脑缺氧后的多巴胺及其他代谢产物释放减少，抑制兴奋性氨基酸生成，减少高能磷酸盐消耗，防止有害物质释放。因此，依托咪酯具有脑保护作用，特别适用于心功能不全的神经外科手术患者。麻醉诱导剂量为 0.15 ~ 0.3mg/kg，因可能抑制肾上腺皮质功能，故不宜连续静脉输注。

4. 异丙酚

异丙酚可能影响中枢神经元的钠离子通道，为高亲脂性，代谢极快，再分布半衰期短，特别适用于神经外科手术的麻醉。药效为硫喷妥钠的 1.8 倍，时效相似，静脉注射后 30s 起效，峰值维持 3 ~ 5min。麻醉诱导剂量 2 ~ 2.5mg/kg（老年、体弱或颅内高压患者应减量），麻醉维持每小时 4 ~ 12mg/kg。按 2mg/kg 静脉注射，可使 CBF 降低，$CMRO_2$ 降低，CVR 增加，ICP 降低；随着剂量加大，可明显降低动脉血压，因此对颅内高压患者要特别注意避免严重影响颅内灌注压（CPP ＝ MAP-ICP）。异丙酚不影响 $CBF-CO_2$ 应答反应。脑电图变化与异丙酚剂量有相关性，大剂量使 EEG 呈等电位。

（二）麻醉性镇痛药

1. 芬太尼

抑制 $CMRO_2$ 少而抑制 CBF 多，但尚不致造成脑缺血；相反，可降低 ICP。

2. 舒芬太尼

使 CBF 及 ICP 快速升高，与氟哌利多配伍使用可减轻或避免发生。

（三）肌肉松弛药

神经外科手术全麻中应用肌松药有利于呼吸管理、颅内压控制、降低代谢和消除应激反应。但必须认识到如果使用不当可引起严重并发症。因此，必须严格掌握肌松药的适应证、应用原则及其可能发生的并发症。例如，琥珀胆碱配合全麻药施行快速诱导气管插管可称简捷有效，但在严重创伤、大面积软组织损伤、眼球穿透伤、青光眼、高钾血症、颅内压增高、骨骼肌张力过高综合征、神经—肌肉疾病、下运动神经元疾病、瘫痪及恶性高热家族史等患者应用琥珀胆碱，可能引起高血钾反应，应选用非去极化肌松药，如罗库溴铵、美维库铵和维库溴铵等。特殊神经外科手术（脑干、延髓及上颈髓手术）后容易发生呼吸功能障碍，应用肌松药虽可使机械通气顺利进行，便于自主呼吸与呼吸机节律同步，但对于术中须监测自主呼吸者不宜使用，对下属患者须特殊考虑。

1. 颅内疾患

（1）偏瘫：多数系上运动神经元病变或损伤所致，对非去极化肌松药常出现耐药性，对琥珀胆碱则可出现高钾血症。偏瘫患者对非去极化肌松药的耐药常于脑卒中死后第 3 天出现。应用局部箭毒试验（RCT）进行测试，可显示麻痹侧对非去极化肌松药有耐药性，其耐药程度与病变的严重程度或中风患者的年龄无明显关系。应用插管剂量潘库溴铵，正常侧完全麻痹，对 4 个成串刺激无反应，强直刺激也无衰减。因此，偏瘫患者应用神经—肌接头阻滞监测时，可能会过低估计神经—肌接头阻滞的强度，从而误导术毕过早停止机械通气，应予注意。

（2）多发性硬化症是中枢神经系统脱髓鞘性疾病，表现肌无力、麻木、感觉异常及视力障碍，偶尔出现肌挛缩。个案报道指出对阿曲库铵耐药，也有报道应用琥珀胆碱后出现高血钾和肌挛缩。一般认为此类患者使用肌松药还是较安全的。

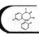

（3）大脑性麻痹：是胎儿或新生儿因脑缺氧所引起的痉挛性运动麻痹，曾有个案报道对维库溴铵耐药，应用琥珀胆碱出现高钾血症致心搏骤停。由于此类患儿多数同时合并蛛网膜下腔出血，因此心跳停止的原因尚难定论。目前，普遍认为此类患者应用肌松药尚称安全。

（4）弥散性颅内病变：头外伤、脑炎晚期或脑动脉瘤破裂等可引起弥散性颅内病变，应用琥珀胆碱可引起高钾血症，甚至心搏骤停，原因尚不清楚。因此，除在脑损伤 24h 以内，否则不宜应用琥珀胆碱。

2. 脊髓病变或损伤

（1）截瘫：应用琥珀胆碱后可引起高钾血症，RCT 显示对非去极化肌松药的敏感性增强。脊髓损伤平面较低仅涉及下肢者，用非去极化肌松药仍属安全。脊髓损伤平面较高并累及呼吸肌时，应用非去极化肌松药则可能引起术后呼吸衰竭。截瘫患者应用琥珀胆碱引起的高钾血症，与剂量无关，与损伤时间有关，伤后 1 周内用药即可出现高钾血症，于伤后 85 天用药仍可发生。由于化学敏感性的接头外受体，可在肌肉失神经支配两天内出现，因此，琥珀胆碱除在损伤后当时使用外，一般应予禁用。

（2）肌萎缩性侧索硬化症：属于中枢神经退行性病变，涉及部位包括运动神经节和脊髓锥体束，其神经—肌接头功能的异常主要是合成乙酰胆碱所需的酶含量异常降低。症状为肌无力和肌萎缩，偶尔肢体痉挛，表现为运动引起的渐进性无力、强直刺激反应衰减、对非去极化肌松药敏感。如果脊髓损害平面涉及呼吸肌，应用非去极化肌松药可能导致术后呼吸功能衰竭，用抗胆碱酯酶药可改善上述症状。

（3）脊髓灰质炎：肌电图检查表明，神经—肌接头损害为肌肉动作电位减小，强直刺激反应衰减，患者对非去极化肌松药的敏感性增强。脊髓灰质炎患者神经—肌接头功能异常的临床表现取决于脊髓损害的平面，如果已累及呼吸肌，用非去极化肌松药可导致术后呼吸衰竭。

（4）脊髓空洞症：因充填脊髓中心管内的脑脊液异常膨胀，可致下运动神经元破坏和肌肉失神经支配，应用肌松药的结果与截瘫患者相似。琥珀胆碱可引起高血钾，应予禁用；对非去极化肌松药敏感性增强，以慎用或不用为佳。

3. 外周神经病变

（1）末梢神经病变：症状为感觉丧失、感觉异常、偶尔肌无力和肌萎缩。但与重症肌无力有区别，对应用抗胆碱酯酶药的反应不敏感。多数患者 RCT 正常，有些患者的肌电图与重症肌无力相似。严重患者应用琥珀胆碱，可能出现高钾血症或室性心动过速，故应避用，也须慎用非去极化肌松药。

（2）神经纤维瘤：属遗传性疾病，一般对琥珀胆碱表现为耐药，对非去极化肌松药表现敏感性增强。

（3）格林—巴利综合征：又称急性感染性神经炎，是急性外周神经病变。肌肉的失神经支配往往发生在起病后 2～4 周，神经再分布发生在第 4～5 周。有报道，患者在失神经支配期间对维库溴铵表现耐药，而进入神经再分布期则出现高敏反应。此病于恢复期应用琥珀胆碱可引起高血钾，可能与肌肉失神经支配和化学敏感性接头外受体有关。

（4）肌肉失神经支配：常因末梢神经损伤所致。于损伤后 1～2 周内出现化学敏感性的接头受体，最后整个肌细胞对乙酰胆碱均敏感。去神经支配的肌肉对箭毒反应正常，但对琥珀胆碱可出现肌肉挛缩并释放钾。去神经支配的肌肉越多，注射琥珀胆碱后产生的高血钾危险性越大，最早在 3 周，最迟在 6 个月均可产生。现公认，此类患者禁用琥珀胆碱，预先应用非去极化肌松药也不能减轻或消除琥珀胆碱所引起的肌挛缩和高钾血症。

4. 肌肉病变

（1）肌强直：属遗传性肌肉功能紊乱，以强直性挛缩为特点。①主要病变在肌纤维，神经—肌接头处常有氯、钠通道受损，患者的 RCT 及其对非去极化肌松药的反应均正常，但也有报道，用潘库溴铵和维库溴铵后恢复延迟。因此，这类患者应用非去极化肌松药时，应注意肌松监测，并以选用短效或中效非去极化肌松药为宜。②肌强直患者对琥珀胆碱反应正常；强直和呼吸衰竭患者应用琥珀胆碱，对神经—肌接头可出现双相作用。有报道，静脉注射小剂量琥珀胆碱（40mg）也可引起全身挛缩，而大剂量则仅出现肌肉松弛。此可能是琥珀胆碱对神经—肌接头的反常作用，即颤搐反应降低时，基础肌张力增加。③肌强直患者应用琥珀胆碱很不安全，因一旦出现全身挛缩，很难进行气管插管及控制通气。④琥珀胆碱引起的强直与恶性高热相似，提示两者可能存在相关性。此类患者应禁用琥珀胆碱。⑤电灼或手术刺激可引起强直性挛缩。由于其病理改变在肌纤维，因此肌松药和区域阻滞不能解除其痉挛，只有直接作用于肌纤维的药物如局麻药、苯妥英钠、曲丹洛林（丹曲林）挥发性麻醉药才能使肌强直松弛。切口周围肌肉应用局麻药浸润也可防止或减轻挛缩。

（2）家族性周期麻痹：特点为间断性急性发作性肌无力或骨骼肌麻痹，原因是骨骼肌钠通道通透性异常增加，肌电图的表现虽与肌强直患者相似，但应用非去极化肌松药或琥珀胆碱均安全有效。进行肌松监测以采用面部肌肉较手部为好，因前者不易受影响。

（3）肌肉营养不良：特点是骨骼肌和非骨骼肌渐进性无力，主要受损部位在肌纤维，神经—肌接头也受累。RCT 提示对箭毒的敏感性正常，仅阻滞时间延长。这类患者对应用琥珀胆碱后的反应报道不一，有报道反应正常，亦有报道出现高血钾而引起心搏骤停。鉴于其用药的结果难以预测，故以不用琥珀胆碱为妥。另外，有些肌肉营养不良患者于注射琥珀胆碱后可诱发非典型性恶性高热，肌肉活检阳性，并证实非因吸入麻醉药所致。

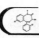

（4）多发性肌炎：系结缔组织病，特点是肌炎和退行性改变，应用维库溴铵可能发生恢复延迟，但使用其他非去极化肌松药和琥珀胆碱都未见异常。

四、麻醉方法

（一）局部麻醉

在患者合作的前提下，单纯局麻适用于简单的颅外手术、钻孔引流术，神经放射介入治疗、立体定向功能神经外科手术等。头皮浸润用0.5%普鲁卡因，含1：200 000肾上腺素；待切皮时静脉缓慢滴入氟哌利多2.5mg、芬太尼0.05～0.1mg，可增强患者配合手术的主动性；麻醉期间须严密观察病情，监测BP、HR、RR和SpO_2适当补液。

（二）全身麻醉

对神经外科手术患者施行全麻，要求做到诱导迅速平稳、无呛咳或屏气、气管插管反应小，通气良好，静脉压无增高、$PeCO_2$控制满意，脑松弛、出血少、术野安静，并全面监测；术毕清醒快，无麻醉药残留作用。目前常选用静吸复合全麻。

1. 麻醉诱导

麻醉诱导常用硫喷妥钠（4～8mg/kg），或地西泮10～20mg＋小剂量硫喷妥钠静脉注射，或异丙酚2mg/kg，或咪达唑仑0.3mg/kg，或异丙酚1mg/kg＋咪达唑仑0.1～0.15mg/kg。对冠心病或心血管代偿功能差的患者选用依托咪酯0.3～0.4mg/kg。在使用非去极化肌松剂和芬太尼4～6ug/kg（或舒芬太尼0.5～1.0ug/kg）并过度换气后均能顺利完成气管内插管。为克服气管插管期应激反应，插管前往气管内喷入4%利多卡因1～2mL，或静脉注射利多卡因1～1.5mg/kg，或静脉滴注超短效β受体阻滞药艾司洛尔500ug/（kg·min）（4min后酌情减量）等措施，都可显著减轻插管心血管反应和ICP升高影响。

2. 麻醉维持

麻醉维持常采用吸入全麻加肌松药及麻醉性镇痛药；也可静脉持续泵注异丙酚4～6mg/（kg·h）或咪达唑仑0.1mg/（kg·h），配合吸入异氟烷、七氟烷或地氟烷，按需酌情追加镇痛药及肌松药。

3. 麻醉期管理

（1）切开硬脑膜前应做到适当的脑松弛。方法有：充分供氧，调整体位以利于静脉回流，维持肌肉松弛和麻醉深度适当，过度通气使$PaCO_2$维持在25～30mmHg。必要时可在开颅前半小时给甘露醇1～2g/kg静脉注射，或加用呋塞米10～20mg。一般均可做到脑松弛和颅内压降低。

（2）硬膜切开后可适当减少用药量。长效麻醉性镇痛药应在手术结束前 1～2h 停止使用，以利于术毕尽快清醒和防止通气不足。吸入全麻药异氟烷应先于七氟烷和地氟烷停止吸入。

（3）术中间断给予非去极化肌松药，以防止患者躁动，特别在全凭静脉全麻时为然。对上位神经元损伤的患者和软瘫患者，应避免肌松药过量。应用抗癫痫药物（如苯妥英钠）的患者对非去极化肌松药可能呈拮抗，应酌情加大用药剂量或调整用药频率。

（4）术中采用机械通气的参数为，潮气量 8～12mL/kg，分钟通气量 100mL/kg，呼吸次数成人为 10～12 次 /min，保持 $PrCO_2$ 在 35mmHg 左右。

（5）苏醒应迅速，不出现屏气或呛咳。控制恢复期的高血压，常用药物有拉贝洛尔、艾司洛尔、尼莫地平、佩尔地平等，以减少颅内出血的可能。肌肉松弛剂拮抗药应在撤离头架，头部包扎完毕后再使用。待患者自主呼吸完全恢复，吸空气后 SpO_2 不低于 98%，呼之睁眼，能点头示意后，方可送回病房或 PACU 或 ICU。

第二节　围术期的特殊问题

一、颅内高压

神经外科疾病或手术极易并存或诱发颅内压（ICP）增高，其形成原因主要包括 5 方面。

1. 脑脊液增多：有高压力性脑积水或正常压力脑积水两类，后者即慢性脑积水，又称间歇性脑积水。

2. 颅内血液容量增加：易见于严重脑外伤后 24h 内，系脑血管扩张所致；也见于蛛网膜下腔出血。

3. 脑容积增加：常见于脑水肿，可分为血管源性、细胞毒性、渗透压性和间质性脑水肿。

4. 颅内占位病变水肿：因颅内容积增加、脑脊液循环障碍（多发生于脑室、脑组织中线附近及颅后窝肿瘤或肉芽肿）或灶周脑水肿（见于脑内血肿、脑脓肿）而引起，水肿的部位主要在白质，是颅内压增高的最常见原因。

5. 良性颅内压增高症：又称假脑瘤，是一种颅内压力调节障碍疾病，伴有颅内压增高、头痛、视盘水肿和视力障碍，无阳性神经系统体征，脑脊液化验正常，放射线检查示脑室大小正常或偏小，无颅内占位病变和脑积水，以内分泌失调的育龄肥胖妇女最为多见；视力减退甚至视力丧失是假脑瘤最重要和最严重的征象，在治疗上以消除病因和降低颅压为原则，同时要尽力保护视力和减轻颅内高压症状。

(一) 主要征象

1. 头痛：开始为阵发性，间歇时间长，发作时间短；随后头痛发作时间延长，逐渐演变为持续性头痛，伴阵发性加剧；头痛的性质呈"炸裂样"疼痛或"铁圈勒住样"疼痛，多在清晨或入睡后发作。

2. 呕吐：典型的呕吐呈喷射性，常与剧烈头痛并发，同时伴有脉搏缓慢、血压升高。

3. 视神经盘水肿：是颅内高压的主要体征，颅内压增高数小时即可出现轻度视盘肿，几天至数周内出现重度水肿。视盘水肿持续数月后，可继发视神经萎缩，此时视力呈进行性下降。

4. 颅内压上界在正常成人平卧位时为 15mmHg（1.99kPa），咳嗽和躁动时可暂时骤升高达 100mmHg（13.33kPa），但瞬即恢复；如果这种颅压升高持续 1min 以上者，提示有病理意义。临床上将颅内高压分为 3 类：15 ~ 20mmHg（1.99 ~ 2.66kPa）为轻度颅内高压，20 ~ 40mmHg（2.66 ~ 5.33kPa）为中度颅内高压，40mmHg（5.33kPa）以上为重度颅内高压。颅压超过 40mmHg（5.33kPa）时，脑血流量自身调节功能将严重受损，同时中枢神经缺血缺氧，严重时脑移位或脑疝形成。中枢缺血缺氧危害比颅压高低本身更具有危害性。良性颅内压增高和交通性脑积水的颅内压有时可高达 75mmHg（9.99kPa），但患者尚能在短时期内耐受。

(二) 治疗原则

1. 颅内高压的原因和发病机制

颅内高压的原因和发病机制各不相同，其治疗原则也各异。总的原则是：①原发病及继发病症兼治。降低颅压是临时性措施；解除颅压增高的原因和终止其发病机制是根治性治疗。②对急性颅内高压患者必须首先处理危及生命的病情，包括止血，保持呼吸道通畅、充分供氧排碳、有效治疗休克、提升血压以维持脑灌注压，以及有效降低颅内高压。这些都是为下一步紧急手术做好准备。③对慢性颅内高压主要是针对原发病进行确诊和治疗，采取直接降低颅压的措施虽属重要，但不能替代原发病的手术治疗。

2. 降低颅内高压的途径

（1）减少脑脊液，主要用于各种脑积水。其永久性治疗方法为去除病因或脑脊液分流术。对交通性脑积水、脑膜炎以及四环素、维生素 A 等引起的脑脊液分泌过多，可行腰椎穿刺放液治疗。但腰椎穿刺减压禁用于阻塞性脑积水、脑挫伤性水肿等患者，否则因椎管内压力下降可引起枕骨大孔疝。

（2）缩小脑体积，针对脑水肿主要采用高渗性利尿剂和肾上腺皮质激素等。

③减少颅内血容量，通过过度通气可使脑血管收缩来减少血容量，对脑外伤后的急性脑肿胀效果最好，是脑外伤后轻、中度颅内压增高的第一线治疗方法。

④脑减压，施行手术切除肿瘤或清除血肿，主要用于颅内血肿或肿瘤等占位病变所致的颅内高压，常将内、外减压术结合进行。

3. 药物性降低颅内高压

渗透性脱水药最为常用。早年使用尿素，降颅压效果强，但有血尿、皮肤坏死等不良反应，并有明显的压力反跳现象（Rebound Phenomenon），今已弃用。当前，应用最广的高渗性降低颅压药物首推甘露醇，其次为甘油。山梨醇的作用与甘露醇类似。近来有人试用高渗盐水和羟乙基淀粉治疗顽固性颅内高压。其他尚有利尿脱水药、激素类药等可资利用。

（1）甘露醇（Mannitol）：为强力脱水利尿药，其缩小脑容积和降低颅内压的效果迅速且持久，是当前应用最广的降颅压药。①甘露醇在体内不被代谢，由肾排出；不进入细胞，无渗透压差逆转，基本上不引起压力反跳。其脱水降压效果只对正常脑或细胞中毒性脑水肿，而血—脑屏障（Blood Brain Barrier，BBB）完整者有效，对血管源性脑水肿（BBB损害）无效。②输入甘露醇10～15min开始降颅压，30～44min达高峰。中等剂量（1.5～2g/kg）甘露醇使颅内压降低50%～90%，持续1h，然后逐渐回升，在4～6h内回升到用药前水平，约10%患者可出现轻度压力反跳。对重度颅内高压患者一般达不到上述降颅压效果，甚至无效。③甘露醇降颅压的程度与维持时间不完全取决于用药剂量和方法，颅内压越高者效果越差；连续用药4～5次后，降压作用逐渐减退。④限制静脉输入量可延长其降颅压的持续时间，并能减少用药量和避免压力反跳。一次剂量为0.5～3g/kg，常用1～2g/kg。对颅压25～50mmHg（3.33～6.66kPa）者，用20%溶液在15～44min内静脉滴完，效果肯定而明显；若用量较大，可在60～90min滴完；可每6～8h重复一次，连用48h，之后减少每日给药次数；对重度颅内高压（≥6.66kPa）的患者，经2次用药无明显效果时，则不必再用，应改用其他降颅压措施。⑤甘露醇最适用于颅内压突然增高，施行单次冲击治疗，同时适当限制液体补充，在第一次输入甘露醇后补充2h的基础需要量，其后每小时补充与前一小时尿量等量的液体，这样可增强降颅压效果。⑥用药期间应检查血清电解质和渗透压，婴儿每8h、年长儿童和成人每12h 1次。施行高渗性药物降颅压治疗，应有颅内压监测，即在持续监测血清渗透压下进行，须竭力防止血清渗透压过高。有些脑外伤患者其临床症状可很重，但颅内压不一定增高，如果反复滥用甘露醇，不但无益，反而可增加血清渗透压。血清渗透压超过340mOsm/L将危及生命；高于375mOsm/L时，即超过血—脑屏障对甘露醇的阈限，其结果是甘露醇进入脑脊液和脑细胞内，同时将水带入，反可诱发颅内压增高，存在潜在的危险，还可诱发急性肾衰竭。⑦脑外伤患者的颅内压一旦突然持续明显增高，常提示已发生颅内血肿。一般在排除颅内病变后，颅内压高于15mmHg（1.99kPa）并持续10min以上时，即可开始使用甘露醇、呋塞米或利多卡因，但

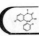

应强调监测颅内压，绝不盲目治疗。⑧甘露醇的禁忌证有：颅脑外伤未能排除颅内血肿、颅内活动性出血、慢性硬膜下血肿未能确诊、重症肾功能障碍、重度肝脏病、心力衰竭。⑨甘露醇的不良反应有：清醒患者输注较快可出现暂时性头痛、视力模糊、眩晕及寒战；多数患者有暂时血压增高和血容量增加，除较重的心脏病外，一般不致引起循环负担过重；重度颅内压增高并存脑血管自动调节障碍者，因血压增高致脑血流量增加时，可使颅内压反而更高；大量多次应用甘露醇可引起急性肾功衰竭，极个别可出现一过性血尿。

（2）甘油：为水溶性三价酒精，经肝脏代谢分解为二氧化碳和水，并产生热量，10% ~ 20% 由肾脏排出，与血液水分的增加共同促进利尿。降压机制主要使血清渗透压增高，在血液与脑脊液和脑组织之间形成渗透压差，使后者的水分进入血液并由肾排出，由此产生脑容积缩小和颅内压降低的功效。血清甘油浓度改变的速度与程度决定其降压的程度和速度。因此，静脉输注的降压效果较口服者为快。动物实验发现甘油明显抑制分泌脑脊液所需要的 Nat-K+-ATP 酶，因此甘油降颅压的另一机制可能与脑脊液分泌减少有关。口服甘油，由胃和上肠道吸收，约 30min 内出现明显的颅压下降，降压峰值在服药后 60 ~ 90min，最大降压幅度 75% 以上，平均约为 50%，降压高峰可持续 40 ~ 60min，然后于数小时内恢复到用药前水平。口服常用剂量为每次 0.5 ~ 1g/kg，每日量可达 5g/kg。首剂用 1.5g/kg，以后每 4h 用 0.5 ~ 0.7g/kg，用生理盐水配成 50% 甘油溶液口服。静脉输注甘油于 10 ~ 20min 内开始降颅压，维持 4 ~ 6h。常用 10% 葡萄糖液或 Ringer 液制成 10% 甘油溶液，每次 0.5 ~ 0.7g/kg，30 ~ 44min 内输毕，其后每 6 ~ 12h 用 0.5 ~ 0.7g/kg；可长期使用，无或很少反跳，不引起血压升高或轻微升高，脑血流增加缓慢且轻微，血电解质损失不明显，能补充热量；多次用药后其效力也减退，但程度较轻。缺点为静脉给药后发生血尿（浓度不超过 10%），降颅压的幅度较小，偶尔出现静脉炎。

（3）高张盐水（hypertonic saline，HS）：脑外伤常伴全身多发损伤，在急救时采取降低颅压和纠正休克措施，对避免继发脑缺血性损害具有同等重要的地位。高张盐水既能降低颅内压，又能快速恢复心输出量，提升血压和脑灌注压。高张盐水对顽固性颅内高压，尤其伴有多发损伤的脑外伤患者，具有特别优越的治疗作用。HS 注射后全身血压增高，对血浆渗透压、胶体渗透压和血浆钠的暂时升高效果比甘露醇明显；HS 可使正常脑组织的含水量减少，甚至低于使用甘露醇时的水平，而对创伤脑组织的含水量则有一定的增加，与创伤脑组织钠离子显著增加和钾离子减少有关。

二、手术体位

神经外科手术大多须在全麻下施行，有些手术需要采取特殊体位。体位对中枢神经系统、呼吸系统和心血管系统都可能带来不利影响，特别在一定深度全麻下容易发生严重抑制和代偿失调。手术者为单纯追求操作便利的特殊体位而不顾患者生命安全，或麻醉者一味强调该体位对麻醉管理有困难而拒绝安置，这些都是不恰当的，关键在了解各种体位对生理状态的影响程度，如何加以避免，或将影响缩小至最低限度。

（一）俯卧位

如果能将骨盆和下肢用橡胶圈或充气垫等包裹和垫撑，以利于下肢血液回流，则对心血管系统影响不大，否则因腹部受压可造成下腔静脉受阻，致血压下降及脊髓手术区大量渗血，若将双腿下坠，则血压更不稳定。而且俯卧位对胸部及腹部的压迫，可造成通气不足，特别对横膈挤压，可严重阻碍呼吸有效功能。术中必须严密监测通气量和呼吸频率。应避免眼受压（可致视网膜受压而失明），前额、颧骨受压（可引起局部软组织坏死）或俯卧头高位（可发生气栓及循环抑制）。

（二）从仰卧位改变为俯卧位

从仰卧位改变为俯卧位用于某些脊椎及关节损伤手术，由于在全麻下肌肉完全松弛，脊柱和各大小关节均处于无支撑、无保护状态，容易造成软组织韧带神经血管牵拉损伤；在改变为俯卧位时，应特别注意搬动体位时的统一步调，即保持头、颈、背、下肢围绕一个纵轴转动，否则极易发生脊柱（颈椎，腰椎）损伤和关节扭曲。

（三）坐位

坐位常用于颅后窝、延脑和颈髓手术，容易发生空气栓塞、低血压、气脑、硬膜下血肿、周围神经压迫性损害、四肢麻痹、口腔分泌物反流误吸等并发症，目前已较少采用。但坐位有其优点，如手术视野暴露好，静脉回流好，利于脑脊液引流和降低颅内压。因此仍有神经外科医生喜欢采用坐位手术。坐位对血流动力学的影响较大，对神志清楚的患者心输出量可减少18%，对心血管储备能力降低的患者可减少50%，对NO–氟烷麻醉患者，颈内动脉血流量可减少52%，对术前有心力衰竭史、严重冠状动脉硬化或脑血管阻塞性患者，取坐位手术属相对禁忌证。坐位手术中应积极预防低血压，措施有双下肢弹性绷带包裹；术前补充适量血和液体；提高交感张力，少用血管扩张药；避免深麻醉；控制呼吸压力不宜过大；必要时给少量升压药等。

三、神经系统监测

（一）脑血流量监测

正常成人平均脑血流量为50 ± 5mL/（$100g \cdot min$），不同部位脑组织的血流量分布并不均匀，灰质平均血流量为75 ± 10mL/（$100g \cdot min$），白质仅20 ± 4mL/（$100g \cdot min$）。10岁以前CBF最高，青春发育期锐减，成年后缓慢下降。脑血流的监测方法有一定的困

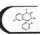

难，有惰性气体吸入示踪清除测定法、颈内动脉注射示踪剂 133Xe 测定法、阻抗血流图测定法、近红外光光谱测定法、正电子发射断层测定法、经颅多普勒（TCD）测定法、激光多普勒测定法等。临床上可用下列公式计算：脑血流量（CBF）＝脑灌注压（CPP）÷ 脑血管阻力（CVR）、脑灌注压＝平均动脉压（MAP）－颅内压（ICP）或 CVP、所以脑血流量＝（MAP － ICP）/CVR。

（二）电生理监测

1. 脑电图（EEG）

脑电图（EEG）用于监测麻醉深度；因 CBF 不足引起的脑缺血阈值、癫痫灶切除术中的定位引导、颈内动脉内膜切除术等对防止脑缺血及维持合理脑灌注压等都有指导意义。但在测定条件上有很高的要求，用于临床上相当困难。近年来，有一种 EEG 能量谱分析和双频谱分析仪问世，通过计算机综合分析脑电图提供的信息，可反映麻醉深度，有一定实用价值。

2. 诱发电位

（1）感觉诱发电位（EP）：是中枢神经系统应答外周神经或脑神经刺激所产生的电位。因诱发电位易受许多因素所影响（如麻醉药作用、温度、低血压、低氧、贫血以及已存在的神经损伤等）而出现假阳性和假阴性结果。EP 又分为下列几项①体感诱发电位（SEP）：常用于脊髓或脊柱手术以监测脊髓功能，也用于周围神经及胸主动脉手术对脊髓前索运动功能的监测。②脑干听觉诱发电位（BAEP）：用于颅后窝手术特别是脑桥小脑角及脑干部位手术的监测，以避免Ⅱ、Ⅲ对脑神经损伤。③视觉诱发电位（VEP）：用于视神经或其通道附近的手术（如垂体手术），但假阳性率高，很少应用。

（2）运动诱发电位（MEP）：用于监测脊髓运动功能，但小剂量麻醉药也会明显抑制其反应，使临床应用发生困难，目前仍在研究中。

3. 肌肉图

肌肉图（EMG）用于脑桥小脑角手术有发生面神经损伤危险的病例，记录肌肉对刺激的运动反应。

（三）水电解质监测

尿液监测是水电解质监测的重要环节。

尿液是机体代谢产物，根据尿量、尿比重及尿成分可综合判断机体的水电解质平衡、肾灌注流量及肾功能情况，并间接了解循环状况，是一项重要的麻醉监测。

1. 尿量监测：麻醉中准确了解液体出入量具有重要性。经导尿管连续监测尿量，可知道出量。在麻醉过程中，一般应每半小时或 1 小时测定 1 次尿量，正常为 1mL/（kg·h）。

尿量减少的原因有：低血容量，最为常见；心排出量低下，多见于心外科手术患者；外周血管阻力过高；急性肾功能损伤或衰竭。尿量过多的原因有输液过多、血浆胶体渗透压过低、糖尿病、精神紧张、尿崩症等。

（2）尿液比重监测：尿液比重是指尿液与纯水的重量之比。成年人尿比重正常值为1.015～1.025。术中尿比重增高多见于低血容量、心功能不全、高热状态、脱水和糖尿病患者及脑钠消耗性综合征。尿比重降低多见于输液过多、慢性肾功能不全、尿崩症等。

（3）其他监测；可观察尿的颜色、浑浊度、气味等，必要时可测定尿液渗量、pH 值、钾、钠、氯、蛋白、尿素、肌酐、尿糖、酮体等。

四、脑功能保护

围术期重视脑保护，可提高患者的生存质量。围术期脑缺血是发生脑功能障碍的主要原因，临床上对脑缺血可分为如下几项。①局灶性脑缺血：常见于中风、动脉堵塞、栓塞病例，特点是缺血区周围存在非缺血区，而缺血区中还可能有侧支血流灌注。②不完全性全脑缺血：常见于低血压、ICP 增高病例，特点是脑血流仍然存在，但全脑血流减少。③完全性脑缺血：常见于心搏骤停病例，CBF 完全停止。

对脑缺血病例施行脑功能保护，主要采用药物治疗。①巴比妥类药：通过抑制神经元电活动，最低限度降低脑代谢率，当 EEG 呈等电位时，可获得最大的保护作用，可促使局灶性或不完全性脑缺血的神经功能恢复。常用量为 10～20mg/（kg·h）。②吸入性全麻药：如异氟烷，可以使 $CMRO_2$ 降低，但达到 EEG 等电位的麻醉深度，对全脑缺血并无益处。③浅低温：利用轻度低温（33～35℃）可明显降低 $CMRO_2$，并降低缺血后各种有害物质的产生。过去常采用中度或深低温保护，容易发生循环呼吸严重抑制，出现心律失常、组织低灌注和凝血障碍等并发症，后者的危险性高于脑保护作用。④控制高血糖：高血糖可加重缺血后脑损伤，葡萄糖无氧代谢可产生过多的乳酸，从而加重细胞内酸中毒。因此，应控制血糖在正常水平。⑤ Ca^{2+} 通道阻滞剂：常用尼莫地平，能改善中风的预后，减轻全脑缺血后的低灌注，并对蛛网膜下腔出血后的脑血管痉挛有缓解作用，常用量为 0.5μg/（kg·min）静脉持续泵注。⑥激素类固醇用于大多数中风或严重脑外伤病例，经研究并未证实其有利效应。但大剂量甲泼尼龙对急性脊髓损伤后的神经功能恢复有轻度促进作用，应强调在损伤后 8 小时内开始用药。

第三节　特殊神经外科手术麻醉

一、垂体腺瘤手术麻醉

（一）麻醉前估计

1. 根据精神状态、症状和血浆激素水平，估计患者对麻醉用药和手术的耐受力。

2. 根据患者特有的外貌特征（如 GH 腺瘤患者的厚嘴唇、高宽鼻子、下颌骨前伸宽大、舌体肥厚、声门增厚及声门下狭窄、肢端肥大，ACTH 腺瘤的库欣综合征体形），估计气管插管的难易程度，备妥相应的插管用具。

3. 详细了解各种类型腺瘤本身所致的并发症，恰当评估，备妥治疗药物（如 GH 瘤伴高血糖者应备胰岛素）。

4. 垂体腺瘤手术患者对麻醉用药无特殊要求，但尽可能选用不增加循环负担的药物，用药量多数偏小；TSH 腺瘤患者如果甲亢症状未能很好控制，麻醉诱导及手术强刺激易引起循环系统激惹，麻醉用药量偏大。

（二）气管插管

一般都可在快速诱导下完成气管插管。对 GH 腺瘤独突体征患者，有时可遇到气管插管困难，诱导中易发生严重呼吸道梗阻、通气障碍，$PaCO_2$ 升高，应选用大号口咽通气管和喉镜，偶尔仍嫌其长度不够而遇到声门显露困难。根据作者的经验，建议采用下列插管方法之一：①施行清醒气管插管。②静脉注射羟丁酸钠待入睡后，施行咽喉、气管表面麻醉，完成插管。③对估计插管困难病例，采用纤维光导喉镜或气管镜完成插管；GH 腺瘤患者声门及声门下可能存在肥厚狭窄，气管导管应选稍小一号尺寸，以防损伤声门、气管壁。

（三）呼吸管理

1. 常规机械通气，通气量 10mL/（kg·min）。GH 腺瘤患者由于结缔组织增生，全身内脏增大增厚，肺容量增大，血管壁增厚，可能存在通气、血流比例失调。ACTH 腺瘤患者对缺氧耐受差。TSH 腺瘤患者组织氧耗略大。术中都应动态监测血气分析，随时调整控制呼吸条件，以尽量符合生理状态。

②术中无论是经额开颅（因额窦开放）还是经蝶手术，均可能有血水流入口腔；术后伤口渗液也可能流入口腔，故应选用带套囊的气管导管。

③术毕拔管指征：通气量接近术前水平，$PeCO_2 < 35mmHg$（4.66kPa），$SpO_2 \geqslant 95\%$，肌力恢复，完全清醒，不存在呼吸道梗阻隐患，吞咽反射良好。

（四）监测及处理

1.由于垂体腺瘤对 ACTH 细胞的挤压，术前 ACTH 水平已明显降低，患者多数表现精神差、淡漠、少语；麻醉药对 ACTH 及皮质醇液有一定的抑制作用，因此在术中，术后应动态监测 ACTH 或皮质醇的变化。如果 ACTH 药源少，可在手术开始时先给地塞米松10mg，以后根据循环状况和手术进展再适量增用。ACTH 腺瘤患者在切除肿瘤后，ACTH水平降低，应及时补充 ACTH。

2.不少垂体腺瘤患者术前合并糖代谢紊乱，血糖和尿糖均增高，但术后可下降，术中除减少糖输入量外，应动态监测血糖和尿糖变化，血糖过高可适量注射胰岛素。

二、颅内血管手术的麻醉

脑血管病的病死率高、后遗症多，在我国是致人死亡的第一病因，发病年龄多数在中年后，通常分出血性和缺血性两大类：前者主要是高血压性脑出血、颅内动静脉瘤和脑动脉畸形，后者主要是脑血栓形成和脑栓塞。外科治疗原则是：对血肿引起脑受压者，紧急清除血肿并止血；因动脉瘤或动脉畸形破裂出血者，予以切除或夹闭，以防再次出血而危及生命。对缺血性脑血管病可根据病情施行动脉内膜切除术、人工搭桥术或颅外—颅内动脉吻合术。

（一）动脉粥样硬化性脑出血

1.脑出血最常见的病因是高血压动脉硬化，出血部位多在壳核、丘脑、脑桥和小脑，以壳核最多发，占40%左右。出血多者，积聚成大血肿或破入脑室或侵入脑干，后果严重，死亡率很高。剧烈活动或情绪激动常为发病诱因，起病急剧，突然头痛、呕吐，偶尔癫痫发作，伴意识障碍；若破入脑室或侵入脑干，很快转入深昏迷，四肢瘫痪，眼球固定，针尖样瞳孔，高热，病情迅速恶化，几小时内死亡。脑 CT 造影可很快定位，必要时可做血管造影，如果豆纹动脉外侧支向下内移位，提示壳核出血；向外移位，提示丘脑出血。手术目的在于清除血肿、降低颅压和解除脑疝。对出血不多、病情不重者暂不宜手术。对起病急而瞬间陷入深昏迷者，手术无价值。只有对起病之初意识障碍不重，经内科治疗有

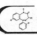

加重趋势，年纪较轻，无严重心、肺、肾病变者，应力争尽快手术。

（2）麻醉处理。意识障碍不严重，患者尚能合作者，可考虑局麻加神经安定镇痛麻醉，但多数患者已不能合作，在 CT 造影过程即须给予镇静剂，全身麻醉仍是较佳的选择，必须注意以下几点：①由于急诊手术，麻醉前无充裕时间准备和了解过去史，应着重了解主要脏器功能及服药史，力争检查心肺功能，44 岁以上患者要急查心电图。②多数患者伴有高血压史，或长期服用 α 受体阻滞剂和 β 受体阻滞剂，麻醉诱导应慎重用药，减少对心血管功能抑制，减少喉镜刺激引起颅内压（ICP）升高和心血管反应。宜选用快速静脉诱导插管，对血压过高者先适当降压后再插管，首选静脉复合麻醉。对术前已昏迷且饱食患者，采用保留自主呼吸下的插管为妥。③术中尽量避免血压过度波动，对高血压病例尤为重要。对中枢损害、颅压较高的患者，应防止血压过度下降，因可降低颅内灌注压及脑自动调节功能；对病情较重的患者，术中应控制血压下降不低于麻醉前水平的 30%。对高热患者宜采用快速气管内插管，选用非去极化类肌松药，以防肌颤加重高热；在较深麻醉下进行头部降温至鼻温 34℃，防止寒战反应，体温每下降 1℃，ICP 可下降约 20mmHg（2.66kPa）。

（二）颅内动脉瘤（Intracranial Aneurysm）

1. 颅内动脉瘤（Intracranial Aneurysm）的 85% ~ 90% 发生在脑底动脉环的前半部；发生在后半部、椎 – 基底动脉系者占 3% ~ 15%；多因出血、瘤体压迫、动脉痉挛或栓塞而出现症状，容易致残或死亡，幸存者也易再次出血。根据瘤体大小可归为 4 类：①直径小于 0.5cm 者为小动脉瘤，占 15.5%。②直径等于或大于 0.5cm 及小于 1.5cm 者为一般动脉瘤。③直径等于或大于 1.5cm 或小于 2.5cm 者为大型动脉瘤。④直径等于或大于 2.5cm 者为巨型动脉瘤，占 7.8%。34% 动脉瘤破裂患者可并发蛛网膜下腔出血。

2. 颅内动脉瘤的病因包括如下。①先天性因素：常与一些先天性颅内动静脉畸形、主动脉弓狭窄、多囊肾、隐性脊柱裂、血管痔等并存。②动脉硬化。③感染性动脉瘤：占全部动脉瘤的 4%，感染栓子来自颅底骨折感染、颅内脓肿、脑膜炎等。④颅脑开放性或闭合性损伤，手术创伤，异物、器械、骨片等伤及动脉管壁，可形成假性或真性动脉瘤。⑤颅底异常血管网症、脑动静脉畸形、颅内血管发育异常及脑动脉闭塞等也可伴发动脉瘤。Hunt 及 Hess 将颅内动脉瘤分成 5 级：Ⅰ级（无症状，或轻微头痛及轻度颈强直）、Ⅱ级（中度及重度头痛，颈强直，有神经麻痹，无其他神经功能缺失）、Ⅲ级（倦怠，意识模糊，或轻微灶性神经功能缺失）、Ⅳ级（木僵，中度至重度偏侧不全麻痹，可能有早期去脑强直及自主神经系统功能障碍）、Ⅴ级（深昏迷，去脑强直，濒死状态）。若伴有严重全身疾患如高血压、糖尿病、严重动脉硬化、慢性肺部疾患及动脉造影示严重血管痉挛者，其评级须降一级。

3. 手术时机尚有争议，有蛛网膜下腔出血（SAH）后 48 小时至 8 天内进行（早期手术），或出血后 8 天至 3 周后进行（延期手术)1 两种。手术方式有如下。①动脉瘤颈夹闭或结扎术；为首选手术方式；②载瘤动脉夹闭及动脉瘤孤立术；③动脉瘤包裹术；④开颅动脉瘤栓塞；使瘤腔永久性闭塞，有铜丝导入法、磁凝固法、射频术和氟氩激光凝固等法；⑤经外周血管栓塞动脉瘤术。

4. 麻醉处理：麻醉处理的首要问题是防止麻醉诱导及手术过程中动脉瘤破裂，其次为预防脑血管痉挛和颅内压增高。

（1）在麻醉诱导过程发生动脉瘤破裂率为 1% ~ 4%，一旦发生，死亡率高达 50%；在手术过程的发生率为 5% ~ 19%，多发生在分离动脉瘤、夹闭瘤蒂、持夹钳脱离、剪开硬膜 ICP 降至大气压水平、过度脑回缩引起反射性颅内高压时。因此，在整个麻醉过程中应注意以下问题：①避免增高动脉瘤的跨壁压（transmural pressure，TMP）。TMP = MAP － ICP。正常 TMP ＝脑灌注压（CPP），为 85mmHg（11.33kPa）。动脉瘤 TMP 与壁应力之间呈直线相关。动脉瘤壁应力与其承受的压力成正比，与瘤的半径平方成正比。因此，瘤越大，壁越薄，应力就越大。围术期中不论 MAP 增高（浅麻醉、通气障碍等），还是 ICP 过度降低（如脑室引流、过度通气、脑过度回缩），都将增加动脉瘤的跨壁压和壁应力，动脉瘤破裂的危险性增高。②维持适当低的 MAP 或收缩压。由于收缩压与动脉流速成正比，流速快可形成湍流而损害瘤壁。因此，须施行降压维持 MAP50mmHg（6.66kPa）以上，以防止动脉瘤破裂，但要考虑脑血管自动调节的范围，防止 CBF 长期低于正常值的 5%，否则将出现脑功能障碍。对于已存在脑血管痉挛和颅高压的患者，MAP 的低限还应适当提高，以增加安全性。

（2）颅内动脉瘤破裂发生蛛网膜下腔出血后 6 ~ 15d，30% ~ 50% 的患者可出现脑血管痉挛，平均持续 14d。手术后的脑血管痉挛发生率更高，脑血管造影证实有颅内血管狭窄。经颅多普勒超声检查可诊断脑动脉痉挛及其痉挛的程度，其依据是有 3 点：①载瘤动脉的血流速度增高，表示该动脉痉挛。②出血后 1 ~ 2d，大脑中动脉流速与同侧颅外颈内动脉的流速之比应等于 1.1 ~ 2.3（平均 1.7）；当大脑中动脉极严重狭窄时此比率可大于 10。③颅内压监测时，颅内脉搏波（pulse wave）与颅内搏动血管管径，两者的振幅改变一致。

（3）颅内高压：大部分颅内动脉瘤夹闭手术患者，颅内压虽已正常，但可能存在颅内顺应性降低。但如果并存脑血管扩张、脑水肿、血肿或脑积水，则颅内压可增高，需要紧急手术。对已有颅内高压的患者，在颅骨切开前应避免采用吸入麻醉药，如须施行异氟烷控制性降压者，必须先采用过度通气，保持 $PprCO_2$ 在 25 ~ 30mmHg（3.33 ~ 3.99kPa）之间，以抵消吸入性麻醉药引起脑血管扩张的不良反应，同时更须避免高血压、麻醉过浅、

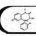

呛咳及高碳酸血症等，以防止 ICP 进一步升高。

（三）颅内血管畸形

颅内血管畸形（Intracranial Vascular Malformations）是指脑血管发育障碍引起的脑局部血管数量和结构异常，并对正常的脑血流产生影响。Russell 将颅内血管畸形分为 4 类：动静脉畸形（Arteriovenous Malformations）、海绵状血管瘤（Cavernous Angiomas）、毛细血管扩张（Telangiectases）及静脉畸形（Venous Malformations）。本段仅就麻醉常见的颅内动静脉畸形（AVM）进行讨论。AVM 是先天性脑血管异常，无明显家族史，其病理特点为非肿瘤性血管异常，临床上以癫痫、出血、偏瘫为主要症状。其发病部位以幕上远比幕下为多，约为 9∶1。按脑解剖部位分，以顶、额叶最多，颞叶及枕叶次之，丘脑、脑干及脑室均可发生；其供应动脉以大脑中动脉分布区为最多（占 50% 左右），其次为大脑前动脉分布区。其发病年龄最多在 20 ~ 30 岁之间，绝大部分在 40 岁以前发病。AVM与袋形脑动脉瘤可同时存在，主要危险在病变中的小血管破裂出血，其他症状有抽搐、癫痫、脑实质出血伴脑萎缩、头痛、智力减退、面瘫、共济失调等，婴儿巨大 AVM 可引起心脏扩大及心力衰竭。手术治疗 AVM 能杜绝再出血，并阻止脑盗血，从而改善脑组织血供。AVM 在重要功能中枢者不宜手术，可用血管内栓塞术、超选择导管及 IBC 塑胶注入治疗。

手术种类甚多，如结扎表浅供应动脉、局部去骨瓣减压＋深部放射＋颈动脉结扎术、结扎主要供应动脉、人工栓塞法及血管畸形切除法等。目前以血管畸形切除术最为理想，近年可在手术显微镜下进行，使手术损伤正常脑组织和脑血管显著减少，手术治愈率大为提高。手术原则与颅内动脉瘤手术相同，但需要手术剥离，操作时间较长，出血量极多。

麻醉处理：选用全麻，按需施行中度控制性降压。①目前多已采用吸入异氟烷降压；对年老、体弱、心功能差的患者可用硝酸甘油降压，速率为 0.02 ~ 0.04mg/（kg·h）。②尼莫地平对脑血管有选择性扩张作用，对心肌抑制轻，用药后心排出量反而增加，停降压后无反跳现象，对预防术后心脑血管痉挛尤其有效，在脑血管手术中已被列为首选预防药，须仔细监测血流动力学、血气分析、酸碱平衡等。③因动静脉瘘致血流短路，可形成静脉动脉化和动脉静脉化改变，久之可引起心脏肥大、脉搏增快、循环时间缩短、血容量增多、血管畸形处脑组织更缺氧，有 14% ~ 30% 的患者出现智力障碍。所以，术中必须充分吸氧，维持脑灌注压，降低颅内压，以减少颅内盗血现象。由于畸形血管周围的脑组织已处于缺氧状态，故慎用过度通气。畸形血管一旦被切除后要严密观察，防止发生正常灌注压恢复综合征引发的出血、脑水肿。

第六章 胸腹部手术麻醉

第一节 胸内手术麻醉

一、常见胸内手术的麻醉

（一）常见胸内手术的麻醉特点

常见胸内手术包括全肺切除、肺叶切除、肺段切除、食管手术、纵隔手术等。传统手术多采用开胸入路，开胸对呼吸、循环功能可产生明显影响。手术操作对纵隔内结构的牵拉与压迫可引起不良神经反射。术前疾病本身影响呼吸、循环功能，手术可加重这种不良影响。因此，胸内手术的麻醉处理与管理要求较高。为方便手术操作与保护健肺，胸内手术多采用全身麻醉、肺隔离技术。现今胸内微创手术开展日趋增多，肺隔离技术已成为胸腔镜下乃至达·芬奇机器人辅助下手术的必要条件。

（二）麻醉选择

胸内手术的麻醉方法以气管内插管全身麻醉为主。麻醉诱导可根据患者病情选择静脉诱导、吸入诱导及静—吸复合诱导的方法。麻醉维持也可采用静脉、吸入及静—吸复合的方法，常使用肌肉松弛药以保证充分的肌肉松弛。全身麻醉联合胸段硬膜外阻滞或椎旁神经阻滞与全身麻醉配合不仅有利于加强镇痛作用、减少术中麻醉药的用量，还有利于术后镇痛，促进患者的恢复。虽有非气管内插管硬膜外、局部麻醉与镇静复合麻醉配合胸腔镜下成功行肺叶切除、淋巴结清扫等胸外科常见复杂手术的报道，但毕竟有一定的局限性，术中要求胸外科医师进行迷走神经的阻滞以抑制咳嗽反射，其有效性、安全性及真正的效益成本比有待进一步的实践检验。

（三）麻醉期间的呼吸管理

1. 保持呼吸道的通畅

由于胸内手术多采用肺隔离技术，故首先应有足够的麻醉深度使双腔支气管导管或支

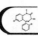

气管阻塞导管准确到位。术中依据气道压力、呼气末二氧化碳波形的持续监测及时发现并处理导管移位、气道分泌物增加等呼吸道受阻的情况。在手术的重要步骤有时需要麻醉医师暂停呼吸来保证手术的顺利进行，有时则需要外科医师在手术台上调整气管导管的位置或直接台上行气管或支气管插管，而在气道吻合结束需要麻醉医师轻柔膨肺来协助外科医师检查是否存在吻合口漏，在关胸前则应再次吸净呼吸道分泌物后充分膨肺，因此台上、台下医师间的配合甚为重要。

2. 保证有效通气的同时预防急性肺损伤

主要采用保护性肺通气策略。

3. 促进术后尽早恢复有效的自主呼吸

正常、有效的自主呼吸有赖于中枢神经系统调节下的呼吸运动。全身麻醉药及阿片类药物对于中枢神经系统的抑制、肌肉松弛药对于呼吸运动肌肉的阻滞及开胸手术对于呼吸功能的损害都可影响患者有效自主呼吸的恢复。因此，在制订麻醉方案时就应考虑这些因素，通过合理的麻醉管理方法，达到术中保持患者无知晓、无疼痛、肌肉松弛无体动、无咳嗽、自主神经抑制适度；手术结束后又能够使患者的意识、自主呼吸迅速恢复，且无明显的疼痛、躁动、恶心、呕吐及不良记忆。

（四）麻醉期间的循环管理

1. 胸内手术对循环系统的影响

开胸前，胸腔两侧压力相等，纵隔位于胸腔中间。开胸后，开胸侧胸腔变为正压，而非开胸侧胸腔仍为负压，结果使纵隔移向非开胸侧胸腔。此时，如为自主呼吸，吸气时非开胸侧胸腔负压增加，纵隔向非开胸侧胸腔移位更明显；呼气时非开胸侧胸腔压力增加超过开胸侧胸腔压力，使纵隔向开胸侧胸腔移位，纵隔随呼吸的变化在两侧胸腔之间交替移动，称为纵隔摆动。纵隔摆动容易造成大血管扭曲。腔静脉扭曲可引起回心血量减少，使心排血量降低；大动脉扭曲则直接造成血压下降。因此，开胸手术需要采用气管内插管全身麻醉、正压机械通气以减轻纵隔摆动所致的血流动力学紊乱。何建行等报告已成功开展了非气管插管静脉麻醉微创胸腔镜下肺叶切除术，术中要求外科医师进行迷走神经阻滞以抑制咳嗽反射，但该麻醉方式仅适用于部分患者且存在呼吸、循环抑制的风险。

即便采用了全身麻醉、机械通气，胸内操作对于纵隔内结构的牵拉、压迫、电灼刺激及单肺通气的影响等仍可对循环系统产生明显的干扰，容易造成低血压、心肌缺血、心律失常等。因此胸内手术中应持续监测心电图、脉搏血氧饱和度、呼气末二氧化碳、有创动脉血压、中心静脉压等。术后搬动患者时也应动作轻柔，尤其是对全肺切除后的患者。

2. 胸内手术循环管理的方法

（1）严密监测

由于心电图电极位置必须让位于手术野，因此需要更加注意心电图波形的动态变化。心电图可以发现心率、心律及 ST-T 的改变。有创动脉压监测应作为开胸手术所必备的监测。围麻醉期心搏骤停多发生在肺门周围操作期间，而此时恰逢使用电凝、心电图受到干扰的情况下，有创动脉压监测可不受电凝的干扰，从动脉压力波形改变的瞬间观察到血压的骤降，此时让术者暂停手术，分析心电图波形即可得到心搏骤停类型的诊断，在心脏按压的同时，针对心搏停止、无脉电活动及心室纤颤采用相应的心脏复苏措施，一般均可获得良好的治疗效果。心肺复苏期间有创动脉压还可以直接观察到心脏按压的效果，对于后续治疗有明显的指导意义。此外，有创动脉压监测便于单肺通气期间血气分析血样的获取。中心静脉压监测常作为临床液体管理的主要监测方法，胸内手术中要考虑胸内手术操作对中心静脉压的影响。因此，开胸手术中更加强调中心静脉压的动态观察，结合患者的心功能状况、手术操作、有创动脉压及呼气末二氧化碳等来判断中心静脉压数值的意义更有价值。此外，在紧急状况下中心静脉通路能够为药物迅速起效提供便捷的给药途径。脉搏血氧饱和度和呼气末二氧化碳监测不仅是呼吸功能监测的主要指标，同时两者提供的信息也有利于循环管理。通过观察脉搏血氧饱和度的波形可以获悉心脏收缩强弱、外周血管舒缩及是否存在血容量不足的初步信息；呼气末二氧化碳则是肺血流量减少甚为敏感的指标，术中应同步监测有创动脉压与呼气末二氧化碳，如果术中呼气末二氧化碳突然下降，随之血压下降，要考虑肺栓塞的可能；如果血压下降在前，呼气末二氧化碳随后下降，则肺血流的下降则是全身血流下降的一部分。血气分析检查则是单肺通气管理的一部分，在抽取动脉血时应同步记录呼气末二氧化碳的数值，这样可以动态观察动脉血二氧化碳与呼气末二氧化碳的差值，借此了解肺通气的有效性。术中容易被忽略的，但也却是最简单、有效的监测，即呼吸音的听诊，在麻醉前、中、后均应重视。

（2）循环功能的调节

以满足机体有效灌注为循环管理之目的，维持好心脏的心泵功能、血容量、血管的完整性及正常的舒缩功能这三者之间的平衡。就心脏而言，周而复始、有序、协调的收缩与舒张是实现正常心泵功能的前提，为此保证心脏自身正常的血供、前后负荷、营养成分、水电解质都是必要的，因此防治心肌缺血、心律失常及代谢、水电解质紊乱等都是维持正常循环功能重要的组成。相对而言，由于监测技术的发展，心脏异常情况较容易发现。血管的完整性及正常的舒缩功能，需要根据病理生理、手术流程及动脉压力波形或脉搏血氧饱和度波形、末梢毛细血管充盈度等的观察来综合判断，如感染晚期低血压患者可能已经存在毛细血管通透性增加（相当于血管的完整性破坏）。血容量的补充首先考虑"量"，然后再考虑"质"，"量"必须与心功能和血管的容积相适宜，本着节约用血的原则，容

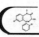

量补充可用人工代血浆；"质"则为血液的有形成分及凝血因子、纤维蛋白等，按需补充，维持水、电酸碱平衡。

（3）备好抢救用药、仪器

常规将麻黄碱、阿托品、利多卡因分别抽好在注射器内备用；此外，在手术室内应能够随时取到肾上腺素等其他抢救药品。在手术室固定场所备好随时可用、性能良好的除颤仪等。

（五）术后管理

1. 术后管理模式

手术结束后麻醉管理的目标就是要让患者安全、无痛、舒适地从麻醉状态中快速恢复到正常的生理状态，而无严重不良反应。胸内手术因其手术创伤大，对患者循环和呼吸系统功能的干扰大，可能潜在的问题有术后剧烈疼痛、恶心、呕吐、低氧血症、体温异常、意识障碍和血流动力学不稳定等，需要专业人员迅速诊断与治疗。麻醉后恢复室（Post Anesthesia Care Unit，PACU）的管理模式，不仅能够提高麻醉后患者的安全性，而且还可以提高手术室的使用效率，合理利用医疗资源。

2. 呼吸问题的处理

PACU呼吸问题的处理目标是避免缺氧与减少手术后呼吸系统并发症，如果患者自身能够保持气道通畅（保护性反射恢复，注意食管手术潜在吞咽、咳嗽反射恢复延迟）、神经肌肉接头功能恢复（确认无肌松残余作用）、麻醉药对呼吸的抑制作用消退，在充分膨肺之后可以考虑拔除气管导管。但在此处理过程当中，应避免缺氧，在吸痰、拔管过程中始终供氧。对于胸内手术患者可用潮气量、胸廓起伏、呼吸频率及手握力等来判断潮气量恢复是否足够，没有必要在患者手术恢复早期最需要充分氧供的时候用脱氧自主呼吸观察氧饱和度是否能够维持的方法来判断。

PACU要求气管导管拔除前谨慎评估：①确保拔管后能够保证呼吸道通畅；准备加压面罩和口鼻咽通气道，必要时使用喉罩；在拔管前应在一定麻醉深度下清除呼吸道分泌物，包括气管、支气管和口腔，必要时进行气管镜检查；双腔支气管导管在不需要肺隔离后，应将小套囊放气，再次清理呼吸道。②确保拔管后能够保证足够的通气与氧合，带管自主呼吸如下：自主呼吸恢复平稳，呼吸频率 < 25次/min，潮气量 > 8mL/kg；尚未拮抗肌松药如TOF在 0.75 ~ 0.9，可拮抗一次，使TOF > 0.9；气体交换达标，$FiO_2$40%，血气分析 $PaCO_2$ < 5.985kPa，PaO_2 > 13.3 ~ 26.6kPa，SpO_2 为99% ~ 100%。③拔管前吸氧，适当膨肺，拔管后面罩吸氧，如果患者已清醒，可鼓励深吸气、咳嗽交替进行后面罩吸氧。④循环系统拔管前要求血流动力学稳定，无明显活动性出血，胸腔引流量应 < 100mL/h。PACU是清醒后拔管还是麻醉状态中拔管，要因人而异，开放气道的难易程度是重要的考

虑因素；其次考虑的是患者的心脏能否承受气管导管刺激所致的应激反应。麻醉早期应用右美托咪定可为清醒拔管创造良好的镇静条件。

拔管后要注意观察是否潜在气道并发症。对气管塌陷或出现严重的皮下气肿、纵隔气肿，可能需要再次气管插管，故在拔管前应常规准备气管插管器具，对于存在困难气道的患者，拔管应慎重，必要时在导管内留置交换导管并准备相应的可视喉镜等设备。对于气管或支气管重建患者特殊的体位造成再次插管困难，应保留气管导管直至患者自主呼吸恢复并能够良好配合。

对术前肺功能减退、术中出血、输血量大、手术创伤大等潜在急性肺损伤患者，可考虑带气管导管回 ICU 行呼吸支持治疗。

3. 循环问题的处理

PACU 中可以通过监测心电图、血压、中心静脉压及观察患者的末梢循环等来判断患者的循环功能。胸腔引流液的量、色均是观察的重点。拔管前后的吸痰要注意既要吸净分泌物，又要防止患者剧烈咳嗽造成血管结扎线脱落。如果突然血压下降，首先要排出血；如果大出血，及时开胸止血能够挽救患者的生命，一旦拖延则有可能延误抢救时机。血压是反映循环功能的综合指标，血压降低一定要查明原因，切忌仅用升压药治标。在 PACU 中最常见的循环系统并发症是高血压，尤其是术前有高血压且控制不佳的患者，排除疼痛因素外，可以用硝酸盐类或钙通道阻断药或乌拉地尔等控制血压，以免引起心脑血管意外。其次，胸科手术中，较常见的是心律失常，尤其是房颤，对于无严重器质性疾病的房颤患者，在 PACU 中首先调整其内环境，包括水电、酸碱、血气、温度等，然后可以在镇静下行电复律，以消除房颤的危害。对于全肺切除术后的患者，在搬动和改变体位时，注意操作轻柔，避免纵隔摆动对生命体征的干扰。

4. 疼痛的处理

术后镇痛是胸内手术麻醉管理中不可或缺的重要组成部分。术后镇痛不仅可改善患者的呼吸功能，增加通气量，还有利于咳嗽、排痰，减少术后肺部并发症。目前采用多模式全程镇痛的模式，静脉自控镇痛（PICA）、硬膜外自控镇痛（PECA）、椎旁神经或肋间神经阻滞等镇痛方法及中枢、外周镇痛药的联合应用可发挥良好的镇痛作用，使得胸科手术后疼痛已非 PACU 中的主要问题，偶有患者主诉疼痛加用少量镇痛药物多能缓解。

5. 苏醒延迟与躁动的处理

苏醒延迟偶见于老年肝功能不良者，应用氟马西尼可能促进恢复。躁动重在预防，术前良好准备完善的麻醉计划、恰当的麻醉用药，术中良好的循环、呼吸功能维护，对于预防躁动乃至术后谵妄均有意义。小剂量右美托咪定 1μg/kg 在麻醉早期应用，不但可以减少术中麻醉用药，而且其加强镇静、镇痛效果对于预防术后躁动、谵妄及寒战不适均有良好的作用。

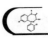

二、肺部手术的麻醉

肺切除术是治疗肺内或支气管疾病的重要外科手段，常应用于肺部肿瘤、药物难以治愈的感染性疾病（肺结核、肺脓肿）、支气管扩张、肺大疱等疾病的治疗。根据不同病情可分为：全肺切除术和部分肺切除（包括肺叶切除、肺段切除或楔形切除）。此外，因病变累及范围增大，可能采取支气管或肺动脉袖形切除术、胸膜肺切除等特殊手术方式。

对肺隔离技术要求较高，熟练掌握各种肺隔离技术和正确应对各种通气和换气功能异常，减少肺损伤，强调肺保护是肺切除术麻醉管理的关键。

（一）麻醉前用药

一般无特殊要求。哮喘及喘息性支气管炎患者避免使用吗啡；抗胆碱能药物可能引起患者的不适，不宜在麻醉前给药，术中需要时应用即可。

（二）麻醉方式的选择

肺切除术目前基本在支气管内麻醉下完成，全身麻醉方式可选择有全凭静脉麻醉、静吸复合麻醉、静脉或静吸全身麻醉联合硬膜外阻滞或椎旁阻滞麻醉等。

（三）选择适当的肺隔离技术

双腔支气管导管仍是最常用的选择，在确定不涉及左总支气管的手术，可常规使用左侧双腔支气管导管，因为右总支气管的解剖特点，决定了右侧双腔支气管定位准确率低、术中移位率高。上海市胸科医院基本选用手术对侧双腔支气管导管，即右胸手术选左侧双腔支气管导管，左胸手术选右侧双腔支气管导管，可取得良好的肺隔离效果。Univent 管和支气管阻塞导管，也可以灵活地运用于肺叶手术，但吸引管细，不适用于湿肺患者，现在支气管阻塞导管基本取代了 Univent 管。在特殊情况下，单腔管也可以灵活地延长成为支气管导管，实施单肺通气。

（四）麻醉中处理的要点

1. 呼吸功能的维护

（1）保持对气道的控制：改变体位、手术牵拉等可使双腔支气管导管位置改变而影响通气，随时进行纤维支气管镜检查是最有效的调整方法，此外也可请手术医师探查气管隆突处导管位置，辅助调整定位简便有效。

（2）采用个体化的通气模式：依据患者情况，选择容量控制通气，潮气量 6 ~ 8mL/kg，呼吸频率 12 ~ 14次/min，术中必要时通气侧肺用呼气末正压通气（PEEP0.49kPa），非通气侧肺用持续气道正压（CPAP0.196～0.490kPa），可减少单肺通气时肺内分流，从而减少低氧血症的发生。单肺通气中高流量纯氧维持氧合并非必须。高流量麻醉或手术时间长时，应当加用人工鼻保持气道的湿化。

（3）适时气道内吸引：在改变体位、处理气管后及患肺复张前，应常规进行气道内吸引，注意无菌要求，且吸引健侧肺与患侧肺时应常规更换吸引管。

（4）及时纠正低氧血症：基于缺氧的危害及患者对缺氧的耐受能力较差，一旦出现低氧血症应积极采取应对措施。术中低氧血症最常见的原因是双腔支气管导管位置不当，一般调整位置、适当提高吸入氧浓度均可避免低氧血症，但要注意避免过高气道压或过大潮气量等肺损伤因素。对于原有肺疾患者可采用允许性高碳酸血症之策略，但长时间的高碳酸血症终究为非生理状态，条件允许的情况下可做适当调整，采用个体化通气模式，既满足机体代谢之需求，又避免造成肺损伤。

2. 维护循环功能的稳定

（1）保证机体有效循环血量：术前的禁饮禁食、开胸手术的体液蒸发及创面的失血等均可导致患者有效循环血量的不足，因此在诱导前应适当补液，避免麻醉中因低容量导致低血压而匆忙以缩血管药来维持血压。

（2）避免输液过多引起肺水过多甚至肺水肿：在心、肾功能健全的患者单纯输液引起肺水肿罕见，但是在全肺切除时，相当于瞬间缺失了一个低阻高容的容量器官，余肺要承担全身循环血量，故输液量应加以控制。输液量以满足机体最低有效灌注的容量为目标实施体液平衡管理，避免肺水过多，严密监测中心静脉压，尤其是要注意中心静脉压与动脉压和末梢组织灌注的关系，对指导输液有益。

（3）心律失常的处理：肺切除手术术中及术后房颤的发生率较高，多见于高龄、男性患者，尤其是在淋巴结清扫时。术中使用钙通道阻滞药或β受体阻滞药是否可以减少发生，还有待观察；但对术中心率增快、血压增高，或房性期前收缩增多的患者，提示心脏在手术操作过程中易受激惹，推荐在维持适宜麻醉深度的基础上，运用瑞芬太尼降低心脏的应激性。一旦术中发生房颤，在不伴有过快心室率和不影响血流动力学稳定性的情况下，暂不做处理，但必须检查血钾等电解质水平；对伴有快心室率、循环受干扰明显者，则可用β受体阻断药或胺碘酮来控制心室率，同时检查通气效果、氧合状况和麻醉深度予以调整。如体位方便也可考虑术中电复律。如进入PACU仍处于房颤状态后，待调整患者内环境及体温正常后，在麻醉状态下行同步电复律，以减少持续房颤所致的不良后果；但对于有严重心脏疾病患者，则须慎重考虑，可与心内科共同会诊后处理。在处理肺门，尤其是左侧开胸或心包内肺切除患者，还须注意手术操作可能诱发的心搏骤停。严密观察有创动脉压波形，可以及时发现心电图受干扰时的心搏骤停，一旦出现，即嘱外科医师暂停操作，鉴别心搏骤停的类型。对于心脏停搏或无脉电活动，外科医师行心脏按压的同时，立刻经中心静脉给予阿托品或后续使用肾上腺素；对于室颤的患者，在外科医师行心脏按

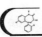

压的同时准备除颤器，依据心电图室颤波形，必要时加用肾上腺素后电击除颤。有创动脉压波形是心脏按压是否有效的良好提示。只要处理得当，均可在短时间（3min）内复苏，对麻醉恢复期无明显影响。

3. 术中维持适宜的麻醉深度，术后早期避免呛咳

术中适当的麻醉深度十分重要，肺门周围神经丰富，探查操作时心血管反应较大，麻醉过浅时，刺激气管易引起强烈的膈肌抽动，应当避免在处理肺血管时吸痰，必须吸引前亦应适当加深麻醉并告知外科医师。目前 BIS 脑电监测和肌松监测是较为有效的监测方法。此外，在麻醉恢复期也要注意避免躁动与呛咳，以防血管结扎处脱落造成大出血，有效的镇静、镇痛显得格外重要。

三、支气管镜与纵隔镜手术的麻醉

（一）气管镜手术的麻醉

支气管镜在肺疾病的诊断治疗中有重要意义。从硬质支气管镜到软镜（纤维支气管镜、电子支气管镜），支气管镜的应用范围不断扩大。支气管镜目前主要用于气管支气管异物取出、肺内引流、大咯血的治疗、气道与肺肿物的诊断与治疗。

从适应证看，硬质支气管镜与软镜并无区别，但临床上支气管镜的选择受很多因素控制。如设备条件、医师的经验、使用安全性与患者的舒适度等。软镜具有检查范围广、创伤小等优点，但在一些治疗性操作中应用受限。因此，既往硬质支气管镜主要用于治疗性操作，而软镜主要用于诊断性检查，现在随着软镜器械及技术的发展，在治疗中的应用也日趋增多。荧光支气管镜检查（黏膜下的早期肿瘤组织会发出异样的荧光，对此部位进行组织活检可以提高肿瘤早期检出率）、经支气管镜超声检查（endo-bronchail ultrasound，EBUS，即 6.0mm 左右 EBUS 定位引导下行支气管镜针吸活检术，可以探明血管的位置，防止活检时误伤血管，提高肿瘤的早期检出率并降低穿刺活检的并发症）为近年来开展的新技术，属于软镜的范畴，但其诊断与治疗较为费时，对"无痛气管镜"的需求增多。"无痛气管镜"滞后于"无痛胃肠镜"，主要的原因在于麻醉医师与内镜操作医师"共抢气道"，任何麻醉最需要保持的呼吸道通畅，在该操作过程中却始终由内镜占据呼吸道造成气道的部分梗阻。经近 20 年的临床实践，"无痛气管镜"已安全在国内开展。

术前用药应考虑患者的一般情况、手术类型、使用的支气管镜类型及麻醉方式。术前用药的主要目的在于缓解焦虑、提高痛阈、减少分泌与抑制反射。常用的术前用药阿片类药、镇静药及抗胆碱能药，对于支气管镜检查或治疗患者应谨慎，避免其加重呼吸抑制，避免分泌物黏稠不易排出或吸引。

麻醉方式的选择应根据选用的支气管镜类型、拟行手术、患者的一般情况与患者的要

求综合考虑。可选择的麻醉方式包括局部麻醉与全身麻醉。

局部麻醉主要用于一般情况较好、可配合的患者，手术操作较简单，手术时间一般较短。通过局部麻醉药雾化吸入与喷雾，对整个呼吸道施行表面麻醉。环甲膜穿刺注射局部麻醉药是声门下呼吸道表面麻醉的有效方式。舌咽神经阻滞与喉上神经阻滞对缓解声门上刺激有效，是较好的辅助措施。辅助神经阻滞时应防止误吸。使用局部麻醉还应注意局部麻醉药过敏，防止局部麻醉药过量中毒。

全身麻醉是支气管镜手术主要的麻醉方式。硬质支气管镜手术对镇静、镇痛与肌松要求高，一般均选择全身麻醉。麻醉药的选择应考虑患者一般情况与手术类型。目前主张使用短效药物，保证术后迅速恢复。麻醉诱导可采用吸入诱导，也可采用静脉诱导。麻醉维持的方式多根据支气管镜通气方式确定。

硬质支气管镜可使用的通气方式包括自主呼吸、正压通气与无呼吸氧合。自主呼吸主要用于异物取出；无呼吸氧合维持时间短；正压通气是硬支气管镜主要的通气方式，包括间断正压通气、喷射通气和高频喷射通气等形式。

对于需要在硬质或软镜下行气道内电灼或激光治疗的患者，控制呼吸或辅助呼吸时应避免高氧，宜将吸入氧浓度降低至30%以下，避免气道烧伤。采用喉罩可以避免损伤气管导管后继发性损伤气道，必须行气管插管时则需要专用的抗激光气管导管。

支气管镜手术的并发症涉及手术并发症与麻醉并发症。硬质支气管镜可造成口腔至支气管径路组织的损伤，包括牙齿、口咽黏膜、喉及支气管，组织活检后可引起组织出血等。麻醉相关的并发症包括呼吸抑制、麻醉过浅或过深带来的并发症。呼吸抑制表现为低氧血症与高碳酸血症，可通过辅助呼吸、调整通气来纠正。麻醉过浅时气道内操作刺激可诱发心律失常与血压波动，麻醉过深又不利于麻醉后恢复，因此需要适宜的麻醉深度及呼吸道黏膜的局部麻醉。术中心电图、无创血压、脉搏血氧饱和度及呼气末二氧化碳监测应作为常规，并应按照手术室内麻醉要求装备麻醉机、空氧混合装置及抢救药品等。

麻醉后恢复应按照全身麻醉后处理。

（二）纵隔镜手术的麻醉

纵隔镜（mediastinoscope）最早用于肺癌分级中纵隔淋巴结活检，以确定手术切除的可能性。后来逐渐用于纵隔上部淋巴结活检、纵隔肿块活检与后纵隔肿瘤的手术。虽然计算机断层扫描（CT）与磁共振成像（MRI）能发现纵隔内异常的肿瘤或淋巴结，但不能获取组织明确其病理性质，因此纵隔镜常与支气管镜检查结合用于治疗方案的确定。

胸骨上切迹切口入路的纵隔镜手术又称颈部纵隔镜手术，主要用于上纵隔病变的诊断治疗。胸骨左缘第二肋间切口与胸骨旁纵切口入路的纵隔镜手术又称前纵隔镜手术，主要用于前纵隔、肺门、上腔静脉区域病变的诊断治疗。

虽然纵隔镜手术可以在局部麻醉下完成，但由于纵隔镜技术的发展，由目视纵隔镜到

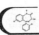

电视纵隔镜，手术适应证也在扩大，巨大纵隔肿瘤、上腔静脉综合征已不再是纵隔镜手术的绝对禁忌证，因此麻醉管理的难度也在增加。特殊的手术部位潜在大出血、气栓、气胸、脑供血不足等严重并发症的风险，且手术要求术中术野静止、无咳嗽，故更多倾向于选用全身麻醉，并在手术中严密观察，做好应对大出血、气胸、脑供血不足的准备工作。

术前访视除了常规内容，重点仍是呼吸、循环功能的评估。对于潜在的气道压迫问题，做出正确的分级评估后，术前做好应对措施的准备。此外，由于纵隔镜手术多为诊断性手术，对于巨大纵隔肿块活检手术有时手术后肿瘤不仅不能缩小，而且由于手术创伤、局部水肿、炎性反应等造成气道周围进一步水肿，可使气道受压进一步加剧甚至威胁患者的生命，因此在拔除气管导管前这一问题也要有所考虑并做好应对准备。

术前存在气道受压迫的患者，麻醉诱导前应充分评估控制气道与气管插管的难度，为防止手术损伤胸膜导致气胸宜插入双腔支气管导管，应急时可迅速实施肺隔离而避免张力性气胸或通气不畅。纵隔肿瘤对大血管的压迫可能导致麻醉诱导与正压通气时循环功能的恶化，可考虑改变患者体位的方法防止低血压、改善头部静脉血液的回流也是需要经常观察的项目。

此类患者的麻醉可以不使用术前药。入手术室后开放一条静脉通道（16～18G）。常规监测心电图，左手接脉搏血氧饱和度，右手桡动脉穿刺建有创血压监测。麻醉诱导与维持的方法很多，以静脉快速诱导、静脉维持的麻醉方法较常用。由于手术操作接近大血管、气管等重要解剖部位，麻醉中应创造安静的手术野，完善的肌肉松弛效果是必需的，由于手术时间短，应选用中短效的肌肉松弛药。手术可能带来上纵隔与气管等部位的刺激，因此要有足够的麻醉深度防止呛咳造成损伤，这也是不选用局部麻醉的主要原因之一。

纵隔镜手术中，无名动脉、无名静脉、奇静脉与镜身毗邻，均可能受损而造成出血。无名动脉受压时，右侧的颈总动脉血供不足可引起脑供血不足，但在全身麻醉中较难发现，由于右锁骨下血供同时受阻，因此可通过右桡动脉波形的不规则或消失同步发现，及时提醒手术医师移动纵隔镜位置，以避免长时间脑供血不足，这是纵隔镜术中强调右桡动脉置管监测血压的主要目的之一。此外，由于纵隔镜手术的特殊体位要注意上腔引流是否通畅，避免头颈过伸导致颈部血管受压。

麻醉恢复期需要注意的问题是对于术前呼吸道梗阻的患者拔管前要充分评估，警惕拔管后呼吸道梗阻加剧，对于术中潜在喉返神经与膈神经损伤的患者要注意避免误吸与呼吸困难。

四、食管手术的麻醉

食管手术（Esophageal Surgery）的麻醉管理应考虑患者的病理生理、并存疾患和手术性质，以降低影响食管手术患者预后的两大主要并发症——呼吸系统并发症和吻合口瘘的发生率。食管疾病本身影响进食可造成患者营养不良，大部分食管手术操作复杂，对机体的创伤大。食管疾病常伴吞咽困难与胃食管反流，手术操作过程中有可能引起肺部的机械性损伤，因此容易造成术后肺部并发症，故气道保护和肺保护是食管手术麻醉考虑的重点。预防误吸的措施包括：避免气管插管时的咽喉部损伤、半卧位插管。食管手术的死亡率已降低至5%以下，但高龄、肿瘤分期不良、肺功能障碍、糖尿病、心血管功能不全、全身情况差及肝功能减退与术后发病率及死亡率增加相关。微创食管手术后患者早期获益明显，康复快，但远期效果还有待观察。食管手术吻合口瘘的原因多与手术相关，少数为胃肠缺血，因此，对麻醉医师而言，重要的是维持术中良好的循环功能，保证有效的胃肠血液灌注。

胃肠道接受迷走神经和胸交感神经的调节，胸部硬膜外阻滞可阻滞交感神经使血管扩张、胃肠血流增加，如果血管扩张引起低血压则可使胃肠血流降低。因此，如果采用硬膜外阻滞必须在血管扩张的同时补充容量、维持血流动力学的稳定，以保证胃肠血供，促进吻合口生长。

（一）麻醉前评估

食管手术术前访视中应注意的问题主要有以下三方面：营养状况、食管反流误吸和肺功能。

食管疾病患者常伴有吞咽困难、摄入减少，加上恶性疾病的消耗，可造成长期的营养不良。营养不良对术后恢复不利，因此术前应改善患者的营养状况。长期摄入减少的患者可能有低血容量。食管癌和食管远端损伤甚至与酗酒有关，患者可有肝功能异常、门脉高压、贫血、心肌病和出血倾向。术前已行化疗的患者一般情况可能更差。食管功能障碍易引起反流，长期的反流易导致慢性误吸。由于大多数食管手术患者都有误吸的危险，对这类患者的麻醉前评估中要注意是否存在反流的症状。反流的主要症状有胃灼热、胸骨后疼痛或不适。对有误吸可能的患者还应进行肺功能评估并进行合理治疗。食管疾病引起反流误吸的患者多存在肺功能障碍。恶性食管疾患的患者可能还有长期吸烟史。对这些患者应行胸部X线检查、肺功能检查与血气分析了解肺功能状况。术前胸部理疗、抗生素治疗、支气管扩张药治疗，必要时可使用激素改善肺功能。

（二）术前用药

食管手术患者反流误吸的发生率增加，这类患者术前镇静药的用量应酌情减量。气管插管（特别是双腔支气管插管）和手术刺激可造成分泌物的增加，可考虑使用抗胆碱能药（阿托品0.4mg或胃肠宁0.2mg肌内注射）。对误吸高危患者还应使用抗酸药（西咪替丁或雷尼替丁）与胃动力药。

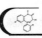

（三）食管手术的麻醉方法

食管手术的麻醉方法选择与手术因素、患者因素、麻醉医师对各种麻醉方法的熟练程度以及所处医院的环境等有关。食管手术采用的手术路径较多，腹段食管手术仅通过腹部正中切口，麻醉原则与腹部手术麻醉相同。大部分食管手术为胸段食管手术，需要开胸，部分手术还需要颈、胸、腹部联合切口（如 Ivor Lewls 手术）。常用的麻醉方法为全身麻醉或全身麻醉联合硬膜外阻滞。麻醉诱导应充分考虑误吸的可能，做好预防措施。对反流的患者麻醉时应进行气道保护，快速诱导时应采用环状软骨压迫的手法，或采用清醒插管。对并发严重心血管疾病的患者可在有创动脉压监测下行麻醉诱导。由于该类患者术前可存在长期的摄入减少引起血容量不足，加上手术前的禁食、禁饮可导致血容量的严重不足，麻醉诱导过程中应重视容量的补充和监测。为创造理想的手术野，减轻手术操作对肺的钝性损伤，宜采用肺隔离和单肺通气技术。常用的肺隔离技术可用双腔支气管导管，也可采用阻塞导管行单肺通气。术中要注意手术操作可使双腔支气管或支气管阻塞导管移位而对通气产生不良影响。对于纵隔的牵拉与压迫可以引起食管术中剧烈的血流动力学变化，麻醉中应注意防治长时间低血压。由于手术创伤大，术中需要足够的镇痛，以抑制手术创伤所致的应激反应。

（四）食管手术的监测

监测项目的选择主要根据患者病情、手术范围、手术方式以及手术中发生意外可能性的大小来确定。常规监测应包括心电图、血压（含有创动脉压）、脉搏血氧饱和度、呼吸末二氧化碳、体温和中心静脉压。

有创动脉压监测是基于以下考虑：①开胸术式游离食管时对后纵隔的刺激与压迫可引起循环功能的剧烈波动；②牵拉或刺激胸内自主神经潜在心搏骤停的风险，通过有创动脉压波形的变化可在心电图受电刀干扰时迅速发现心搏骤停以便及时抢救；③便于术中、术后血气分析采样。

中心静脉置管宜采用双腔导管，一腔持续监测中心静脉压，维持液体平衡，另一腔作为输注药物通道，紧急情况时药物能迅速进入心脏。

食管手术创伤大，手术时间长，术中常常发生低体温，常规监测体温并积极进行保温处理有利于患者恢复，有条件应常规采用加热毯覆盖下部躯体。

麻醉医师手术中应了解外科医师的操作步骤和可能带来的影响，并随时与外科医师保持密切交流，术中遇到手术操作严重干扰呼吸、循环时，及时提醒外科医师，双方协作尽快解决问题。

手术近结束时应将留置胃管准确到位，胃管通过食管吻合口时应轻柔，位置确定后应妥善固定，避免移动造成吻合口创伤。留置胃管的目的不仅在于胃肠减压，保护吻合口，促进吻合口愈合，同时对预防术后反流、误吸致呼吸系统并发症也甚为重要。

（五）麻醉恢复期的处理

由于存在误吸的可能，术后应保留气管导管直至吞咽、咳嗽反射恢复，完全清醒、可配合时。

拔管时机的选择应考虑患者病情与手术范围。多数患者可在术毕 1 小时内拔管。为促进呼吸功能恢复，拔管前应有良好的术后镇痛。对于不能短时间内拔管的患者应考虑将双腔管换为单腔管。如长时间手术、术中液体出入量大，咽喉部组织容易发生水肿，使得气道变窄，再次插管可能存在困难，故换管前要进行气道评估并要求一定的麻醉深度和肌松。采用交换导管的方法较简便，但也潜在交换失败的风险，可借助可视喉镜做换管前评估与换管。另外，术中须注意游离食管还可能造成气管撕裂，拔管后如出现呼吸困难、皮下气肿应立刻重新插管，并检查确诊，按照气道损伤处理。

（六）术后并发症

食管手术后并发症主要来自三方面，术前疾病影响导致的并发症、麻醉相关并发症与手术相关并发症。

术前因反流误吸造成肺部感染、继发性哮喘使肺功能降低的患者术后常拔管困难。营养不良的患者肌力恢复慢易造成术后脱机困难。

麻醉相关的并发症主要为麻醉诱导与拔管后的误吸，重在预防。可通过严格的拔管指征、拔管时患者的充分清醒、能排出分泌物，拔管时采用半坐位利于引流，以减少误吸的发生。

后疼痛可使呼吸道分泌物的排出受限而造成局部肺不张、肺炎，可能需要再次插管进行呼吸支持。术后应保持患者充分的镇痛。术后硬膜外镇痛的优势是镇痛效果确切可靠，弊端是增加硬膜外操作的并发症及术中、术后液体管理的难度；静脉镇痛对患者的静息疼痛具有良好的镇痛效果，但对咳嗽和活动时的疼痛仍存在抑制不够完全的弊端。随着多模式、持续镇痛技术的开展，静脉镇痛联合椎旁阻滞、多种不同作用机制镇痛药不同时段、联合用药等逐渐被采用，取得了较好的镇痛效果。由于目前采用单肺通气技术和肺的肺保护性通气策略，术后肺功能不全发生率已明显降低。

手术相关的并发症与手术方式有关，包括术后吻合口瘘、吻合口瘢痕形成引起的食管狭窄等。吻合口瘘常并发肺部并发症，重在预防，吻合技术是第一位的，麻醉中保持血流动力学的平稳，避免胃肠血供灌注不足对术后吻合口愈合也有一定的作用。术后吻合口瘢痕形成可导致食管狭窄，可采用扩张治疗。胃镜检查可能导致食管穿孔，食管穿孔引起纵隔炎可危及患者生命，应禁食禁水并静脉注射抗生素治疗，必要时行食管部分切除。

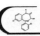

（七）内镜食管手术的麻醉

大部分食管手术术前需要接受胃镜检查明确病变的位置与范围。在食管狭窄的病例，胃镜检查还能起到扩张性治疗的作用。

电子胃镜诊断性检查的麻醉并不复杂，大多数病例仅在表面麻醉下即可接受胃镜检查，对于需要"无痛胃镜"检查的患者，可采用监测下的镇痛管理技术（MAC），应用丙泊酚静脉麻醉。由于患者存在一定程度的吞咽困难，胃镜检查中镇静药的使用应谨慎。使用镇静药一定要保留患者的气道保护性反射。

对胃镜或食管镜下复杂操作的患者，如多次食管异物取出失败再次尝试、严重食管狭窄拟行食管支架植入术建议全身麻醉。选择单腔气管导管固定于一侧口角一般不妨碍胃镜检查。根据气管插管的难易程度可选择清醒插管或静脉快速诱导插管。麻醉维持可采用吸入麻醉、静脉麻醉或静脉吸入复合麻醉，为保证患者制动，可采用中短效肌肉松弛药。手术结束后，拮抗肌肉松弛药，待患者完全清醒后拔管。

第二节　腹部手术麻醉

一、一般腹部外科手术的麻醉处理

腹部手术的麻醉选择较为复杂，以往选用连续硬膜外麻醉较多，近来由于手术种类和手术范围不断扩大，全身麻醉已呈增多趋势。全身麻醉患者意识消失，镇痛安全，可使患者不感到痛苦，辅助肌松药也可使腹肌松弛满意，气管内插管还可以供氧和管理呼吸。目前可供全身麻醉诱导和维持的药物对血流动力学的影响及气道刺激较硬膜外麻醉轻微，用于低血容量、休克的患者及侵袭较大的手术，麻醉管理也较为方便。

（一）局部浸润麻醉

该方法简单、方便，对患者血流动力学干扰较小，适用于腹壁、疝气、阑尾炎及输卵管结扎术等简单手术，也可用于严重休克、重度黄疸患者进行胆囊造瘘等急诊手术。

（二）硬膜外麻醉

适用于手术侵袭范围不大的胃、肠、胆管、子宫、卵巢等择期手术，但对上腹部手术，往往难以完全阻断自主神经的脊髓上行通路，可能产生牵拉反射，而且对患者的循环、呼吸等方面也会产生一定的影响。另外，术中使用哌替啶、安定等辅助用药应注意血压下降、呼吸抑制等并发症。

（三）全身麻醉

广泛用于胃肠、胆管及比较复杂、侵袭范围大或长时间的腹部手术，以及伴有严重脱水、低血容量或休克的急腹症患者。腹部手术并存冠心病、呼吸功能不全的患者曾认为禁用全身麻醉，适合硬膜外麻醉。事实上高位硬膜外麻醉常限制呼吸肌运动，不利通气，且硬膜外麻醉不利于抑制内脏牵拉反射，导致心绞痛，而气管内麻醉可充分供氧，保证通气，改善冠脉血氧及维持呼吸功能。麻醉诱导及维持可选择对循环功能影响很小的药物，如，依托咪酯、羟丁酸钠、咪达唑仑、芬太尼、肌肉松弛药及卤类吸入麻醉药，不但保证患者安全更使手术操作顺利。

（四）全身麻醉复合硬膜外麻醉

全身麻醉复合连续硬膜外阻滞应激反应轻，血流动力学平稳，明显减少全身麻醉用药，术后清醒快，而且还可以进行术后 PCEA（患者自控硬膜外镇痛）。胸段高位硬膜外阻滞还能改善冠脉血供，可使冠状动脉阻力下降 20% ～ 25%，血流量增加 18%。研究表明，胸段硬膜外阻滞能降低 33% 的心肌梗死发生率。因此，全身麻醉复合胸段高位硬膜外阻滞对于冠心病患者实施腹部手术是最佳选择。但是要注意掌握硬膜外用药浓度和用量，避免发生严重的低血压。

二、腹腔镜检查和手术的麻醉

自 20 世纪 80 年代末期开展腹腔镜胆囊切除术以来，腹腔镜手术便以创伤小、术后疼痛轻、恢复快等优点被临床广泛接受并在全球范围内迅速推广。目前已不再局限于上腹部手术，其他许多器官的手术也可在腹腔镜下完成。尽管有些腹腔镜手术可以在腹壁悬吊条件下操作，对麻醉无特殊要求；但多数仍须行二氧化碳（CO_2）气腹和体位改变来满足手术，CO_2 气腹和体位改变等因素带来的生理影响使腹腔镜手术的麻醉有了其特殊之处。

（一）手术过程对机体的生理影响

1. 对血流动力学的影响

主要表现在麻醉、体位、体内 CO_2 水平以及增高的腹内压。

（1）气腹压力 < 1.33kPa（10mmHg）时可压迫腹腔脏器使贮存血液经静脉回流，造成静脉回心血量增加。

（2）随着腹内压进一步升高使下腔静脉受压，则静脉回流受阻，导致心输出量减少，每搏指数和心脏指数明显降低。这种现象在头低位时不太明显，但头高位则出现明显的

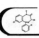

低血压。

（3）当气腹压力达 2kPa（15mmHg）时外周血管阻力增高，使左室后负荷增加致使心肌耗氧量增高，有发生心肌缺血、心肌梗死或充血性心力衰竭的潜在危险。腹内压升高还可引起迷走神经反射使心率减慢。因此气腹压力不应超过 2.6kPa（20mmHg）。

（4）还应注意的是向腹腔充气时可引起心律失常，如房室分离、结性心率、窦性心动过缓和停跳，多发于开始充气使腹膜快速张开时，这可能与刺激腹膜牵张感受器，兴奋迷走反射有关。

2. 对呼吸功能的影响

（1）充入腹腔的 CO_2 经腹膜吸入血，其吸收率 30min 内可达 70mL/min，而 30 ~ 75min 达 90mL/min。该吸收率受气腹压力的影响，当腹毛细血管受压其血流量减少时则 CO_2 吸收量减少，但当气腹压下降腹膜毛细血管重新开放时 CO_2 吸收再度增加。

②由于腹腔充气膈肌抬高，肺受压造成肺顺应性降低，气道压升高，通气功能下降，使体内 CO_2 排出减少。这样可以出现高 CO_2 血症、酸中毒，甚至低氧血症。经腹膜吸收的 CO_2 一部分经肺排出，而未能排出的 CO_2 潴留体内骨骼肌和骨内等处，则有持续高 CO_2 血症的危险。高 CO_2 刺激中枢神经系统，增加交感活性，导致心肌收缩力增加、心动过速和血压增高。

③CO_2 直接作用又可扩张末梢小动脉，抑制心肌收缩力、诱发心律失常甚至心搏骤停。

3. 对肾脏功能影响

20mmHg（2.7kPa）左右的气腹压，可以增高肾血管阻力、降低肾小球滤过压差、减少心输血量使肾血流减少和肾小球滤过率下降，损害肾功能。

4. 其他影响

气腹还可以引起反流、误吸及术后恶心、呕吐。CO_2 通过开口的小静脉或气腹针误注入血管可造成 CO_2 栓塞。由于操作损伤膈肌和胸膜等原因可产生气胸。CO_2 经穿刺孔进入皮下或气腹针注气于皮下可出现皮下气肿。此外还有内脏损伤、出血、胆汁漏出、腹腔感染等并发症。当采用头低脚高位时，因上腔静脉回流受阻、脑静脉淤血，颅内压和眼内压升高。

（二）麻醉管理

1. 麻醉选择

（1）全身麻醉最为常用：根据上述气腹对机体的影响，选择全身麻醉较为合适，气管内插管人工通气可以充分供 O_2，在不增加潮气量的前提下增加呼吸频率造成过度通气可增加 CO_2 排出，气管内插管还可以防止反流造成的误吸。

（2）使用肌松药可以增加肺胸顺应性，有利于通气，这样可防止低氧血症和高 CO_2 血症。当然还防止气道压过高，以免肺损伤。麻醉诱导时避免胃充气，以减少穿刺针损伤胃的机会。应用肌松药可使气腹所致的腹腔内压相应降低，既改善了手术野的显露，也可减少气腹的不良反应。

（3）吸入麻醉药中异氟烷较为可取，因其抑制心肌和诱发心律失常作用均较轻。氟烷在高 CO_2 血症时易诱发心律失常。N_2O 明显增加术后呕吐的发生率，其应用尚有争议。

2. 术中监测

（1）麻醉期间应加强术中监测，常用监测项目有：无创血压、心电图、脉搏血氧饱和度、气道压力、呼气末 CO_2 分压、末梢神经刺激器和体温等。必要时还可放置导尿管，以减少手术损伤膀胱的机会和改善术野显露，还可监测尿量。

（2）如有心肺功能障碍者，可监测直接动脉压，以便动态观察血压和做血气分析。术中必须及时监测以便调整呼吸，维持正常血气状态，必须监测气道压，及早发现及处理气道压过高。

3. 术后管理

术后进入麻醉恢复室仍须建立基本监护，并可用新斯的明、氟马西尼等拮抗全身麻醉药。待患者意识完全清醒，生命体征平稳后方可送回病房。对那些高风险的手术患者，如伴有 COPD、哮喘、缺血性心脏病、过度肥胖、老年患者等，应格外警惕，做好病房内的术后监护，及时发现可能发生的缺氧和血流动力学变化并有效处理。

第七章　心血管手术麻醉

第一节　先天性心脏病手术的麻醉

一、先天性心脏病的病理生理特点

先天性心脏病病变类型多，每一种疾病往往有不同程度的分流或者肺血管的病变。根据解剖上的变异和肺血管病变的特点，大多数病变可归纳为以下四类病变中的一种：导致肺血增多的疾病、导致肺血减少的疾病、导致血流梗阻的疾病、肺－体循环未交换的病变如大动脉转位等。前两类病变的疾病都存在异常分流，既包括单纯性分流，也包括复杂性分流。分流的方向取决于分流通路的大小和两侧的相对阻力，同时决定了患者的临床表现。而第三类疾病则通常因为瓣膜或者大血管解剖的变异等不产生分流。第四类由于肺循环和体循环静脉回流的血液混合，可出现体循环的低氧血症；根据肺血流病变是否存在梗阻，肺血流的病变有增多和减少之分。

二、麻醉前评估和准备

（一）麻醉前评估

1. 明确先天性心脏病的病理生理及其对机体的影响。

2. 了解超声多普勒和心导管检查的有关资料。

3. 实验室资料发绀型患儿可出现红细胞增多、凝血功能影响、血小板减少或血小板功能障碍。新生儿有出血倾向，维生素 K_1 或新鲜冰冻血浆有助于纠正凝血功能。

（二）麻醉前准备

1. 控制心衰、缓解缺氧，调整全身状况到最佳状态。β 受体阻滞剂和抗心律失常药应持续至麻醉开始，甚至术中也应继续使用。

2. 准备必要的麻醉设备，小儿可采用环路系统麻醉装置，10kg 以下婴儿可采用 Mapleson D 回路。

3. 准备必要的血管活性药物，对重症者应提前备用，并熟悉剂量和用法。

（三）麻醉前用药

1. 6kg 以下可不用术前药。

2. 6kg 以上术前 30min 口服咪达唑仑糖浆 0.5mg/kg（最大剂量 15mg），或采用右美托咪定 1μg/kg 总量滴鼻。

（四）麻醉监测

1. 心电图

心电图监测同时观察肢导联和胸导联，有利于对心肌缺血的监测。经食管心电图与标准肢导联相比，P 波更明显，有利于监测心律及传导系统功能情况，但由于 S-T 段改变不明显，故在监测心肌缺血方面意义较小。

2. 血压

无创动脉压测定宜采用宽度适宜的袖带，直接动脉压测定经皮桡动脉穿刺置管。①穿刺方法及连接：常规选择左侧桡动脉，22G 或 24G 留置针，用硬质管连接至换能器。②留管时间：留管时间与血栓发生率有关。只要病情稳定，应及早拔除留置的套管。③肝素液：建议采用的浓度为 0.002%（10mg/500mL）。

3. 中心静脉压监测

（1）颈内静脉穿刺置管（中路高位）：患儿体位头低 15 ~ 20°；针干与皮肤交角 20 ~ 30°；穿刺方向指向同侧腹股沟中点或略外侧；穿刺深度一般不超过 4cm，穿刺成功后依据患儿年龄选择置入 4 ~ 7F 双腔中心静脉导管，深度约为身长的 1/10（cm）— 1cm。

（2）颈外静脉穿刺置管术：颈外静脉置管后测得的压力与右房压密切相关（$r = 0.926$）。颈外静脉压比中心静脉压平均高 2 ~ 4mmHg。

（3）推荐行超声引导下中心静脉穿刺，若无必要避免行股静脉穿刺，因其导管相关性感染、血栓发生率较高；若颈内静脉穿刺困难，也可行超声引导下锁骨下静脉穿刺置管。

4. 血氧饱和度

在分析血氧饱和度的临床意义时，应考虑到不同 pH 值下它与血氧分压之间的关系。必须指出，低温及低血压状态下脉率—血氧饱和度仪是否有满意的血管容积波及其显示的脉率与心电图显示的心率是否基本一致是解释 SpO_2 是否可靠的前提。

5. 呼气末二氧化碳

维持正常水平的呼气末二氧化碳对稳定血流动力学和麻醉平稳极为重要。对于肺缺血型的先天性心脏病，呼气末二氧化碳值要明显低于 $PaCO_2$，我们的体会是依病情程度不同，该差数大致介于 10 ~ 20mmHg，临床监测时应予以注意。

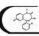

6. 尿量

尿量达 1mL/（kg·h），反映肾功能良好以及液体平衡适当。

7. 温度

①非体外循环手术，维持手术室环境温度在 27 ~ 30℃（早产儿）或 24℃（婴幼儿）。②体外循环手术采用一般低温者，室温维持于 23 ~ 25℃，对深低温者，室温应保持 16 ~ 18℃。变温毯水温在降温期间应控制在 4℃，升温期间控制在 38 ~ 42℃。③所有输注的液体和血制品均应加温，甚至吸入气也应加温湿化。④麻醉期间应连续监测患儿直肠温度、食管温度以及鼓膜温度。直肠、鼓膜温差要求小于 6℃，温差增大往往提示冠脉灌注不足或头部、下肢静脉血回流减少。

8. 经食管超声心动图（TEE）

可对手术过程提供最充分且直接的评估，必要时可指导手术过程的修改，目前已经能用于 2.8 ~ 3.5kg 的患儿。经颅多普勒（TCD）能测定脑血流速度，发现脑内微栓。近红外光谱（NIRS）可实时监测脑组织氧合作用。

第二节　心脏瓣膜手术的麻醉

一、心脏瓣膜病的病理生理特点

在我国，心脏瓣膜病主要由风湿性心脏病引起，近年老年性瓣膜疾病显著增多。由于心脏瓣膜病变术前病程长，心功能差，加之各患者的受损瓣膜类别、性质及严重程度可有显著不同，故对血流动力学的影响也很不一致。因此，麻醉医师需要全面了解心脏瓣膜疾病的病理生理特点及引起的血流动力学改变，从而根据具体情况选用麻醉药、血管活性药以及围术期管理，才能维持平稳的麻醉和良好的患者预后。

（一）左心正常压力—容量环

依据单次心动周期，压力—容量环可分成 4 个不同时相。①舒张期充盈：此期常以舒张末压力、容量之间的关系为代表（EDPVR）。②等容收缩：此期心室内容积不变，称为等容收缩或等长收缩。③左室射血期：心脏射出的每搏容量相当于舒张末容量减收缩末容量，即 $SV = EDV - ESV$。④等容舒张期：为主动脉瓣关闭至二尖瓣开放，再次心动周期开始。常用作分析左心室功能。

（二）心脏瓣膜病的病理生理特点

1. 二尖瓣狭窄

正常二尖瓣瓣口面积为 4 ~ 6cm^2，当瓣口面积减少至 2.5cm^2 时，中等程度的活动会出现临床症状。瓣口面积 1.5 ~ 2.0cm^2 为轻度狭窄，1.0 ~ 1.5cm^2 为中度狭窄，< 1.0cm^2 为重度狭窄。二尖瓣狭窄会引起左房压增加，左房扩大，肺静脉压增加，肺血流淤滞，导致右心排血受阻，肺动脉压力增加，右室压增加，从而引起右房扩大。由于左室容量负荷减少，左室收缩功能减低，左室容积变小。长期心房扩大导致心房纤维化，心房传导束受损，发生心房纤颤，血流速度减慢导致心房血栓形成，血栓脱落可以引起全身栓塞症状。在二尖瓣狭窄的患者，左房收缩占左室充盈的30%，因而出现心房颤动时会引起心排出量的显著下降。二尖瓣重度狭窄患者，左房压的不断升高，处于诱发充血性心力衰竭的边缘，心排量也急剧下降。反应性肺血管阻力增加引起右室扩张和右室衰竭，扩张的右室可引起室间隔的左移，使左室容积进一步减小，心排量进一步降低。

二尖瓣狭窄典型的压力—容量环：二尖瓣狭窄典型的压力—容量环与正常相近。通常舒张末压降低，左心室前负荷和每搏心输出量降低，收缩压峰值较正常为低。

2. 二尖瓣关闭不全

二尖瓣关闭不全包括急性和慢性两种类型，根据反流量的多少分为轻度、中度和重度反流三种。急性二尖瓣关闭不全多由于腱索断裂、乳头肌功能不全或乳头肌断裂所致，导致左房容量明显超负荷。急性增加的左房压作用于肺循环，引起肺淤血、肺水肿和右心室功能衰竭。慢性二尖瓣关闭不全病程进展缓慢，左房扩张的同时左室会出现离心性肥厚；左房扩张大多会引起房颤，持续性的左房扩张因牵张二尖瓣环会导致反流量进一步加大，最终出现肺高压、肺淤血和右心室衰竭。二尖瓣反流患者，左室收缩时向两个方向射血，左室射血分数增加，部分血液射入低压的肺循环。当射血分数低于50%时提示左室收缩功能严重受损。

二尖瓣关闭不全压力—容量环：左心室舒张末压仅在左心室舒张末容量显著增加时才升高，表示左心室顺应性显著增加，左心室等容收缩期几乎完全消失，因为左心室开始收缩，早期主动脉瓣尚未开放就立即射血（反流）入左心室。

3. 主动脉瓣狭窄

主动脉瓣跨瓣压差 < 25mmHg 时为轻度狭窄，25 ~ 50mmHg 为中度狭窄，> 50mmHg 为重度狭窄。主动脉瓣狭窄时左室后负荷增加，左室收缩期压力负荷增加，导致心肌纤维肥厚，左室向心性肥厚，心脏重量增加，心肌氧耗增加，而心肌毛细血管并不增加，左室压增加及肥厚心肌纤维的挤压，使壁内心肌血管血流量减少，而左室收缩压增加

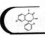

与外周动脉舒张压降低严重影响冠脉的血流供应。

主动脉瓣狭窄压力—容量环表现为舒张压容量曲线升高、陡峭，反映心室顺应性降低，收缩时压力极显著升高。早期由于心肌收缩性保持正常，因此每搏量改变不大。

二、麻醉前评估和准备

（一）心理准备

瓣膜病患者病程不一、病情严重程度不同、家庭背景，甚至经济条件等因素导致术前精神状态、心理准备等有巨大差异，术前医护人员应根据不同情况区别对待。无论瓣膜成形术或瓣膜置换术都使患者经受创伤和痛苦；置换机械瓣的患者还需要终身抗凝，给患者带来不便。这些都应在术前给患者从积极方面解释清楚，给予鼓励，使之建立信心，精神安定，术前充分休息，做到在平静的心态下接受手术。

（二）术前治疗

术前比较完善处理与瓣膜置换术患者围术期并发症、预后等直接相关，应特别重视术前处理，选择良好的手术时机。

1. 除急性心力衰竭或内科久治无效的患者以外，术前都应加强营养，改善全身情况和应用强心利尿药，以使血压、心率维持在满意状态后再接受手术。

2. 术前重视呼吸道感染或局灶感染的积极防治，必要时延期手术。

3. 长期使用利尿药者可能发生电解质紊乱，特别是低钾血症，术前应予调整至接近正常水平。

4. 重症患者在术前 3 ~ 5d 起应静脉输注极化液（含葡萄糖、胰岛素和氯化钾）以提高心功能和手术耐受力。

5. 治疗药物可根据病情酌情使用，如洋地黄或正性肌力药及利尿药可用到手术前日，以控制心率、血压和改善心功能。但应注意，不同类型的瓣膜病有其各自的禁用药，如 β 阻滞药能减慢心率，用于主动脉瓣或二尖瓣关闭不全患者，可能反而增加反流量而加重左心负荷；心动过缓可能促使主动脉瓣狭窄患者心搏骤停。二尖瓣狭窄合并心房纤颤，要防止心率加快，不应使用阿托品。主动脉瓣狭窄患者不宜使用降低前负荷（如硝酸甘油）及降低后负荷（钙通道阻滞药）的药物以防心搏骤停。

6. 术前合并严重病窦综合征、窦性心动过缓或严重传导阻滞的患者，为预防麻醉期骤发心脏停搏，麻醉前应先经静脉安置临时心室起搏器。

7. 对药物治疗无效的病情危重或重症心力衰竭患者，在施行抢救手术前应先安置主动脉内球囊反搏（IABP），并联合应用正性肌力药和血管扩张药，以改善心功能和维持血压。

（三）麻醉前用药

瓣膜置换术患者多数病程长、病变重，对手术存在不同程度的顾虑，因此除了充分的精神准备外，必要的手术前用药绝不可少，一般以适中为佳。常用哌替啶 1mg/kg 和东莨菪碱 0.3mg 作为成人换瓣患者术前用药，达到解除焦虑、镇静、遗忘和防止恶心、呕吐等有益的效果，而无显著呼吸和循环抑制。为达此目标用几种药物联合就比单独用药更佳。除抢救手术或特殊情况外，应常规应用麻醉前用药，包括术前晚镇静安眠药。手术日晨最好使患者处于嗜睡状态，以消除手术恐惧。麻醉前用药不足的患者其交感神经处于兴奋状态，可导致心动过速等心律失常，同时后负荷增加和左心负担加重，严重者可诱发急性肺水肿和心绞痛，从而失去手术机会。一般麻醉前可用吗啡 0.2mg/kg、东莨菪碱 0.3mg；如若患者心率仍快，麻醉后可再给东莨菪碱。

第三节　冠心病手术的麻醉

一、缺血性心脏病的病理生理

当心肌能量需求增加，冠脉血流的调节不能满足心肌代谢的需求，出现氧供和氧需失衡时，便会出现心肌缺血。缺血性心脏病即冠心病属于心肌缺血的一种，从病理生理的角度分析，缺血性心脏病是由于冠状动脉粥样硬化导致冠状动脉狭窄或者闭塞，冠脉的血流量不能满足心肌代谢的需求，导致心肌缺血缺氧，急剧的、暂时的缺血缺氧引起心绞痛，严重的、持续的心肌缺血可引起心肌坏死即心肌梗死。

麻醉医师熟悉冠状循环解剖，有助于了解麻醉手术期间心肌缺血和梗死的范围及程度，以及病变的部位和手术步骤。冠状循环包括冠状动脉供血和冠状静脉回流。冠状动脉起始于主动脉根部的左、右主动脉窦，沿房室沟分左、右行走，分别提供左、右心的灌注。左冠状动脉主干在前室间沟处分为两支。沿前室间沟向下者称左前降支（LAD）；沿左房室沟到达左室后壁者称左回旋支（LCX），LAD 提供左心室前壁、室间隔前 2/3、心尖以及部分右室前壁和希氏束的血供。LCX 为左室外侧壁、前壁、后壁（下壁）的一部分和左心房供血。右冠状动脉（RCA）沿右房室沟前行，发出右房支，约 59% 窦房结动脉来自 RCA；RCA 在后十字交叉附近分支，向下沿后室间沟行走的一支为后降支（PDA），提供左心室膈面血供。

满足心肌氧供需平衡是整个麻醉管理的目标。而心肌氧供的决定因素包括：动脉血氧

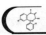

含量和冠脉血流。动脉血氧含量＝血红蛋白×1.34×氧饱和度％＋0.003×氧分压。凡影响血红蛋白含量、动脉血氧饱和度和氧分压的因素，都可以影响动脉血氧含量。决定心肌耗氧的因素有：①心率，实际上心率加快时，心肌氧耗超过心率增快的倍数；②心肌收缩性，反映了心脏的泵功能，心肌收缩增强，氧耗也增加，但至今尚无方法定时测定心肌收缩性，以计算心肌氧耗；③室壁张力，与收缩时心腔内压（后负荷）、心腔大小（前负荷）乘积成正比，而与室壁厚度成反比。

二、麻醉前的评估与准备

（一）患者的一般情况

1. 年龄和性别

年龄是该类手术的显著危险因素，随着年龄的增加，心血管手术患者的并发症和死亡率会增加；综合分析不同年龄段患者发现，女性患者手术并发症和死亡率是男性患者的2倍多。

2. 运动耐量

运动耐量可以反映患者整体的功能状态，是一种简单而且敏感的评价心血管风险的指标。

3. 并存疾病和外科手术的相关问题

患者如果合并严重其他系统疾病如合并重度阻塞性、限制性或者混合型呼吸功能障碍等，手术并发症发生的风险就会增加；外科手术本身的复杂程度或者再次手术等也是影响围术期并发症和预后的重要危险因素。

（二）术前心功能评估

冠心病外科治疗的患者术前应全面地进行心脏功能的评估。除了是否有心绞痛或心肌梗死的病史，以及是否存在左心或右心功能衰竭的症状和体征之外，还应通过实验室和辅助检查全面地判断心血管功能。

1. 心电图和运动试验

采用动态心电描记和记录装置，以及连续测定 ST 段变化趋势，可提高术前患者心肌缺血的检出率。通过 ECG 还可发现心肌梗死的部位，判断严重程度；估计左、右心室肥厚和左、右心房扩大；检测心律失常等。但正常心电图不能排除冠心病的存在。术前进行运动试验，有助于胸痛的诊断，判断冠心病严重程度，以及估计治疗心绞痛的疗效等。对于不能进行运动试验的患者，可做多巴酚丁胺负荷试验。

2. X 线检查

普通 X 胸片后前位和侧位片，两侧肺门充血，提示收缩功能不全。冠心病患者的心胸比例＞50%，心阴影增大，提示心功能差，射血分数下降。而心胸比例＜50%，表明射血分数可正常或下降。

3. 超声心动图检查

围术期经胸超声心动图检查不仅有助于定量和评估患者瓣膜病变情况、肺动脉高压的严重程度以及了解节段性室壁的运动情况，也能够评估心室的整体功能和评估心脏的射血分数；此外，还能发现心脏解剖结构的异常，如房室间隔缺损、室壁瘤、SAM 征及有无附壁血栓等。术中应用经食管超声心动图（TEE）实时动态了解心脏围术期的情况。

4. 其他的辅助

检查如放射性核素显像技术有助于评价心肌灌注和存活区域，但不能提供心脏病变的解剖情况；平板运动试验常作为原因不明的胸部疼痛的初步检查，也可用于测定功能耐量以及评价术前缺血和心律失常对预后的影响。

（三）术前用药

术前访视患者除按全麻常规要求外，针对心脏手术患者的特点，冠心病患者术前须进行良好的医患沟通，根据患者的心肺功能耐受情况给予较大剂量的术前药物以充分镇静，可以避免严重不良事件发生。但对使用术前用药的患者应密切观察，注意患者呼吸和循环的稳定。

术前不需要停止服用 β 受体阻断药。β 受体阻断药可减轻血流动力学对手术的反应，降低与心率增快有关的心肌缺血发病率。术前突然停止用药可发生心肌缺血、高血压，以及因 β 受体密度增加而继发心动过速。但服用长效的 β 受体阻断药患者出血和低血容量时，反射性心率增快常不明显，不能作为判断的指标。

术前服用钙通道拮抗剂者不必停药。但许多抗高血压药物均可降低房室传导，引起心动过缓和心肌抑制，尤其是合并 β 受体阻断药时，可能发生严重的心脏阻滞，应予以高度警惕。服用 ACEI 抑制剂患者术中容易发生严重低血压，服用利尿剂患者容易发生电解质紊乱以及各种心律失常。脑血管病患者术中、术后需要维持较高的脑灌注压。

洋地黄类药物应在术前 24h 停药。如心衰合并快室率房颤，则洋地黄可持续给药直至手术日晨。但 CPB 后洋地黄中毒的问题必须加以重视，及时纠正低钾血症，避免血钙增高和酸碱失衡。

抗心律失常药物一般应持续用药至手术日晨。

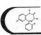

抗凝药物如华法林应在术前 3 ~ 5d 停药，改为小剂量肝素静脉点滴或低分子肝素皮下注射，普通肝素术前 6h 停药，低分子肝素术前 12h 停药。或监测 INR，保持在 1.5 左右。急诊手术或 INR 大于 1.8h，可用凝血酶原复合物或新鲜冰冻血浆逆转其抗凝作用。

抗血小板药如阿司匹林、氯吡格雷术前 5d 停药。急诊手术可输注血小板改善凝血功能。

三、冠脉搭桥术麻醉

冠脉搭桥术有不停跳冠脉搭桥和体外循环下冠脉搭桥手术。其麻醉处理原则为维持血流动力学稳定，维持心肌氧供需平衡，维持或增加心肌血液供应，减少心肌氧耗，维持血容量、水、电解质与酸碱平衡，保护心、脑、肺、肾等重要脏器功能。

（一）麻醉监测

入手术室后，即以 ECG 监测，术中通常仅有 Ⅱ 和 V5 导联。连接指端氧饱和度，应面罩或鼻导管吸氧。常规做桡动脉穿刺置管，直接动脉测压，同时抽动脉血进行血气分析。经颈内静脉或锁骨下静脉，置管测 CVP，并经静脉输液、给药。对于左心室收缩功能减退，大面积室壁收缩低下，局部室壁无收缩或反常运动，存在室壁瘤，或新出现的心肌梗死或重度 3 支冠状动脉疾病，以及大面积心肌病变，肺动脉高压的患者建议放置漂浮导管监测肺动脉压力。在放置 PAC 过程中应严密监测 ECG、MAP 等，及时处理心律失常、心肌缺血、血压波动等。

（二）麻醉诱导

患者左心室收缩功能差诱导方法主要以静脉为主，避免吸入强效全麻药。依托咪酯诱导量（0.3mg/kg）不影响心率和心排出量，适用于心功能差的患者，但气管插管时不能防止心率和血压升高。其他静脉全麻药如异丙酚、咪达唑仑等，均可不同程度地抑制心肌收缩力，降低 SVR 和 MAP，以及 HR 增快，故心功能差的患者不宜选用。但异丙酚若采用靶控输注（TCI）方法诱导，血流动力学稳定性好，常用剂量为 2 ~ 2.5μg/mL。对于高龄、体弱和心功能低下者血浆 TCI 较安全；反之，选用效应室 TCI 更为合理。右美托咪定是高选择性 α2 肾上腺素能受体激动剂，具有强效镇静作用及抗焦虑和镇痛作用，有利于术中控制心率和血压，对缺血性心脏病手术更为合适。诱导前使用可降低气管插管时的血流动力学波动，对于严重心动过缓、Ⅱ度以上房室传导阻滞、低血压和容量不足者慎用右美托咪定。舒芬太尼在心脏手术麻醉中的应用日益广泛，其具有镇痛作用强、时效长、血浆浓度稳定、无蓄积等优点，常用量为 1 ~ 4μg/kg 缓慢静注。肌松剂罗库溴铵在临床麻醉中已广泛使用，尤其适用于心功能差的患者做气管插管术；若患者左室收缩功能尚佳（EF

大于 40%）患者常伴有高血压，常用的静脉麻醉药是咪达唑仑和异丙酚，辅用右美托咪定。同样可以选用异丙酚效应室 TCI、右美托咪定持续注射联合的方式。舒芬太尼的用量可根据患者的具体情况选择。诱导初尚可静滴硝酸甘油（用微泵控制滴速），以预防血压升高，又避免深麻醉抑制循环作用；左冠状动脉主干疾病及危重患者需要依赖较高的交感张力维持血流动力学稳定。因此，诱导时应避免突然降低交感张力。诱导静脉麻醉的用药剂量更应按患者对药物的心血管反应加以调整，患者的个体差异很大，切忌使用快速诱导法，或按药物常规剂量给药。必要时，可用小剂量多巴胺或去甲肾上腺素持续泵注，或术前放置 IABP，改善冠脉灌注压。

（三）麻醉维持

麻醉维持方法通常采用静吸复合麻醉。现在常用的吸入麻醉剂如七氟烷、地氟烷、异氟烷等，都有不同程度的心肌保护作用，而七氟烷因不增加交感兴奋性，更适合于 CABG 术。有临床和实验研究证实术中七氟烷持续吸入保护心肌的作用更佳。右美托咪定的药物作用特点，使其可以在麻醉维持期持续静脉注射，从而减少静脉麻醉药用量，有助于体外转流中维持血流动力学稳定。应熟悉 CABG 手术程序，通常在切皮、锯胸骨、分离主动脉根部、游离上下腔静脉、置胸导管和缝合胸骨等操作时刺激较大。心功能差、左冠状动脉疾病及其相当的冠心病患者，应避免吸入高浓度全麻药。在强刺激操作前，可先静注舒芬太尼 0.25 ~ 0.5ug/kg。体外循环转流前和转流中，也应适当追加肌松药、静脉全麻药等，以维持转流中足够的麻醉深度，避免发生术中知晓。若有麻醉深度监测则更佳。体外转流后到手术结束前，仍应维持合适的麻醉深度，继续使用异丙酚、小剂量吸入全麻药，按需追加舒芬太尼以及非去极化肌松药，防止浅麻醉引起体动、心率增快和血压升高。

（四）CPB 后处理

转流后继续维持循环稳定，预防心动过速、高血压等，以避免各种原因诱发心肌缺血。通常采取以下措施：①保持患者完善的镇痛和镇静；②充分给氧，维持良好通气；③加强各项监测；④维持循环平稳；⑤预防感染，防止术后高热；⑥预防和治疗术后并发症。

第四节　心包手术的麻醉

一、心包的解剖和生理

（一）心包的解剖

心包为一浆膜纤维性囊，包被整个心脏与进出心脏的大血管根部，具有保护和润滑作用。心包内层为浆膜，是一薄的单层间皮上皮层，直接被覆在心表面，称为心包脏层。心包外层是纤维层，称为心包壁层，由坚韧的纤维结缔组织构成，在大血管根部心包脏层移行于大血管表面而后折移成心包壁层，此移行区称为心包折返。两层心包间形成心包腔，为一潜在腔隙，内含淡黄血浆超滤液 20 ~ 50mL，压力约为 3mmHg（0.4kPa），若心包积液或积血急性增加至 50 ~ 100mL，即可压迫心脏引起心脏压塞症状。胸廓内动脉和膈动脉的心包分支提供心包血供。

迷走神经、左喉返神经和食管丛及星状神经节、第一背神经节的交感纤维支配心包。膈神经在心脏一侧分布是一个重要的解剖关系，因为此处膈神经包含在心包内，心包切除术时其易被损伤。

（二）心包的生理特性

正常情况下心包具有机械的、膜的和韧带的功能。机械功能包括防止心脏的急速扩张，调节两心室间的舒张偶联及参与形成心室的压力—容量关系。膜功能指给连续运动的心脏提供润滑作用，并作为屏障防止感染的侵袭。心包的韧带附着可限制心脏位置的过分移动。

二、缩窄性心包炎

（一）病因

缩窄性心包炎多由急性心包炎发展而来，以往多见的病因是结核，但由于抗结核药物的有效治疗以及人民生活水平的提高，现在结核性心包炎的发病率已明显下降。大多数缩窄性心包炎病因并不明确。早期临床隐匿的病毒性心包炎、引流不彻底的化脓性心包炎、尿毒症性心包炎、结缔组织病心包炎等非结核性因素均可导致缩窄性心包炎。另外，心脏手术后及急性心肌梗死伴发心包积液也可导致缩窄性心包炎。

（二）病理生理

心脏和腔静脉入口处心包增厚甚至钙化是引起患者生理紊乱的主要因素。典型的缩窄性心包炎，心包纤维增厚、钙化，形成一个坚硬的外壳压迫心脏，限制了心脏的舒张期充盈，使静脉压升高，心脏每搏量受到明显影响，且几乎固定不变，所以心排血量的提高主要有赖于增快心率。快速大量输液对心排血量影响不大，射血分数通常正常，但偶有明显下降。左室舒张期末压虽然有所上升，但舒张末容量通常降低。由于心腔并不扩大，故心排血量下降与充血性心力衰竭时不同，后者下降显著。缩窄性心包炎患者的循环时间普遍延长，以循环总血容量增加来代偿循环功能障碍。

心包的增厚、僵硬和粘连使呼吸所致的胸腔内压力变化不能传至心包和心腔，因此，吸气时静脉和右心房压力下降不明显，部分患者吸气时静脉压反可增高，故回流到右心房的血液并无明显增多。左房和左室的压力曲线与右心相似。长期的心包缩窄使心脏活动受限，心肌发生失用性萎缩，致使术后心肌功能恢复受到影响。

静脉回流受阻产生大量胸腔积液、腹腔积液，结果使肺活量降低；心内压增高使肺血容量增多，血液淤滞在肺内，造成肺通气、血流比值异常。肝脏因阻塞性充血而肿大，使肝细胞缺氧、萎缩，甚至表现局限性出血和坏死，肝功能受损害。由于心排血量减少，肾血流量相应减少。

（三）临床表现与体征

急性化脓性心包炎患者发病后 1 年或数年才出现典型症状；结核性心包炎患者在发病 3 ~ 6 个月时心包就会有不同程度的增厚和粘连，6 个月后可发生缩窄而出现症状；急性非特异性心包炎和创伤患者可能在发病后 4 ~ 12 个月出现症状；心脏手术后所致的缩窄患者多在两周后出现症状。

临床表现主要为呼吸困难、腹胀、外周水肿、疲劳无力及咳嗽等。所有的患者都存在程度不同的呼吸困难，轻微体力活动即出现气促，严重者可表现为端坐呼吸，原因多是由于胸腔积液或者腹腔积液伴膈肌上升引起肺容量减少所致。腹胀是由肝大、腹腔积液及内脏淤血所致。肾血流量减少，体内水、钠潴留，产生周围水肿，多表现为踝部水肿。同时可存在心悸、疲劳无力、食欲缺乏及上腹部不适，咳嗽及心前区隐痛也较为常见。

患者常呈慢性病容，面部水肿，浅静脉充盈，颈静脉怒张。当缩窄严重影响右心室血液回流时，吸气时可见到颈静脉怒张明显。有时在心脏收缩期间可观察到心尖区及胸骨左侧区域呈回缩改变，而在舒张早期呈快速外向运动。多数患者可有舒张早期第三心音，这是由于舒张早期心室快速充盈所致。少数患者出现脾肿大。血压正常或偏低，表现为收缩压降低，静脉压升高，体、肺循环时间延长。心律一般为窦性心律，晚期患者可出现心房

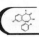

颤动、动脉压降低、脉压变小，但奇脉不明显。如胸腔积液量过多，肋间隙可增宽。

约半数患者心电图 P 波增宽且有切迹，QRS 综合波示低电压，T 波常倒置。X 线胸片显示心脏各房室无显著增大，房室搏动幅度减小，肺动脉不增宽，肺淤血不明显。心包钙化是鉴别心包缩窄与心肌病最可靠的征象。

（四）术前准备

缩窄性心包炎患者往往全身情况较差。由于大量的胸腔积液和腹腔积液，血浆蛋白尤其是白蛋白显著降低，患者应摄取高蛋白饮食以补充血浆蛋白，必要时可从静脉补充白蛋白、全血或血浆，以增加血浆胶体渗透压。对肝功能受损的患者，要适当补充维生素 K 以避免术中凝血功能障碍。术前低盐饮食和利尿药的使用往往导致电解质紊乱，应予以纠正，尤其要注意钾的补充。如胸腔积液、腹腔积液经药物治疗效果不明显时，为保证术后呼吸功能，可在术前 1 ~ 2 天抽吸胸腔积液和腹腔积液，但量不宜过多，速度也不宜过快，否则容易发生血压急剧下降。术前抽出胸腔积液、腹腔积液，除可改善通气功能外，还可防止心包缩窄解除后胸腔积液、腹腔积液大量回吸入体循环而诱发的急性心力衰竭。另外，对结核性心包炎应首先用抗结核药治疗，最好经 3 ~ 6 个月治疗待体温及血沉恢复正常后再行手术。若为化脓性心包炎，术前应抗炎治疗，以增强术后抗感染能力。术中可能发生严重出血或心室颤动，必要时须准备抢救性设备，如体外循环装置。应加强术中监测，监测项目包括有创动脉血压、中心静脉压、心电图、脉搏血氧饱和度、呼气末二氧化碳分压等。

通过积极的术前准备，应尽可能使患者达到以下要求：①循环、呼吸功能明显好转，如呼吸困难、端坐呼吸、水肿、胸腔积液及腹腔积液显著改善；②食欲明显增加；③心率不超过 120 次 /min，实验室检查结果基本正常，体温正常及活动量显著增加；④每日尿量理想。

（五）缩窄性心包炎的麻醉

1. 麻醉前准备和用药

缩窄性心包炎患者麻醉前用药以不引起呼吸、循环抑制为前提。一般麻醉前 30min 可用吗啡 0.1 ~ 0.2mg/kg 和东莨菪碱 0.2 ~ 0.3mg 肌内注射，以缓解患者的紧张情绪。如果患者呼吸、循环功能差，术前吗啡应减量或不给，以避免术前出现呼吸、循环功能的抑制。对腹内压偏高的腹腔积液患者，应预防诱导时出现误吸，可以预防性给予镇吐药，如甲氧氯普胺等。

2. 麻醉诱导

缩窄性心包炎患者麻醉诱导首先考虑的是用药尽可能减轻对循环的抑制。血压偏低和代偿性心动过速的患者，循环代偿功能已十分脆弱，处理不当可能导致猝死。因此，必须在严密监测血压、心电图条件下施行缓慢诱导，并备好多巴胺、阿托品、肾上腺素等急救药。对危重病患者最好在建立有创动、静脉压监测后再实施麻醉诱导。诱导前应尽早给予面罩吸氧；诱导必须掌握对循环影响最小的剂量，遵守缓慢注药的原则，为避免血压严重下降和心动过缓，可采用依托咪酯、咪达唑仑或氯胺酮和小剂量芬太尼诱导；肌肉松弛药可以选用影响循环轻微而不减慢心率的药物，如泮库溴铵，也可选用影响血压、心率较轻的维库溴铵。缩窄性心包炎患者的体、肺循环时间延长，在诱导时麻醉药达到峰值的时间会延迟，因此，应避免在短时间内追加药物而导致麻醉过深引起循环抑制。对于腹腔积液的患者如腹压高，应按饱胃处理，准备好吸引器，可用起效快的非去极化肌肉松弛药罗库溴铵诱导，同时按压环状软骨，防止反流和误吸。

3. 麻醉维持

麻醉维持应使用对循环影响轻微的药物。芬太尼不抑制心肌收缩力，一般不影响血压，但剂量较大时可引起心动过缓，可用阿托品拮抗。舒芬太尼和阿芬太尼的作用与芬太尼基本相同，只是舒芬太尼的镇痛作用更强，为芬太尼的 5～10 倍，作用持续时间约为其 2 倍，阿芬太尼的镇痛强度较芬太尼弱，为其 1/4，作用持续时间为其 1/3。两药对心血管系统的影响轻微，无组胺释放作用，但也可引起心动过缓。舒芬太尼的镇痛作用最强，心血管稳定性最显著，最适用于心血管手术麻醉。瑞芬太尼在体内被组织和血浆中非特异性酯酶迅速水解，代谢物经肾排出，清除率不受患者用药持续时间以及体重、性别或年龄的影响，也不依赖于肝、肾功能，只是对呼吸抑制效应更敏感。

氧化亚氮可轻度升高血压。氟烷和恩氟烷抑制心肌的收缩力，从而可引起血压下降。而地氟烷、异氟烷和七氟烷引起血压下降主要是降低全身血管阻力所致，并呈剂量依赖性。异氟烷对心功能的抑制作用小于恩氟烷及氟烷，心脏麻醉指数为 5.7，大于恩氟烷（3.3）及氟烷（3.0），在 2MAC 以内则较安全。小剂量异氟烷可引起心率增快，但心律稳定，对术前有室性心律失常的患者，麻醉维持期间并不增加心律失常的发生率，非常适合缩窄性心包炎手术的麻醉。术中使用 0.3～1MAC 值的异氟烷连续吸入并复合芬太尼维持麻醉时，不仅可以保证良好的术中镇静、遗忘、镇痛作用，而且不会出现心脏功能抑制，术中循环易于维持稳定。

丙泊酚对心血管系统有抑制作用，并呈明显的剂量依赖性。丙泊酚可使动脉压显著下降，动脉压的下降与心排血量、心指数、每搏指数和全身血管阻力的减少有密切关系，这是由于外周血管扩张与直接心脏抑制的双重作用所致。丙泊酚可抑制压力感受器反射，从而减弱对低血压引起的心动过速反应，这可能会干扰缩窄性心包炎患者的心脏代偿机制。对病情较重的患者，丙泊酚可能不适合麻醉的诱导和维持。

肌肉松弛药可用泮库溴铵、维库溴铵、罗库溴铵等，术后通常带气管导管回 ICU 继

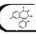

续治疗。

4. 术中监测

心包剥脱术是心脏手术中的高危手术之一，除了常规监测血压、心电图、脉搏血氧饱和度、潮气量、气道压等以外，有创性血流动力学监测非常必要，动脉穿刺置管能实时监测动脉压力，并间断抽血进行动脉血气分析。中心静脉穿刺置管可监测中心静脉压，了解心脏的前负荷以及通过对比手术前后的变化来评估上腔静脉入口松解的效果，同时可以方便术中快速输血、给药。

第五节　心血管疾病介入治疗的麻醉

一、心脏导管检查与治疗的麻醉

（一）左、右心导管检查的麻醉

经动脉或静脉放置导管到心脏或大血管可以检查心室功能，瓣膜、心脏及肺血管的解剖，检查心室内的压力和血管的结构。右心导管检查主要用于诊断先天性心脏病，左心导管检查主要用于诊断后天获得性心脏病和大血管病变，多需要同时进行造影检查。此外，在不同部位取血样分析氧饱和度可以判断异常分流的位置。尽管心脏超声检查可以了解很多情况，但对于诊断复杂的心脏解剖异常，心导管检查仍然是"金标准"。由于在检查中要进行多种测量和反复抽取血样，又不可能在同一时间内完成，为了保证对血流动力学和分流计算的准确性，在检查过程中必须保持呼吸和心血管状态的相对稳定，动脉血氧分压和二氧化碳分压必须保持正常，所以麻醉平稳和方法一致就尤为重要，使心脏科医师无须考虑不同麻醉方法对诊断数据的影响。这种一致性的要求使麻醉的处理较为困难。

1. 小儿左、右心导管检查

为保证小儿心导管检查诊断的准确性，必须维持呼吸、循环在相对稳定的状态。为避免 PaO_2 过高或者 $PaCO_2$ 过低从而引起肺动脉痉挛，可行机械通气控制呼吸，必要时可使用前列腺素 E_1 预防。儿童能够耐受创伤性操作的镇静深度常容易发生呼吸抑制，所以儿童心导管检查常须全身麻醉并行机械通气。机械通气本身对心导管检查的准确性无明显影响，分钟通气量和呼吸频率可以根据动脉血气分析结果设定，然后根据 $ETCO_2$ 进行调节，机械通气还可以避免 $PaCO_2$ 升高，减少对诊断准确性的影响。

除常规监测外，小儿心导管检查麻醉还应进行血气分析，监测代谢性酸中毒情况，对病情严重的患儿，即使是轻度的代谢性酸中毒也须进行处理，可能还须使用正性肌力药物。术中镇痛、镇静或全身麻醉的深浅必须恰当，既要预防心动过速、高血压和心功能改变，又要避免分流量增大、高碳酸血症和低碳酸血症。过度心肌抑制、前后负荷改变、液体平衡改变或过度刺激均可导致分流量增大，影响诊断的准确性。氯胺酮会增加全身氧耗，但不会影响诊断的准确性，婴儿较常使用。

小儿尤其在全身麻醉时常见低体温，操作期间需要注意保温，吸入气体也应加温湿化，可使用保温毯或加温装置，监测直肠温度。新生儿可能会发生低钙血症和低血糖。小儿对失血的耐受性低于成人，应严密监测血细胞比容，并对贫血进行适当的治疗。严重发绀的患者红细胞增多，应充分补充液体，以减少对比剂造成血液高渗和微栓塞的发生。

2. 成人左、右心导管检查

成人心导管检查经常同时进行冠状动脉造影。右心导管经过静脉系统到达右心和肺循环，冠状动脉造影经过动脉系统到达冠状动脉时也到达了左心，即体循环。检查通常在局部麻醉下进行，但适当镇静和镇痛对患者有益，为此常用药物有芬太尼和咪达唑仑，有时加用丙泊酚。

由于导管要放置到心腔内，在检查中经常发生室性或室上性心律失常，应监测心律并及时处理心肌缺血和心律失常。一般心律失常持续时间短，无血流动力学的显著改变，但因心肌缺血或应用对比剂后继发的室性心律失常或心室颤动常持续时间较长，影响血流动力学状态，须即刻用药物控制。须备用除颤器和心肺复苏药物、氧源、硝酸甘油、血管活性药物等。

心导管检查中可以给氧，但检查肺循环血流动力学时，必须保持血气在正常范围。

3. 左、右心导管检查的常见并发症

左、右心导管检查的并发症包括心律失常、血管穿刺部位出血、导管造成心腔或大血管穿孔、血管断裂或血肿形成以及栓塞。

心律失常是最常见的并发症，常与导管尖端的位置有关，撤回导管心律失常即可消失，偶尔需要静脉用药或电复律终止心律失常，也可见到二至三度房室传导阻滞及窦性心动过缓，须用阿托品治疗。严重的心动过缓影响血流动力学者须安装临时起搏器。

心脏压塞有特征性的血流动力学改变，透视可见下纵隔增宽、心脏运动减弱，心脏超声检查可以确诊，而且能指导心包穿刺。心包穿刺引流导管对心脏的机械刺激会引发室上性或室性心律失常，危重病患者难以耐受，部分患者需要紧急进行外科手术。

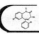

（二）冠状动脉造影和支架术的麻醉

1. 冠状动脉造影术的麻醉

注射对比剂使冠状动脉在放射条件下显影，从而确定冠状动脉解剖关系和通畅程度，判断是否存在冠状动脉狭窄以及狭窄的位置，是否存在冠状动脉痉挛。术中可经静脉给予心血管药物和镇静、镇痛药物，穿刺前局部阻滞可减少患者痛苦；鼻导管供氧，以保证充分的氧合；发生心肌缺血时，舌下含服或静脉给予硝酸甘油；进行标准监护，换能器可以直接接到动脉导管监测动脉压，严密观察患者，及时发现心绞痛或心力衰竭。

2. 冠状动脉介入治疗的麻醉

经皮冠状动脉介入治疗（PCI）是指经冠状动脉造影定位狭窄后，使用头端带有球囊的导管穿过冠状动脉的狭窄处，用球囊扩张狭窄部位，并置入支架使冠状动脉狭窄基本恢复正常解剖和血供的一种微创治疗冠心病的方法。目前，PCI已广泛应用于临床医疗中。在PCI球囊扩张时会发生短暂的冠状动脉阻塞，需要麻醉医师严密监测患者的血流动力学状态。这种短暂的心肌缺血限制了PCI操作中治疗冠状动脉狭窄的数目，一般一次只能治疗一到两支冠状动脉病变。PCI还可以通过冠状动脉导管对粥样斑块进行切削或者使用激光切除粥样斑块。

室性心律失常可发生于缺血期或冠状动脉扩张后再灌注期间。室性期前收缩和阵发性室性心动过速影响血流动力学，应首选利多卡因治疗，更严重的心律失常要在全身麻醉下行心脏电复律；冠状动脉破裂可导致心包内出血和心脏压塞，心脏压塞须紧急行心包穿刺或手术止血。

冠状动脉闭塞是罕见的PCI并发症，是由于冠状动脉撕裂、动脉内栓塞或内皮功能障碍引起冠状动脉痉挛所致。经冠状动脉注射硝酸甘油 $200\mu g$ 后常可减轻冠状动脉痉挛；多次操作后可能造成冠状动脉血栓形成，可预先使用肝素防止血栓形成；一旦血栓形成，在冠状动脉内注射溶栓药尿激酶可使血栓溶解，但溶栓治疗后可导致出血。

行急诊手术的患者可能有心绞痛和心律失常，须给予正性肌力药和气管内插管，主动脉内球囊反搏对患者有利，硝酸甘油可增加冠状动脉侧支的血流和减少前负荷，导管若能通过狭窄部分，就可在该部位放置支架，使闭塞血管恢复正常的血液供应。

经皮冠状动脉球囊扩张术（PTCA）和冠状动脉粥样斑块切除术的早期效果非常好，但扩张后冠状动脉的再狭窄率高达 30% ~ 40%，部分原因是冠状动脉内皮功能紊乱。现在用冠状动脉内支架保持血管通畅的治疗病例越来越多，在 PTCA 或冠状动脉粥样斑块切除时将支架放在狭窄部位，特别是药物洗脱支架，使远期再狭窄发生率显著降低。麻醉的处理与 PCI 时相同。

对急性心肌梗死的患者行溶栓治疗有效，也可在 PCI 治疗后恢复心肌的血供；而治疗必须在心肌梗死后的 6 ～ 12h 内进行，但患者循环很不稳定，饱胃患者有误吸的可能，对焦虑、疼痛或呼吸困难而不能耐受局部麻醉手术者可选用全身麻醉。

对于会导致严重心肌缺血的冠状动脉主干狭窄进行 PCI 治疗时，体外循环能保证血流动力学稳定。体外循环是在全身麻醉和肝素化后，经股动脉和股静脉插管进行，监护与一般体外循环时相同，如病情允许，要尽早拔除气管导管。麻醉方法的选择要保证血流动力学稳定和早期拔管。

二、心脏电生理检查与治疗的麻醉

（一）心脏电生理检查和异常传导通路导管消融术的麻醉

心脏电生理检查是将专用的多电极导管放置到心腔内，诊断异常心律的起源、通路等，并确定最合适的治疗方案。通常选用股动脉和股静脉进行血管穿刺放置导管，在颈内静脉放置另一根导管。使用标准的血管内导管，在右室或左室顶部 His 束附近进行程序刺激，通过特殊的定时脉冲刺激，诱发心律失常，并使用导管电极和体表电极进行心电监测。经过准确定位的导管对异位心律起搏点或附属旁路进行消融，也可将植入式除颤仪的电极准确放置到适当的位置。

麻醉中应注意，使用抗心律失常药物可能影响对异位心律起搏点以及附属旁路监测的准确性，所以检查前及术中不宜使用抗心律失常药。手术常要使用多种导管，持续时间长，为保证患者舒适，常须用镇静、镇痛药。

消融治疗室上性心动过速若不能通过导管超速抑制终止时，则须做电复律。电复律系以电击将室上性或室性心律失常转到窦性心律。电复律需要短时间的麻醉和气道管理，多数择期治疗可以进行适当的准备，而急诊则只能应用镇静药使血流动力学稳定。心房颤动或心房扑动是最常用电复律治疗的心律失常，也可治疗顽固性室上性心动过速。做电复律前应了解患者详尽的病史和体检、近期健康状况及用药情况（包括肝素、华法林）、胃内容物反流病史、禁食情况、电复律血栓栓塞病史。对慢性心房颤动的患者，在手术前要行心脏超声检查以排除左心房内血栓，血栓脱落前适当抗凝是必要的，操作前还应进行简要的神经系统评估，如中枢神经系统功能障碍及血栓脱落可能会导致脑卒中。插管器械、药物、氧供、通气方法、吸引器及复苏设备均应备齐，必须监测生理状况，常规标准监测血压、心电图和脉搏氧饱和度即可，一般不用有创监测。当电复律的所有工作都准备就绪，

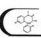

患者给氧去氮，然后小剂量逐渐增加麻醉药的剂量，由于循环时间延长及心律失常致心排血量降低，麻醉药起效较慢应防止用药过量，用药后当眼睑反射消失时即可电击。电击前即刻移去面罩，以确认没有任何人与患者接触。有时需要多次电击才能恢复窦性心律，所以要保持患者处于麻醉状态直至复律成功。电复律成功后，密切观察患者心律、呼吸和气道的通畅情况，直至患者完全清醒。急诊电复律应注意患者多为饱胃患者，为了防止麻醉时发生误吸，需要快速诱导气管插管全身麻醉。苯二氮䓬类、硫喷妥钠、依托咪酯和丙泊酚等静脉麻醉药均可安全应用。咪达唑仑恢复时间长，可以用氟马西尼拮抗；依托咪酯血流动力学稳定，但有 45% 的患者发生肌阵挛，可干扰 ECG 显示从而影响其在电复律中的应用；丙泊酚快速给药可发生低血压，而用小剂量诱导能缓解血压的下降程度。

（二）置入起搏器或埋藏式电复律除颤器手术的麻醉

在心导管检查室内越来越多地置入永久性心脏起搏器或埋藏式电复律除颤器 ICD，这两种手术都需要通过静脉将电极置入右心房和（或）右心室，然后将起搏器埋于或除颤器放置于皮下。虽然局部麻醉可以减少放置起搏器或除颤器的不适，但全身麻醉气管内插管或喉罩控制通气时手术更便利。对埋藏式电复律除颤器进行测试时一般须对患者进行全身麻醉，对有严重心室功能障碍的患者应该进行直接动脉压监测。

三、非体外循环下经皮导管内心脏瓣膜置换术的麻醉

心脏瓣膜病变是心脏病中最常见的一种疾病，目前其治疗方式主要依靠外科手术治疗。尽管传统的心脏瓣膜置换手术技术已经相当成熟，但许多伴有严重合并症的老年患者因不能耐受手术而无法得到有效治疗，严重影响其生活质量。非体外循环下经皮导管内心脏瓣膜置换术是一种最新的心脏瓣膜微创手术方式，该手术避免了开胸、体外循环、主动脉夹闭、心脏停搏等创伤性操作，使上述不能耐受手术的老年患者同样能进行换瓣手术治疗，同时还显著缩短住院时间，有效改善其生活质量。非体外循环下经皮导管内心脏瓣膜置换术是通过心尖部或股动脉入径，经导管系统将生物瓣膜输送到病变部位，然后利用球囊扩张压迫进行瓣膜置换的一种微创手术。该手术方式可以行三尖瓣、肺动脉瓣、二尖瓣、主动脉瓣的瓣膜置换手术，但目前临床上主要用于主动脉瓣的置换。非体外循环下经皮导管内心脏瓣膜置换术是一种相当复杂的手术，需要麻醉医师、介入医生、手术室护士、心脏超声科医生等跨学科人员的密切配合。

（一）非体外循环下经皮导管内心脏瓣膜置换术的手术方式

非体外循环下经皮导管内心脏瓣膜置换术应于杂交手术室〔备有数字减影血管造影设备（DSA）的传统心脏手术室〕内进行。手术入径及输送装置的选择取决于股动脉的粗细

与迂曲情况、主动脉弓是否有粥样硬化、心尖部是否有动脉瘤、心包是否有病变等。股动脉入径可以避免开胸及左室心尖部操作对血流动力学的影响，心尖部入径则可避免外周血管和主动脉并发症（如动脉夹层等），同时有利于术中瓣膜的定位和准确释放。术前于左侧股动脉插管用于连续监测血流动力学指标，左侧股静脉插管放置右室起搏导线，并连接体外起搏器。股动、静脉分别行左、右心导管检查明确主动脉瓣环直径及倾斜度，必要时经股动、静脉还可行体外循环。目前应用于临床的导管内置换的心脏瓣膜主要有爱德华公司的 23＃和 26＃主动脉生物瓣。生物瓣膜直径 23mm/26mm，长 14mm/16mm，3 个瓣叶根部固定于双正弦波的不锈钢支架上，瓣膜沿双正弦波形收拢后贴合于扩装球囊上，球囊连接 24 号或 26 号的瓣膜输送系统。一旦球囊打开，不锈钢支架扩张，主动脉生物瓣将永久性释放于主动脉瓣环处。由于非体外循环下经皮导管内心脏瓣膜置换术使用的爱德华主动脉生物瓣是非自膨胀支架，因此主动脉根部扩张症是非体外循环下经皮导管内主动脉瓣膜置换术的绝对禁忌证。

1. 经股动脉非体外循环下经皮导管内心脏瓣膜置换术

于右侧股动脉处穿刺置入 12F 血管鞘，导引钢丝及 20 ~ 23mm 尖端球囊导管经血管鞘进入动脉，在 TEE 和 X 线透视的引导下到达主动脉瓣环处后，体外起搏器经右室起搏导线起搏心跳至 200 次 /min 以上，直至心脏无射血、动脉波形消失，即刻于主动脉瓣环处扩张球囊约 10s，同时关闭呼吸机以去除呼吸对心脏显影的影响及减少球囊扩张主动脉瓣时的移位。预扩张完成后，立即终止体外起搏、恢复通气，并恢复血流动力学的稳定。经 TEE 和主动脉根部造影再次测量主动脉瓣环直径及倾斜度。随后，右侧股动脉以 24F 或 26F 鞘置换 12F 鞘，经鞘管将主动脉生物瓣输送系统沿导引钢丝在 X 线透视的引导下输送至主动脉瓣环处，再次快速体外起搏、呼吸暂停、心脏停止射血后，扩张主动脉生物瓣膜球囊 10 ~ 15s 将瓣膜支架紧密贴合于主动脉瓣环处。术毕，即刻恢复呼吸，停止起搏，恢复血流动力学。最后以 TEE 评价主动脉瓣位置是否良好、是否存在主动脉瓣反流及瓣周漏及心室收缩功能是否良好等。

2. 经心尖部非体外循环下经皮导管内心脏瓣膜置换术

于左侧第 5 肋间做一 10cm 左右小切口，打开心包，充分暴露左室心尖部。于心室表面放置起搏导线，左室心尖部行荷包缝合。于荷包处置入穿刺针及导引钢丝，在 X 线透视和 TEE 引导下，将导引钢丝通过左心室、主动脉瓣置入降主动脉。沿导引钢丝置入 16F 血管鞘于左室流出道，经鞘管置入尖端球囊导管预扩张后置入主动脉生物瓣，方法同上。

（二）非体外循环下经皮导管内心脏瓣膜置换术的麻醉管理

1. 术前准备

完善各项相关生化指标及血流动力学等检查。术前常规行主动脉弓、双侧股动脉及髂

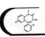

动脉血管超声检查，明确有无动脉粥样硬化斑块及血管扭曲；行心脏彩色多普勒超声检查，明确有无室壁瘤及心包病变，有助于手术入径的选择。术前常规给予阿司匹林300mg和氯吡格雷300mg口服。术前常规准备肝素5000U，于主动脉生物瓣释放前维持激活凝血时间（ACT）>250s。麻醉诱导前常规留置16G静脉针，局部麻醉下行桡动脉穿刺。术中须诱发快速型室性心律失常导致低血压，术前常规准备强心药物、血管活性药物、抗心律失常药物及除颤仪。术前还须做充分的水化治疗，特别是对已明确肾功能不全的老年患者，以防术中对比剂对肾功能的损害。

2. 全身麻醉

由于行非体外循环下经皮导管内心脏瓣膜置换术的患者多数为伴有严重并发症不能耐受传统换瓣手术的老年患者，因此许多国外医疗中心选用局部区域阻滞麻醉联合深度镇静以避免全身麻醉术后的并发症，但往往不能提供良好的手术需求。患者的体动往往造成术中瓣膜释放位置的漂移；由于周围手术环境条件的限制不能及时有效地处理堵塞气道；一旦导管内换瓣手术失败行体外循环，局部区域阻滞麻醉无法满足体外循环的需要；特别是在局部区域阻滞麻醉下，无法行TEE监测，而持续TEE监测在整个手术过程中至关重要。因此，非体外循环下经皮导管内心脏瓣膜置换术首选气管插管的全身麻醉。全身麻醉诱导和维持同主动脉腔内隔绝术。

手术过程中，球囊预扩张和瓣膜支架扩张前都需要诱发快速型室性心动过速，停止左室射血，以保证球囊预扩张和瓣膜的准确定位、释放，术毕须迅速恢复血流动力学并维持稳定。对于术前心功能严重受损或者心力衰竭的患者往往需要使用强心药物和血管活性药物恢复血压，抗心律失常药物或者电除颤恢复心律，偶有患者须体外循环并行辅助恢复心功能。儿茶酚胺类药物（如肾上腺素等）对于左室肥厚的患者往往会加重其低血压，因此需慎重使用。术中可在TEE的指导下使用相关血管活性药物。术后TEE多提示主动脉瓣瓣周漏，但主动脉生物瓣会随温度的升高而自行重塑，主动脉瓣瓣周漏会在术后24~48h后自行修复。

3. 术后监护

手术完成后即可拔除气管导管，回重症监护室。经股动脉非体外循环下经皮导管内心脏瓣膜置换术的伤口很小，术后口服镇痛药物即可。而经心尖部非体外循环下经皮导管内心脏瓣膜置换术的伤口相对较大，术后肋间神经阻滞复合镇痛泵镇痛即可。

非体外循环下经皮导管内心脏瓣膜置换术麻醉的关键在于：①在麻醉诱导时应尽量降低冠状动脉灌注压及避免心动过速；②在诱导快速型室性心律失常时应尽量维持体循环灌注压；③在行主动脉瓣膜释放时须严格抑制心脏射血防止主动脉瓣漂移，同时防止呼吸伪影影响心脏显影。

4. 术中 TEE 监测

所有非体外循环下经皮导管内心脏瓣膜置换术的患者术中均须全程做 TEE 监测。麻醉诱导插管后即可放置食管超声探头，术前 TEE 全面评价基础心功能及有无二尖瓣、三尖瓣反流，升主动脉及主动脉弓有无动脉粥样硬化斑块，并明确临床诊断。一旦发现升主动脉或主动脉弓有动脉粥样硬化斑块，应尽量避免粗导管在主动脉中的操作，以防斑块破裂形成动脉夹层，以选择心尖部入径为宜。超声探头于食管中段主动脉长轴面测量主动脉瓣环、左室流出道及主动脉根部直径，明确主动脉生物瓣型号及手术的可行性。主动脉瓣环直径必须在 18 ~ 21mm 或 22 ~ 25mm，才能使用爱德华 23 号或 26 号生物瓣膜进行导管内主动脉换瓣术。

在诱导快速型室性心动过速过程中，TEE 还能协同动脉波形共同判断心室收缩力是否消失及左室射血是否停止。

主动脉生物瓣的正常功能有赖于瓣膜释放时的正确定位，尽管 X 线透视是主动脉瓣于主动脉瓣环处定位的主要依据，但主动脉瓣长轴切面的 TEE 监测却仍具有重要意义。主动脉瓣释放时，主动脉生物瓣支架近端应在主动脉窦水平左右，支架远端一半以上应当位于心室面，使主动脉生物瓣与主动脉瓣环在同一直线上。但在 X 线透视定位时，TEE 探头应退到食管上段，以免其伪影影响 X 线透视下主动脉瓣的定位。

尽管二尖瓣环与主动脉瓣环之间有瓣环纤维紧密连接，但主动脉瓣环水平的人工生物瓣释放并不影响二尖瓣的生物功能。事实上，通过适当改变释放时主动脉生物瓣的位置能有效降低左室收缩末压力和容积，从而有效改善二尖瓣反流、减轻左室流出道梗阻、增加左室射血分数以及改善心脏充盈。

TEE 监测在非体外循环下经皮导管内心脏瓣膜置换术中具有重要意义，TEE 不仅能实时监测心脏收缩/舒张功能，还能指导术中容量填充和血管活性药物的使用。

第八章 内分泌外科手术麻醉

第一节 嗜铬细胞瘤手术麻醉

一、外科要点

（一）概述

嗜铬细胞瘤是由嗜铬细胞所形成的肿瘤，肿瘤细胞大多来源于肾上腺髓质，少数来源于肾上腺外的嗜铬细胞。由于肿瘤或增生细胞阵发或持续性分泌过量的儿茶酚胺（CA）及其他激素（如血清素、血管活性肠肽、肾上腺髓质素和神经肽 Y 等），而导致血压异常（常表现为高血压）与代谢紊乱症候群，是一种可治愈的继发性高血压病。

（二）手术技术

肾上腺嗜铬细胞瘤切除术、腹腔镜嗜铬细胞瘤切除术、肾上腺外嗜铬细胞瘤切除术等。

（三）通常的术前诊断

肾上腺肿瘤、肾上腺占位性疾病。

二、患病人群特征

1. 年龄 13 ~ 75 岁。
2. 男：女 =1：2.8。
3. 发病率：在高血压患者中患病率为 0.05% ~ 0.2%。
4. 病因：嗜铬细胞瘤位于肾上腺者占 80% ~ 90%，且多为一侧性；肾上腺外的瘤主要位于腹膜外、腹主动脉旁。多良性，恶性者占 10%。与大部分肿瘤一样，散发型嗜铬细胞瘤的病因仍不清楚。家族型嗜铬细胞瘤则与遗传有关。
5. 相关因素：临床表现个体差异甚大，从无症状和体征至突然发生恶性高血压、心力衰竭或脑出血等。临床症状及体征与儿茶酚胺分泌过量有关，即所谓 "6H" 表现：

Hypertension（高血压）、Headache（头痛）、Heart consciousness（心悸）、Hypermetabolism（高代谢状态）、Hyperglycemia（高血糖）、Hyperhidrosis（多汗）。

三、麻醉要点

（一）术前准备

长期儿茶酚胺分泌过量及恶性高血压可继发心肌劳损、冠状动脉供血不足、肾功能障碍、糖尿病等，须做全面的系统评估。

1. 心血管系统

①高血压：为本症的主要的及特征性表现，可呈间歇性或持续性发作。典型的阵发性发作常表现为血压突然升高，可达 200 ~ 300/130 ~ 180mmHg，伴剧烈头痛，全身大汗淋漓、心悸、心动过速、心律失常，心前区和上腹部紧迫感、疼痛感、焦虑恐惧或有濒死感、皮肤苍白、恶心、呕吐、腹痛或胸痛、视物模糊、复视，严重者可致急性左侧心力衰竭或心脑血管意外。发作终止后，可出现面部及全身皮肤潮红、发热、流涎、瞳孔缩小等迷走神经兴奋症状和尿量增多。②低血压、休克：本病也可发生低血压或体位性低血压，甚至休克或高血压和低血压交替出现。

2. 神经系统

震颤、精神改变性头痛（HA）、手臂感觉异常、高血压致视网膜病变、瞳孔扩大。

3. 肾功能

继发于高儿茶酚胺水平的高血压可能造成肾损害、高血糖症。

4. 血液系统

红细胞增多症。

5. 肌肉骨骼

体重减轻、身体虚弱、容易疲劳。

6. 实验室检查

其他病史和体格检查所提示的检查项目。

7. 术前用药

嗜铬细胞瘤手术的术前准备极为重要。①肾上腺素能受体阻滞药：术前应口服酚苄明（苯苄胺），剂量从 10mg 每日 2 次逐渐增加，可达 20mg 每日 3 ~ 4 次。至少 2 周以上，并使血压降到正常水平，症状基本控制。其不良反应有鼻塞和直立性虚脱。术前 48h 停服酚苄明，必要时以苄胺唑啉控制血压。心率过快的病例可口服普萘洛尔以控制心率在

90 次 /min 以下。②补充血容量：手术摘除肿瘤后使血浆内儿茶酚胺量急剧下降，小血管紧张性降低，小血管扩张而致血容量相对不足，可加重手术中休克。故术前应先补足血容量。可输全血，也可输中分子右旋糖酐溶液。③准备足够量的血源供术中应用。④术前麻醉用药不宜用阿托品，可以东莨菪碱（scopolamine）0.3mg 肌内注射。⑤准备好一路静脉补液通道专供输血，另一路专供滴入调节血压和心律失常的药物，备齐各种抢救药品。⑥右肾上腺巨大肿瘤在术中有可能须阻断下腔静脉时，则应选用上肢或颈静脉补液。调节血压主要用去甲肾上腺素和酚妥拉明。

（二）术中麻醉

1. 麻醉方法

采用连续硬膜外复合气管内全身麻醉，亦可只行气管内全身麻醉（前者可提供降压和肌松的基础）。

（1）诱导：宜行动脉穿刺直接测压。诱导前做好控制性降压的准备。诱导及插管时出现高血压，可注入小剂量苄胺唑啉适当控制。

（2）维持：高血压危象是指收缩压高于 250mmHg，持续 1min 以上的高血压状况。麻醉诱导期因患者精神紧张恐惧或其他不良刺激，如静脉穿刺、硬膜外穿刺、体位变动等均可诱发高血压发作，严重者可致高血压危象。术中术者操作，如分离、牵拉挤压肿瘤或肿瘤相关组织时常引起儿茶酚胺分泌增加诱发高血压危象，当患者合并严重缺氧或二氧化碳潴留时亦可发生高血压危象。术中一旦血压升高或超过原水平的1/3 或达到200mmHg，除分析与排除诱发原因外，应立即采取降压措施。根据情况采用酚妥拉明注射液静脉注射或微量泵注射，其他药物如硝普钠、盐酸尼卡地平（佩尔地平）等也可选用。使用 α 受体阻滞药而致心动显著过速时可给予小剂量的 β 受体阻滞药（例如艾司洛尔20 ～ 30mg）；如合并心律失常则根据心律失常的类型选择相应药物治疗。病情较轻者只要体液调节合适即未必需要或只需少量升压药即可维持血压稳定。术后血压过低或波动激烈，在调整血容量的基础上进行治疗。多肿瘤切除后可导致严重的低血糖，多发生在术后数小时内。清醒患者表现为多汗、低血压、烦躁；全身麻醉恢复期患者表现为循环抑制，且对一般处理反应迟钝。检测血糖，及时治疗则症状改善迅速。

术后（高血压）症状不减甚或加重：对侧遗留肿瘤的可能。

③苏醒：术中需要维持患者循环稳定，术后入 ICU 进一步治疗。

2. 血液和液体需要量

开放 1 ～ 2 路静脉，NS/LR 10 ～ 15mL/（kg·h），尿量 0.5 ～ 1mL/（kg·h），所有液体加温。可以使用自体血回收。

3. 监测

常规监测 + 使用有创监测手段。

4. 体位

受压点加垫，眼保护。

（三）术后恢复

1. 并发症：不稳定高血压、低血糖、肿瘤切除后肾上腺低功能、心功能障碍。
2. 疼痛治疗：硬膜外镇痛和 PCA。
3. 辅助检查：ECG、电解质、ABG、凝血全项。

第二节 原发性醛固酮增多症麻醉

一、外科特点

（一）概述

由于肾上腺皮质球状带发生病变从而分泌过多的醛固酮，导致水钠潴留，血容量增多，肾素—血管紧张素系统的活性受抑制，临床表现为高血压、低血钾为主要特征的综合征。大多数是由肾上腺醛固酮腺瘤引起，也可能是特发性醛固酮增多症。

（二）手术技术

肾上腺肿瘤切除术、腹腔镜肾上腺肿瘤切除术。

（三）通常的术前诊断

肾上腺肿瘤，肾上腺占位性疾病。

二、患病人群特征

1. 年龄：30 ~ 50 岁。
2. 男：女 =1：2.8。
3. 发病率：在高血压患者中患病率为 4%。

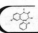

4. 病因：病因尚不甚明了。

5. 相关因素：高血压（70% ~ 80%）、高血糖（10% ~ 15%）。

三、麻醉要点

（一）术前准备

应纠正水、电解质及酸碱平衡紊乱，特别注意钾的补充，螺内酯是原醛症首选的治疗药物。患者有严重的高血压时可联合使用其他降压药物。术前应改善营养，评估重要器官的功能。

1. 呼吸系统

患者过度肥胖及伴随相关呼吸功能障碍。

2. 心血管系统

①高血压，原醛症最常见的首发症状，可早于低钾血症 2 ~ 7 年前出现。因水钠潴留血容量增加引起血压增高，但多数患者高血压呈良性经过且不出现水肿。为缓慢发展的良性高血压过程，呈轻至中度高血压（150 ~ 170/90 ~ 109mmHg），随着病程、病情的进展，大多数患者有舒张期高血压和头痛，有的患者舒张压可高达 120 ~ 150mmHg。少数表现为恶性进展。对降压药物常无明显疗效。②低血钾，疾病早期可正常或持续在正常低限，临床无低钾症状，随着病情进展，病程延长，血钾持续下降，80% ~ 90% 患者有自发性低血钾。部分患者血钾正常，但很少 > 4.0mmol/L，进高钠饮食或服用含利尿药的降压药物后，诱发低血钾发生。③心肌肥厚，原醛症患者较原发性高血压患者更易引起左心室肥厚，而且发生早于其他靶器官损害。左心室肥厚与患者年龄、平均血压及血浆醛固酮浓度相关，运动后原醛症患者较一般高血压患者更易诱发心肌缺血，心律失常：低血钾引起心律失常、室性期前收缩或阵发性室上性心动过速。心电图主要为低血钾改变，如 Q-T 间期延长、T 波增宽、低平或倒置，U 波明显，T-U 波融合成双峰；心肌纤维化和心力衰竭。醛固酮能引起心肌纤维化、心脏扩大和心力衰竭。

3. 神经系统

精神改变性头痛。

4. 肾功能

失钾性肾病，肾小管浓缩功能减退，引起多尿、夜尿增多。醛固酮过多使尿钙及尿酸排泄增多，易发生肾结石及泌尿系感染、肾盂肾炎、肾间质瘢痕形成。由于长期继发性高血压可导致肾动脉硬化、蛋白尿、肾功能不全。

5. 骨骼肌肉

皮纹、消瘦、水牛背、向心性肥胖、皮肤变薄、骨质疏松、身体虚弱。另外由于低血钾常常表现为肌无力和周期性瘫痪，多在清晨起床时忽感双下肢不能自主移动，反射降低或消失，双侧对称，重则可累及双上肢，甚至发生呼吸肌麻痹，引起呼吸及吞咽困难。持续时间不定，短者数小时，长者数天至数周不等，发作较轻者，可自行缓解，重者必须及时抢救，给予口服或静脉补钾治疗，方可缓解。

6. 血液系统

红细胞增多症。

7. 实验室检查

CBC、其他病史和体格检查所提示的检查项目。

8. 术前用药

常用螺内酯抑制醛固酮增多作用。

（二）术中麻醉

1. 麻醉方法

采用连续硬膜外复合气管内全身麻醉，亦可只行气管内全身麻醉（前者可提供降压和肌松的基础）。

（1）诱导：宜行动脉穿刺直接测压。诱导时麻醉深度要够，避免刺激对机体的影响。

（2）维持：安氟醚有促进醛固醇分泌的作用，但并非禁忌。机械通气时避免通气过度（避免呼吸性碱中毒）。一般无须降压。调整电解质代谢（防治高钾血、低钠血）。由于血管脆性增加或右肾上腺静脉汇入下腔静脉的距离很短，手术操作易撕裂血管而造成大出血，应准备输血装置。

（3）苏醒：术中需要维持患者循环稳定，术后入ICU进一步治疗。

2. 血液和液体需要量

开放1～2路静脉，NS/LR 10～15mL/（kg·h），尿量0.5～1mL/（kg·h），所有液体加温。可以使用自体血回收。

3. 监测

常规监测＋使用有创监测手段。

4. 体位

受压点加垫，眼保护。

（三）术后恢复

1. 并发症：不稳定高血压、低血糖、肿瘤切除后肾上腺低功能、心功能障碍、由于过度肥胖引起的肺换气不足。

2. 疼痛治疗：硬膜外镇痛和 PCA。

3. 辅助检查：ECG、电解质、ABG、凝血全项、CXR。

第三节　甲状腺功能亢进症麻醉

一、外科要点

甲状腺是人体最大的内分泌腺体，甲状腺滤泡上皮细胞从血液中摄取碘、酪氨酸碘化，最终合成甲状腺激素，主要为甲状腺素（T_4）和少量的三碘甲腺原氨酸（T_3），并储存在甲状腺内。甲状腺激素的分泌受下丘脑、腺垂体和血浆中甲状腺激素水平的调节，以维持血浆激素水平的动态平衡。T_4 是含量最高的碘化氨基酸，比 T_3 多 10 ~ 20 倍，也是血清中最多的碘化氨基酸，占血清蛋白结合碘的 90% 以上，T_3 的产量和外池的容量明显小于 T_4。游离 T_4 和 T_3 分别占 T_4、T_3 的 0.02% 和 0.2%，T_4 的血清浓度比 T_3 高 50 ~ 80 倍。甲状腺激素的生理作用包括：氧化、生热及温控作用，物质代谢的作用，促进生长发育。

临床上确诊为甲状腺功能亢进症或甲状腺功能减退症步骤，国内外学者一致的认识是 S–TSH（超敏 TSH 检测）、FT_3、FT_4 的联合检测明显优于 TT_3、TT_4，前者不受血清 TBG 含量的影响，可使一些 TT_3、TT_4 正常的早期甲状腺功能亢进症得到确诊，S–TSH 又可使甲状腺功能亢进症的诊断提高到亚临床水平。诊断甲状腺功能亢进症灵敏度的顺序为 S–TSH > FT_3 > TT_3 > FT_4 > TT_4，甲状腺功能减退症的诊断灵敏度顺序为 S–TSH > FT_4 > TT_4 > FT_3 > TT_3。本节主要描述甲状腺功能亢进症。

甲状腺功能亢进症是由各种原因导致正常甲状腺素分泌的反馈机制失控，导致循环中甲状腺素异常增多而出现以全身代谢亢进为主要特征的疾病总称。根据引起甲状腺功能亢进的原因可分为原发性、继发性，高功能腺瘤三类。

二、患病人群特征

（一）年龄范围

最常见的是弥漫性毒性甲状腺肿。世界上讲英语国家称之为 Graves 病，欧洲大陆其他国家称之为 Basedow 病。这是甲状腺功能亢进症最常见的原因，也是临床上最常见的甲状腺疾病。Graves 病在 20 ~ 40 岁最常见，10 岁以前罕见；继发性甲状腺功能亢进症发病年龄多在 40 岁以上。

（二）发病率

原发性甲状腺功能亢进症（弥漫性毒性甲状腺肿，Graves 病）最常见；儿童甲状腺功能亢进症以 3 岁以后发病逐渐增高，11 ~ 16 岁发病率最高，女孩多于男孩。

（三）病因学

Graves 病的病因尚不十分清楚，但患者有家族性素质，约15%的患者亲属有同样疾病，其家属中约有 50% 的人抗甲状腺抗体呈阳性反应。自主高功能腺瘤（Plummer 病）病因未完全清楚，或许与结节本身自主性分泌紊乱有关。

（四）相关状态

原发性甲状性功能亢进症（弥漫性毒性甲状腺肿，Graves 病），是指在甲状腺肿大的同时出现功能亢进症状。患者血中的 TSH 浓度不高，有的还低于正常；甚至应用 TSH 的促激素也未能刺激这类患者血中的 TSH 浓度升高。原发性甲状腺功能亢进症是一种自身免疫性疾病。腺体肿大为弥漫性，两侧对称，常伴有眼球突出，故又称"突眼性甲状腺肿"；继发性甲状腺功能亢进症，如继发于结节性甲状腺肿的甲状腺功能亢进症（多结节性毒性甲状腺肿）。腺体呈结节状肿大，两侧多不对称，无眼球突出，容易发生心肌损害；自主高功能腺瘤（Plummer 病），少见，甲状腺内有单发的自主性高功能结节，结节周围的甲状腺组织呈萎缩改变。

临床上除典型甲状腺功能亢进症之外常见的有以下几种：

1. T_3 型甲状腺功能亢进症：有甲状腺功能亢进症的临床表现，但血清 TT_4 和 FT_4 正常甚至是偏低，仅 T_3 增高的一类甲状腺功能亢进症。

2. T_4 型甲状腺功能亢进症又称甲状腺素型甲状腺功能亢进症：血清 TT_4、FT_4 增高，而 TT_3、FT_3 正常的一类甲状腺功能亢进症。其临床表现与典型的甲状腺功能亢进症相同，可发生于 Graves 病、毒性结节性甲状腺肿或亚急性甲状腺炎。多见于一般情况较差的中老年，如严重感染、手术、营养不良等患者。须与急性应激性甲状腺功能亢进症（假 T_4 型甲状腺功能亢进症）相鉴别，所谓应激性甲状腺功能亢进症患者是指患有各种急性或慢性全身性疾病患者，由于疾病关系，患者血清 TT_4、FT_4 增高，而 TT_3、FT_3 正常或降低，除少数患者伴有甲状腺肿大外，其他方面均无甲状腺功能亢进症的证据，当原发疾病治愈后，上述实验室指标于短期内恢复正常。

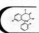

3. 淡漠型甲状腺功能亢进症：是甲状腺功能亢进症的特殊表现类型，症状与典型甲状腺功能亢进症的症状相反，表现为神经抑郁的一种甲状腺功能亢进症。临床表现：食欲缺乏、恶心、畏寒、皮肤干燥，神情淡漠抑郁，对周围事物漠不关心；精神思维活动迟钝，同时回答问题迟缓，有时注意力难以集中，懒动少语；心悸者为多见，常伴有心脏扩大、充血性心力衰竭、心房颤动，眼球凹陷，双目呆滞无神，甚或有眼睑下垂。

4. 隐匿型甲状腺功能亢进症：指无典型甲状腺功能亢进症症状，而以某一系统症为突出表现的一类甲状腺功能亢进症。临床分型如下。精神型：以精神异常为突出表现，患者表现为注意力不集中、注意力涣散，幻觉、妄想、抑郁、痴呆、偏执狂躁症，甚至有自杀观念、暴怒发作等。胃肠型：常以腹泻为突出表现，多见于中青年患者，大便次数一日数次至十几次不等，呈糊状或水样，含有未消化食物，有的患者以呕吐或腹痛为主要表现。胃肠型甲状腺功能亢进症有呕吐、腹泻、常伴有水电解质紊乱，如果治疗不当，病情严重者容易诱发甲状腺功能亢进症危象，危及生命。肌病型：以肌无力和周期性瘫痪为主要表现。甲状腺功能亢进症症状不明显或出现较晚。临床上表现为急、慢性甲状腺功能亢进症性肌病，周期性瘫痪，重症肌无力及眼肌麻痹。

5. 甲状腺癌引起甲状腺功能亢进症十分少见，一般表现为"凉结节"或"冷结节"，但如果癌组织量很大，如全身转移的甲状腺癌，癌细胞分泌的甲状腺激素总量过多，也可以引起甲状腺功能亢进症。极少数的甲状腺癌，为"热结节"可导致甲状腺功能亢进症。

6. 各种甲状腺炎引起甲状腺功能亢进症，主要是由于大量甲状腺细胞破坏后，细胞内的甲状腺激素释放入血，引起血循环中甲状腺激素增高和甲状腺功能亢进症。这种甲状腺功能亢进症一般为暂时性，常常伴有血清甲状腺球蛋白（TG）升高。

三、麻醉要点

（一）术前准备

甲状腺功能亢进症患者的术前准备非常重要，其目的是预防术中、术后发生甲状腺功能亢进症危象及预防和治疗心房颤动、充血性心力衰竭等循环衰竭的危险情况。

1. 药物准备

是术前降低基础代谢率的重要措施，有以下两种方法：

（1）先用硫脲类药物降低甲状腺素的合成，并抑制机体淋巴细胞自身抗体产生，从而控制因甲状腺素升高而引起的甲状腺功能亢进症症状。待甲状腺功能亢进症症状被基本控制后，改用碘剂（Logul液）1 ~ 2周，再行手术。

（2）开始即服用碘剂，2 ~ 3周后甲状腺功能亢进症症状得到基本控制，便可进行手术。

2. 麻醉前用药

根据甲状腺功能亢进症症状控制的情况和将采用的麻醉方法综合考虑，一般来说，镇静药用量较其他病种要大。可选用巴比妥类或苯二氮䓬类药物，如咪达唑仑 0.07 ~ 0.15mg/kg。对某些精神高度紧张拟选择气管内麻醉的患者，可加用芬太尼 0.1mg、氟哌利多 5mg 肌内注射，具有增强镇静、镇痛、抗呕吐的作用。抗胆碱药物，如阿托品，易影响心率及热调节系统，一般不宜应用，如确实存在分泌物旺盛的情况可选用长托宁麻醉前静脉注射。应该强调的是，对于有呼吸道压迫或梗阻症状的患者，麻醉前镇静或镇痛药应减少用量或避免使用。

（二）术中麻醉

1. 局部浸润麻醉

对于症状轻、病程短或经抗甲状腺药物治疗后，病情稳定，无气管压迫症状，且合作较好的患者可采用局部浸润麻醉，特别适用于微创手术。选择恰当浓度的局部麻醉药，一般不加肾上腺素，以免引起心率增快，甚至心律失常。充分皮内、皮下浸润注射，虽然可完全消除手术所致疼痛刺激，但由于甲状腺功能亢进症患者精神紧张状态确非一般，加上甲状腺手术体位和术中牵拉甲状腺组织引起不适反应，术中必须静脉注射镇痛或镇静药，故现在已极少采用局部浸润麻醉于甲状腺功能亢进症患者。

2. 颈丛神经阻滞或连续颈部硬膜外阻滞

颈丛神经阻滞的麻醉效果较局部浸润麻醉优良，一般可获得较好的麻醉效果，但仍未摆脱局部麻醉的缺点，如手术牵拉甲状腺时患者仍感不适，此外，若手术时间较长，麻醉作用逐渐消退，需要加用局部浸润麻醉或重新神经阻滞等。颈部硬膜外阻滞能提供最完善的镇痛效果，同时因阻滞心脏交感神经更利于甲状腺功能亢进患者，可用于防治甲状腺危象，更适用于手术前准备不充分的患者。术中可适量辅以镇痛药及镇静药，如芬太尼及氟哌利多等，以减轻术中牵拉甲状腺所致的不适反应。手术中可能因硬膜外阻滞平面过广、静脉辅助药作用等出现呼吸抑制。故麻醉期间须严密观察患者呼吸功能变化，避免呼吸道梗阻及窒息发生，同时准备气管插管用具。

3. 气管内麻醉

是目前采用最广泛的麻醉方法。适合于甲状腺较大或胸骨后甲状腺肿，伴有气管受压、移位、术前甲状腺功能亢进症症状尚未完全控制或精神高度紧张不合作的患者。气管内麻醉能确保患者呼吸道通畅，完全消除手术牵拉所致的不适，增加了手术和麻醉安全性。

（1）全身麻醉诱导和气管插管术：困难气管内插管常发生于甲状腺手术患者，麻醉前应有足够的思想和技术准备，包括准备不同内径的气管导管、不同型号的喉镜，甚至纤维支气管镜。对于有呼吸道压迫症状者，宜选择表面麻醉下清醒气管内插管。对于大多数

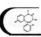

甲状腺功能亢进症患者，若症状控制较好，且不伴有呼吸道压迫症状者，可采用快速诱导气管内插管。但必须注意，凡具有拟交感活性或不能与肾上腺素配伍的全身麻醉药，如乙醚、氟烷、氯胺酮均不宜用于甲状腺功能亢进症患者。咪达唑仑、依托咪酯或异丙酚具有良好的镇静作用，静脉诱导迅速、平稳，适合甲状腺功能亢进症患者麻醉。阿片类药物，如芬太尼，剂量可适当偏大，以减弱插管引起的循环波动。有些甲状腺功能亢进症患者可能合并肌无力，肌松药应选用对心血管作用较小的中、短效药物，如维库溴铵、阿曲库铵等。潘库溴铵可使心率增加，甲状腺功能亢进症患者不宜使用。麻醉诱导过程中充分吸氧去氮，诱导务必平稳，避免屏气、呛咳，插管困难者可借助插管钳、带光源轴芯或纤维支气管镜等完成气管插管。有气管受压、扭曲、移位的患者，宜选择管壁带金属丝的气管导管，且气管导管尖端必须越过气管狭窄平面。完成气管插管后，应仔细检查气管导管是否通畅，防止导管受压、扭曲。甲状腺手术操作不仅可使声带及气管与气管导管壁彼此摩擦，而且可直接损伤气管壁，易引起喉头气管炎症，导致声嘶、喉痛，甚至喉痉挛、喉水肿而窒息。术后创面出血也可压迫呼吸道，这些因素均可导致患者术后呼吸道梗阻。

（2）全身麻醉维持：恩氟烷、异氟烷、地氟烷、七氟烷、芬太尼、维库溴铵、罗库溴铵等，对甲状腺功能几乎无影响，且对心血管功能干扰小，对肝、肾功能影响小，可优先考虑使用。至于麻醉作用较弱的药物，如氧化亚氮、普鲁卡因，对甲状腺功能亢进的患者可能有麻醉难以加深的可能，必须增加其他药物或复合以恩氟烷或异氟烷吸入或异丙酚静脉滴注。丙泊酚与芬太尼家族药物联合使用，辅以肌肉松弛药的全凭静脉麻醉方法对心血管干扰小，麻醉维持平稳，临床应用非常广泛。对合并肌无力的患者，建议术中监测神经肌肉接头功能以指导肌松药使用，力争达到术终自动恢复，避免肌松作用残余，如确须拮抗残余肌松作用，应谨慎进行。氟烷可能引起甲状腺激素增加和心律失常，应避免使用。而乙醚、氟烷和氯胺酮则禁用或慎用于甲状腺功能亢进患者。

（3）气管拔管术：手术结束后待患者完全清醒，咽喉保护性反射业已恢复后方可考虑拔除气管导管。由于出血、炎症、手术等诸因素，拔除气管导管后，患者可突然发生急性呼吸道梗阻。为预防此严重并发症，必须等患者完全清醒后，首先将气管导管退至声门下，并仔细观察患者呼吸道是否通畅、呼吸是否平稳，如果情况良好，则可考虑完全拔除气管导管，并继续观察是否出现呼吸道梗阻。如果一旦出现呼吸道梗阻，则应立即再施行气管插管术，以保证呼吸道通畅。

（三）术后恢复

术后主要注意并发症的防治。

1. 呼吸困难和窒息

多发生于手术后 48h 内，是最危急的并发症。常见原因如下：

（1）手术切口内出血或敷料包扎过紧而压迫气管。

（2）喉头水肿，可能是由手术创伤或气管插管引起。

（3）气管塌陷，由于气管壁长期受肿大甲状腺压迫而发生软化，切除大部分甲状腺后，软化之气管壁失去支撑所致。

（4）喉痉挛、呼吸道分泌物等。

（5）双侧喉返神经损伤。临床表现为进行性呼吸困难、发绀，甚至窒息。对疑有气管壁软化的患者，手术结束后一定待患者完全清醒，先将气管导管退至声门下，观察数分钟，如果没有呼吸道梗阻出现，方可拔除气管导管。如果双侧喉返神经损伤所致呼吸道梗阻，则应行紧急气管造口术。

此外在手术间或病房均应备有紧急气管插管或气管造口的急救器械，一旦发生呼吸道梗阻，甚至窒息，可以及时采取措施以确保呼吸道通畅。

2. 喉返神经或喉上神经损伤

手术操作可因切断、缝扎或牵位或钳夹喉返神经后造成永久性或暂时性损伤。若损伤前支则该侧声带外展，若损伤后支则声带内收，如两侧喉返神经主干被损伤，则可出现呼吸困难甚至窒息，须立即行气管造口以解除呼吸道梗阻。如为暂时性喉返神经损伤，经理疗及维生素等治疗，一般 3～6 个月可逐渐恢复。喉上神经内支损伤使喉部黏膜感觉丧失而易发生呛咳，而外支损伤则使环甲肌瘫痪而使声调降低，一般经理疗或神经营养药物治疗后可自行恢复。

3. 手足抽搐

因手术操作误伤甲状旁腺或使其血液供给受累所致，血钙浓度下降至 2.0mmol/L 以下，导致神经肌肉的应激性增高而在术中或术后发生手足抽搐，严重者可发生喉和膈肌痉挛，引起窒息，甚至死亡。发生手足抽搐后，应立即静脉注射 10% 葡萄糖酸钙 10～20mL，严重者须行异体甲状旁腺移植。

4. 甲状腺危象

本症是甲状腺功能亢进症最严重的并发症，病死率高达 60%～80%。老年人尤其危险。在甲状腺功能亢进症未得到控制情况下，受到应激刺激，如严重感染、外伤、手术等是最常见的诱发因素。甲状腺功能亢进症危象高发于术后 6～18h，术前准备不充分是发生甲状腺功能亢进症危象最危险的因素。个别术前诊断不明确的患者也有在术中发生，常与挤

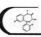

压或探查高功能腺瘤等手术操作相关。发生可能由多方面因素引起：①大量甲状腺素释放入血循环中；②血中游离甲状腺素增加；③机体对甲状腺激素反应异常；④肾上腺素能的活力增加；⑤甲状腺激素在肝中清除降低。

典型临床表现：高热、大汗淋漓、心动过速、频繁呕吐及腹泻、谵妄，甚至昏迷、休克。电解质失衡，最终呼吸循环衰竭而死亡，多数患者甲状腺肿大明显。老年患者可仅有心脏异常，尤以心律失常或胃肠道症状为突出表现。多有明显的发病诱因。术中则以循环系统剧烈变化为最明显，表现为血压剧烈升高，心率迅速增快，常伴室上性快速型心律失常。同时也常发生患者颜面潮红，呼气末二氧化碳（$PetCO_2$）升高，体温迅速升高，但升高幅度不如恶性高热严重剧烈，很少有血红蛋白尿的发生，且麻醉用药无特殊扳机点可作为鉴别。治疗方法以支持疗法、对症疗法为主，结合抗甲状腺功能亢进症药物，包括静脉输液、物理降温、使用 β 受体阻滞药等。艾司洛尔为超短效高选择性 β 受体阻滞药，在甲状腺功能亢进症危象的治疗中很受重视。肾上腺功能不全者可给予氢化可的松。

治疗原则为：①保护机体器官，防止功能衰竭；②降低循环中甲状腺激素水平；③降低周围组织对甲状腺激素的反应，抗交感神经药物可减轻周围组织对儿茶酚胺的作用，常用药物有普萘洛尔等；④控制诱因，积极处理引发危象的各种疾病诱因，包括应用抗生素治疗感染。

5. 颈动脉窦反射

颈动脉窦是颈内动脉起始处的梭形膨出，在窦壁内富含感觉神经末梢，称为压力感受器。甲状腺手术刺激该部位时，可引起血压降低，心率变慢，甚至心搏骤停。术中为了避免该严重并发症发生，可采用局部麻醉药少许在颈动脉窦周围行浸润阻滞，否则一旦出现，则应暂停手术并立即静脉注射阿托品，必要时采取心肺复苏措施。

第四节　胰岛素瘤麻醉

一、外科特点概述

胰岛素瘤是因胰腺 B 细胞瘤或增生造成的胰岛素分泌过多，引起以低血糖症为主的一系列临床症状。一般胰岛素瘤体积较小，多为单发，多为无功能性。胰岛素瘤也可能是多发性内分泌腺瘤病的一部分。

胰岛素瘤以良性腺瘤最为常见，其次为增生，癌和胰岛母细胞瘤少见。胰岛素瘤90%

为良性，直径为 0.5 ～ 5cm。瘤体分布于胰头、体、尾。位于胰腺外的异位胰岛素瘤发生率不到胰岛素瘤总数的 1%，多见于胃、肝门、十二指肠、胆总管、肠系膜和大网膜等部位。胰岛素瘤也可能是多发性内分泌腺瘤病 I 型的一部分。胰岛素瘤的胰岛素分泌不受低血糖抑制。

二、患病人群特征

（一）年龄范围

高发年龄为 40 ～ 50 岁。

（二）发病率

在功能性胰腺内分泌肿瘤中最常见，发病率女性略多于男性。

（三）病因学

通常因饥饿、饮酒、感染、活动过度等应激而发病。多数由偶发至频发，逐渐加重，甚至每天发作数次。发作时间可短至数分钟，长至持续数天，甚至长达 1 周以上，可伴发热等其他并发症。若及时进食或静脉注射葡萄糖，则数分钟即可缓解。初发病者或糖尿病患者伴本病的，血糖水平未降至 3.33mmol/L（60mg/dL）以下，即可出现低血糖症状。但是，临床症状和血糖水平并不成正比，甚至有的患者在早餐前发病；发作后血糖并不一定很低，发作时不予补充葡萄糖也可自行缓解；若病情严重或发作时间延长，有时在进食数小时后症状才消失。这些不典型的临床表现，可能与肿瘤间歇性分泌胰岛素有关，也与血糖的下降程度、速度、持续时间、病程长短及个体差异对低血糖的敏感性不同等有关系。这种复杂的临床表现给诊断带来一定困难，主要原因是未充分认识本病不同情况下的临床特点。

1. 中年男性多见，可有家族史。

2. 病情呈进行性加重。其临床表现为低血糖症状，如头晕、眼花、心悸、出汗，此类患者神经、精神异常极为常见，甚至出现麻痹性痴呆、卒中、昏迷。禁食、运动、劳累、精神刺激等可促进其发作。

3. 临床上多有 Whipple 三联征，即空腹发病，发病时血糖 < 2.2mmol/L（40mg/dl），静脉注射葡萄糖立即见效。空腹血糖常常 < 2.8mmol/L（50mg/dl）。

4. 本病可为多发性内分泌腺瘤病 I 型（MEN-I）的表现之一，MEN-I 除了胰岛素瘤外，尚可伴有垂体肿瘤、甲状旁腺肿瘤或增生。

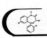

三、麻醉要点

(一) 术前准备

对于术前诊断明确的患者,术前准备主要目的是预防低血糖的发生,可采取下列措施:
1.内科治疗包括少量多餐和夜间加餐,以减少低血糖症的发生。也可选择二氮嗪(diazoxide)、苯妥英钠、生长抑素、糖皮质激素等治疗。

2. 术前也可用二氮嗪准备,剂量为每日 200 ~ 600mg,术中可继续使用二氮嗪以减少低血糖发生的可能性。

3. 术前禁食期间,根据患者平时低血糖发作情况,必要时补充葡萄糖,以免发生严重低血糖。但应在手术 2 ~ 3h 前补充葡萄糖,用量不宜过大,以免影响术中血糖检测结果。

④急性低血糖的处理同前,快速补充葡萄糖以控制或缓解低血糖症状。低血糖发作时,轻者可口服适量的葡萄糖水,重者须静脉输注 50% 葡萄糖液 40 ~ 100mL,必要时可重复,直至症状得到缓解。

(二) 术中麻醉

1. 麻醉选择

胰岛素瘤较小不易寻找,故麻醉方式应能满足手术切除及手术探查等操作的需要,维持适当的麻醉深度和良好肌松程度。全身麻醉及硬膜外阻滞麻醉均可用于此类患者。

(1)全身麻醉应尽量选用对血糖影响小的药物,并且在全身麻醉期间应注意鉴别低血糖昏迷。对于精神紧张、肥胖、肿瘤多发或定位不明确的患者全身麻醉更为合适。

(2)硬膜外阻滞麻醉:硬膜外阻滞麻醉可满足手术的要求,对血糖影响小,保持患者清醒可评价其神志改变,但硬膜外阻滞必须充分,否则可因手术刺激引起反射性血压下降、恶心呕吐。同时应控制麻醉平面,以免造成呼吸抑制、血压下降。

2. 术中血糖监测和管理

胰岛素瘤切除术中应监测血糖变化,其目的是及时发现处理肿瘤时的低血糖症和肿瘤切除后的高血糖,以及判断肿瘤是否完全切除。

(1)一般认为肿瘤切除后血糖升高至术前2倍或切除后1h内上升至5.6mmol/L(100mg/dL),即可认为完全切除。

②肿瘤切除后 1h 内血糖无明显升高者,应怀疑有残留肿瘤组织存在,应进一步探查切除残留的肿瘤组织。

③术中应避免外源性葡萄糖引起的血糖波动,以免不能准确反映肿瘤切除与否。

④为防止低血糖的发生,术中应间断测定血糖的水平,根据血糖测定值输注少量葡萄

糖，应维持血糖在 3.3mmol/L（60mg/dL）以上；肿瘤切除后如出现高血糖，可使用小量胰岛素控制。

⑤保持足够的通气量，维持正常的 PaO_2 和 $PaCO_2$，避免过度通气出现继发性脑血流下降，减少低血糖造成脑缺氧性缺糖性损害。

第五节　多发性内分泌腺瘤麻醉

一、外科特点

（一）概述

多发性内分泌腺瘤综合征（Multiple En-docrine Neoplasia Syndrome，MENS）是一组有明显家族倾向的显性遗传性疾病，有多个内分泌腺发生肿瘤，且能产生多种与所在腺体相同或不同的激素或激素样物质，因而引起极其复杂而且多变的内分泌症候群。目前 MENS 分 3 型。

Ⅰ型：为甲状腺、垂体、腺系肿瘤为主，又称 Werm-ers 综合征。

Ⅱ型：以甲状腺髓样癌、嗜铬细胞瘤、甲状旁腺功能亢进症三者并存为特点，又称 Sipples 综合征。

Ⅲ型：则以多发性神经瘤伴甲状腺髓样癌和（或）肾上腺嗜铬细胞瘤为特点，又称 Khairi 综合征。

此外，MENS 的特殊表现为类癌和血管活性肠肽瘤。

（二）通常的术前诊断

1. MEN Ⅰ型

（1）甲状旁腺增生、腺瘤或腺癌，通常 4 个甲状旁腺均受累。

（2）胰岛细胞瘤或腺癌。

（3）垂体腺瘤。

（4）肾上腺皮质增生或腺瘤。

（5）甲状腺病变可有腺瘤、增生、甲状腺癌等。

（6）类癌较多见，可见于支气管、胃肠道、胰腺或胸腺，大多数患者无症状，往往肿瘤转移到肝时才发现。

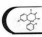

2. MEN Ⅱ 型

（1）甲状腺髓样癌，局部淋巴结转移较常见，可较早转移。

（2）肾上腺嗜铬细胞瘤多为两性，大多为双侧病变。

（3）甲状旁腺增生或多发腺瘤。

3. MEN Ⅲ 型

（1）甲状腺髓样癌或 C 细胞增生。

（2）嗜铬细胞瘤和（或）肾上腺髓质增生。

（3）多发性黏膜神经瘤。

（4）类马方体型。

二、患病人群特征

（一）发病率

MEN Ⅰ 为一常染色体显性遗传疾病，又称 Wermer 综合征，在普通人群中患病率为（2 ~ 20）/10 万。MEN Ⅰ 可有多种临床表现，其发生率于不同家系及同一家系的患病者中变化不一。其患病率占普通人群的（1 ~ 10）/10 万，携带有 MEN Ⅱ 缺陷基因者，其疾病外显率高于 80%。

（二）病因学

MEN Ⅰ 患者中约 10% 其基因突变属新出现的，称为散发性。MEN Ⅰ 基因位于第 11 号染色体，11q13 带。MEN Ⅱ 为一常染色体显性遗传疾病，MEN Ⅱ 的发病机制系 RET 原癌基因发生突变所致。

（三）相关状态

MEN 的特殊表现又称嗜银细胞瘤（argentaffinoma），起源于胃肠道嗜银细胞；起源于神经内分泌细胞的肿瘤，能产胺、产肽，属于 APUD 细胞（a-mine precursor uptake decarboxylation）系统。类癌是一种低度恶性、生长缓慢、预后相对较好的恶性肿瘤。因其具有分泌激素的功能，部分病例在临床上可出现类癌综合征。类癌可以发生在全身各个部位，包括消化道、呼吸道、纵隔、肝、肾、卵巢、内分泌腺、乳腺及胰腺等。类癌综合征（carcinoidsyndrome）主要来自肠道的类癌发生肝转移时，偶尔发生于胰岛细胞癌和胃癌；分泌过多以 5- 羟色胺（5-HT）为主的生物活性物质，引起皮肤潮红、腹泻、哮喘和心瓣膜病变等表现。

1. 皮肤间歇性潮红：主要发生在面部、颈部及前胸部等暴露部位，也可遍及全身。为间歇性，可突然发生，呈鲜红色或紫色，持续时间可为数分钟至 2d。诱发因素有饮酒和某些食物、疼痛、情绪波动及体力活动等。肾上腺素、去甲肾上腺素及儿茶酚胺等药物能引起发作，用 α 肾上腺素能阻滞药可制止潮红。

2. 肺部症状：主要表现为哮喘和呼吸困难，在 20% ～ 30% 的患者中发生，与支气管哮喘相似，哮喘可与皮肤潮红同时发生。麻醉时或肾上腺素可诱发哮喘或使哮喘加重。哮喘的原因是由于 5-HT 等物质致平滑肌痉挛引起的。

3. 胃肠道症状：腹痛、腹胀及里急后重较为常见，程度不一，腹泻为小便样，每天可达 10 ～ 20 次，泻前可伴有腹痛或绞痛，腹泻与皮肤潮红不一定同时出现，是由 5-HT 引起。

4. 心脏症状：在皮肤潮红出现的同时，患者可出现心搏加快、血压降低或休克。晚期可有充血性右侧心力衰竭，表现端坐呼吸，下肢水肿，听诊有肺动脉瓣狭窄杂音及三尖瓣狭窄和关闭不全杂音。

5. 类癌危象：类癌危象是类癌综合征的严重合并症，一般发生于前肠类癌，尿 5-HIAA 可骤然增高，临床上表现为严重而普遍的皮肤潮红，腹泻明显加重并伴有腹痛，可有眩晕、嗜睡、昏迷等中枢神经系统症状，以及心动过速、心律失常、高血压及严重低血压等心血管异常。

6. 血管活性肠肽瘤：是胰岛 D1 细胞的良性或恶性肿瘤，由于 D1 细胞分泌大量血管活性肠肽（vasoac-tive intestinal peptide，VIP）而引起严重水泻（Watery diarrhea）、低钾血症（hypopotassemia）、胃酸缺乏（a-chlorhydria）或胃酸过少（hypochlorhydria），故又称为 WDHA 或 WDHH 综合征。

（1）本病最突出的症状就是大量的分泌性腹泻，有 70% 的患者每天的腹泻量在 3L 以上，粪便稀薄如水样，外观如茶色，腹泻常呈突发性、暴发性发作，但在重症患者可呈持续性腹泻，VIPoma 患者在禁食 48 ～ 72h 后，腹泻仍然持续发生，故禁食 72h 可供与其他原因引起的腹泻进行鉴别。

（2）水、电解质和酸碱平衡紊乱，严重患者甚至可进一步导致心律失常、低钾性肾病或肾衰竭等并发症，乃至死亡。

（3）低胃酸或无胃酸，有 3/4 的患者胃液酸度降低，甚至无胃酸。

（4）低磷血症和高钙血症。

（5）葡萄糖耐量降低和高血糖症，约 50% 的患者有葡萄糖耐量减低，而出现血糖增高者则略少些，约为 18%，在切除肿瘤之后葡萄糖耐量也可恢复正常。

（6）约 62% 的患者可有腹部痉挛；20% 的患者会出现阵发性皮肤潮红，常发生在颜面部或胸部；4% 的患者发生肾结石。

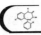

三、麻醉要点

（一）术前准备

MEN Ⅰ型围术期密切监测激素水平。MEN Ⅱ型首先考虑肾上腺嗜铬细胞瘤切除术，术前准备同一般嗜铬细胞瘤。MEN Ⅲ型中，甲状腺髓样癌和嗜铬细胞瘤治疗原则同MEN Ⅱ型，类马方体型不需治疗，面神经瘤不需处理，对神经瘤引起的肠憩室和巨结肠可手术治疗。类癌（carcinoid）的特殊药物使用：① H_2 受体阻滞药可使组胺作用减弱，例如苯海拉明和西咪替丁；②赛庚啶（cyproheptadine）具有抗血清素及抗组胺作用，可以减少支气管痉挛的发生；③奥曲肽（octreotide）可阻断血清素及激肽的外周作用并抑制其他递质的释放，可有效地抑制潮红和腹泻。治疗血管活性肠肽瘤最有效的药物是奥曲肽（octreoti-de acetate），使用奥曲肽和糖皮质激素治疗低血容量，纠正酸碱和水电解质平衡，维持心血管功能的稳定。

（二）术中麻醉

嗜铬细胞瘤切除后，应手术切除甲状腺和甲状旁腺瘤以治疗髓样癌和甲状旁腺功能亢进症。类癌的低血压可促进体液递质的释放，应避免麻醉过深及硬膜外阻滞引起的低血压；避免使用具有组胺释放作用的药物，如箭毒、阿曲库铵、琥珀胆碱及吗啡；术中偶发高血压，可采用加深麻醉、应用血管扩张药及芬太尼控制；术中操作挤压肿瘤可使体液递质大量释放入血，造成血管扩张、毛细血管通透性增加、血管媒介外漏、内脏水肿等一系列类似过敏反应的表现。临床可给予氢化可的松（100～200mg），不应使用儿茶酚胺类升压药及促进内源性儿茶酚胺释放的药物；如类癌危象即顽固性低血压和支气管痉挛，应给予奥曲肽（50～100μg，静脉注射），充分补液及直接作用于血管的血管收缩药（如新福林）。大手术中行有创动脉压监测，术中经常监测血气分析以了解内环境情况。

第九章　妇产科麻醉

第一节　子宫肿瘤

一、子宫肌瘤

子宫肌瘤是由子宫平滑肌、少量结缔组织组成的良性子宫肿瘤，又称子宫平滑肌瘤，是女性生殖器中最常见的良性肿瘤。此病系激素反应性肿瘤，通常仅在生育期生长，据大量尸检资料发现，30 岁以上妇女 20% 在子宫内潜存肌瘤，也有报道 20% ~ 25% 育龄妇女存在平滑肌瘤。

子宫肌瘤好发年龄为 30 ~ 50 岁，如果绝经后肌瘤长大，多提示变性，必须警惕肉瘤变性。

（一）病因

子宫肌瘤的病因尚不清楚，但大量临床资料证明子宫肌瘤好发于育龄妇女，尤其是在高雌激素环境中，如妊娠期和接受雌激素治疗等情况下，肌瘤生长迅速，绝经后肌瘤停止生长，以致萎缩。肌瘤患者又常伴有卵巢充血肿大，子宫内膜增生，提示子宫肌瘤与雌激素的过度刺激有关。

女性激素是通过相应的受体来发挥作用的，实验证明：肌瘤组织中具有高于子宫肌的雌激素受体（ER）和孕激素受体（PR），其含量随月经周期中雌激素水平而变化。据报道，外源性应用性激素及克罗米芬后肌瘤增大，抑制或降低性激素水平，可以防止肌瘤生长，提示肌瘤是性激素依赖性肿瘤。另外肌瘤组织中雌二醇含量较正常子宫组织高，而将其转变为雌酮的 $17-\beta$ 羟类固醇脱氢酶的含量较低，导致雌二醇堆积。所以肿瘤的发生可能与该部组织的内环境有关。

对人类生长激素（HGH）的放射免疫测定研究，不支持雌激素与肌瘤发展相关的假设，推测妊娠期肌瘤生长加快与人类胎盘生乳素和雌二醇的协同作用有关。通过葡萄糖 –6– 磷酸脱氢酶的研究证明：子宫肌瘤是多源性克隆性肿瘤，每一平滑肌瘤属单细胞起源，即单克隆。肌瘤在子宫中的发生是相互独立的，而不是由一个突变的子宫肌瘤细胞播散而致。

子宫肌瘤按其生长位置、与子宫各层的关系可分为：

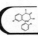

1. 壁间肌瘤或"间质肌瘤"最常见，约占总数的 60% ~ 70%。

2. 浆膜下子宫肌瘤较壁间肌瘤少见，约占总数的 20% ~ 30%。

3. 黏膜下子宫肌瘤约占肌瘤的 10% ~ 15%。

（二）临床特征

1. 症状

多数患者无症状，约 35% ~ 50% 患者产生症状。

主要有：异常子宫出血、压迫症状、疼痛、腹部肿块、不孕与流产、贫血等。

2. 体征

常规双合诊检查子宫很容易发现肌瘤，但肌瘤必须与子宫相连，质较硬。壁间肌瘤子宫常增大，表面有不规则结节状突起。浆膜下肌瘤可触及质硬、球形、活动的肿物与子宫有瘤蒂相连。黏膜下子宫肌瘤子宫均匀增大、较硬，如宫颈口松弛深入手指可触及光滑球形瘤体，可突入阴道内。

（三）手术及要求

手术治疗是目前治疗子宫肌瘤最常用的方法。可根据肿瘤的大小、数目、生长部位，对生育要求，采取相应的手术方式。

1. 肌瘤剔除术

肌瘤剔除术是将子宫上的肌瘤摘除，保留子宫的手术，也称为子宫肌瘤保守性手术。分为腹式肌瘤剔除和阴式带蒂肌瘤摘除术两种。主要适用于 45 岁以下尤其是 40 岁以下未婚或有生育要求者，有手术指征且患者坚决要求保留子宫者，患者年龄较大、手术指征不明确者。

2. 子宫切除术

（1）适应证

①子宫达妊娠 3 个月大小，或症状明显，继发贫血；②子宫肌瘤可疑肉瘤变性；③附件触诊不满意。

（2）手术方式

①次全子宫切除术：次全子宫切除术可以保持阴道及解剖功能上完整。但有发生宫颈残端癌的可能，因此必须术前严格掌握适应证，术前宫颈必须正常或无恶性病灶，盆腔广泛粘连切除宫颈困难者。

②全子宫切除术：分为经阴道和剖腹全子宫切除术。前者适用于肌瘤小，尤其有膀胱膨出、直肠膨出和肠疝须行阴道修补者，而后者适用于肌瘤较大、数目较多者。

③筋膜内子宫切除术：筋膜内子宫切除术可以经腹式、阴式、腹腔镜下完成，术中保留子宫颈筋膜不宜太厚，以免缝合困难，导致出血。

④子宫体中心切除术：子宫体中心切除术保留子宫浆肌层，切除子宫中心部分，亦可保留部分子宫内膜，不切断子宫及附件，操作简单，创伤相对少，不存在损伤膀胱、尿道的危险性。子宫良性肿瘤行全子宫切除术时，随着内分泌学的进展，保留卵巢的年龄为50岁，或50岁以上未绝经者正常卵巢也应予以保留，不以年龄划分。

（四）围手术期处理

1. 术前评估与调整

子宫肌瘤是妇科疾病中最常见的良性肿瘤，子宫切除术也是妇科手术最常用的术式。麻醉医师术前除常规对患者访视、体检外，要重点了解患者贫血情况，是否合并有内科疾病，如高血压、心脏病、糖尿病等，对肥胖的患者要检查头后伸、枕寰活动、颞颌关节活动是否受限。对气管内插管的难易程度做出评估。

（1）子宫出血：为子宫肌瘤的主要症状，由于经期延长，月经量过多而引起不同程度的贫血，严重者伴有心悸、头晕、乏力等全身症状。术前应积极纠正，改善贫血使血红蛋白升至70g/L以上，如此全身症状将会随之改善或减轻，为手术提供最佳时机，否则下一个经期到来将无法维持血红蛋白量的平稳。

（2）肥胖：患子宫肌瘤的患者，肥胖者是常见现象，即使是年轻患者肥胖者也不少见。由于肥胖常合并有心血管病、糖尿病，故术前调整较复杂。

衡量肥胖现多采用BMI（BMI）标准，其女性标准体重为$20kg/m^2$，当BMI＝$30 \sim 39kg/m^2$被视为肥胖，超过标准体重的100%以上者为病态肥胖，对病态肥胖术前要重点检查$PaCO_2$是否增高，有无肥胖性低通气量综合征（PHS），肥胖患者由于胸廓运动受到限制、膈肌的升高均可使肺的顺应性下降。肥胖对心血管也有不利的影响，由于肥胖患者的心排血量增多，心脏左室常增大，其血压与体重多呈正相关。

（3）腰痛：子宫肌瘤患者常伴有腰背酸痛，其疼痛特点为无固定压痛点，无神经根受压症。

要与其他疾病所引起的腰痛相鉴别，特别要与腰椎间盘突出症及椎管狭窄相鉴别，必要时可通过影像学来确诊，对是否选择椎管内麻醉有重要意义。

2. 麻醉选择及注意事项

椎管内阻滞麻醉，包括腰麻、硬膜外麻醉和腰—硬联合阻滞麻醉，是下腹部手术（妇产科、泌尿外科）、下肢手术最常用的麻醉方法。子宫肌瘤是妇产科手术中最常见的手术种类，如患者合并有其他疾病如高血压、冠心病如前述术前术中给予特殊注意，对合并贫血的患者，保证血红蛋白在70g/L以上，子宫肌瘤患者多为30～50岁妇女，因此全身状

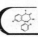

态较好，本节主要简述椎管内阻滞麻醉在妇产科手术中的应用。

椎管内阻滞的绝对禁忌证很少。最重要的一些包括：患者拒绝、患者不能保持穿刺时不动而使神经结构处于受到不可接受的损伤的危险境地、颅内压增高。下列相对禁忌证（应用椎管内阻滞）时应当权衡利弊，包括内在的和特发的凝血功能障碍（例如使用华法林或肝素引起的）、预计穿刺点皮肤、软组织感染、严重低血容量以及麻醉医师缺乏经验。预先存在的神经疾病（例如下肢周围神经病变）是经常被引用的相对禁忌证，这并不是基于医学的标准而是从法律角度考虑而列入。

在实施椎管内麻醉前一定熟悉其解剖和生理及可能的并发症。单纯腰麻因作用时间有限应用受到限制，硬膜外和腰—硬联合阻滞麻醉被广泛应用于妇产科患者。穿刺间隙选择L2～L3，后者也可选择L3～L4。硬膜外麻醉药物选择：利多卡因、布比卡因、罗哌卡因和左旋布比卡因，硬膜外麻醉试验剂量为2%利多卡因3～5mL，以发现药物入血产生局麻药毒性反应，或药物误入蛛网膜下隙的全脊髓麻醉产生。一些研究人员提倡局麻药与其他药物混合以延长硬膜外麻醉作用时间、改善阻滞效果或者加速阻滞起效时间。常用的肾上腺素对利多卡因延长作用时间的效果最好，但对布比卡因、左旋布比卡因和依替卡因效果稍差，对罗哌卡因效果有限，局麻药的碳酸化溶液被用来增加起效速度和阻滞效果，而另一些数据显示碳酸化溶液没有临床优势。有人把长、短效药物混合应用，理论上获得两者的优点，这种做法看起来是不必要的或不符合逻辑的。单针系统的腰—硬联合阻滞麻醉目前常用的0.5%～0.75%布比卡因或罗哌卡因，优点有腰麻阻滞起效时间快、使手术较早开始、硬膜外导管可以提供高效的术后镇痛和提高阻滞平面。腰麻时可以应用小剂量的药物，减少药物对生理学参数的影响。

二、子宫肉瘤

子宫肉瘤是一种少见的女性生殖器官恶性肿瘤，占子宫恶性肿瘤的2%～4%，占生殖道恶性肿瘤的1%。恶性程度很高，多见于绝经前后的妇女。这种肿瘤来源于中胚层，可来自子宫的肌肉、结缔组织、血管、内膜基质或肌瘤。组织学起源多是子宫肌层，亦可是肌层内结缔组织或子宫内膜的结缔组织。

（一）临床分期

子宫肉瘤一般按国际抗癌协会UICC-AJCCS子宫肉瘤的分期标准进行临床分期。UICC-AJCCS分期标准子宫肉瘤的临床分期：

Ⅰ期：癌肿局限于宫体。

Ⅱ期：癌肿已累及宫颈管。

Ⅲ期：癌肿已超出子宫范围，侵犯盆腔其他脏器及组织，但仍限于盆腔。

Ⅳ期：癌肿超出盆腔范围，侵犯上腹腔或已有远处转移。

（二）病因

子宫肉瘤临床发病率低，发病原因尚不明确。有人从组织发生学上认为与胚胎细胞残留和间质细胞化生有关，但还没有明确的证据可以证明此推断。

（三）主要临床表现

1. 阴道不规则出血，量多。肿瘤如坏死或形成溃疡，可排脓血样或米汤样臭液。
2. 腹部肿块，有时自己可以摸到，特别有子宫肌瘤者可迅速增大。
3. 肿瘤压迫可引起排尿障碍，并可有腰腹疼痛。
4. 检查可发现子宫明显增大，质软，有时盆腔有浸润块。如为葡萄状肉瘤，可突出于子宫颈口或阴道内，脆而软。

本病有时易和子宫肌瘤相混，也有的误诊为子宫内膜癌。辅助诊断如 B 超、CT、动脉或淋巴造影等，可协助诊断。

（四）子宫肉瘤治疗

1. 手术治疗

多数专家赞成行全子宫切除术。但因子宫肉瘤可有宫旁直接蔓延及血管内瘤栓，故应尽可能做较广泛的子宫切除术，而不一定摘除盆底淋巴结。对年轻妇女肿瘤局限、无浸润现象者，可考虑保留正常卵巢，其预后与切除者无明显区别。但对子宫基质肉瘤患者不宜保留卵巢，因其子宫外转移的机会较多。

2. 放射治疗

由于子宫肉瘤对放射线敏感性较低，文献报道，单独应用放疗很少有 5 年生存者。

3. 化疗

许多细胞毒性抗癌药对子宫肉瘤的转移与复发有一定疗效。环磷酰胺、苯丁酸氮芥（瘤可宁）、多柔比星（阿霉素）等单独应用和 VAC 联合化疗的效应率为 25% ～ 35%（与癌细胞类型有关）。有些复发性基质肉瘤对孕酮治疗有效应。联合用手术、放疗及口服大剂量 18- 甲基炔诺酮，在一些幼女生殖道胚胎性横纹肌肉瘤病例中也取得较好的效果。

（五）麻醉相关的问题

同妇科其他恶性肿瘤一样，全身麻醉或硬膜外加全身麻醉，对手术范围小的低度恶性的患者也可选择椎管内麻醉。

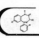

第二节　子宫肌腺病

子宫肌腺病是指子宫内膜基底部向肌层生长，但未超过子宫体的范围。异位的子宫内膜弥散于整个子宫肌壁，由于内膜侵入引起纤维组织及肌纤维的反应性增生，使子宫一致性增大，不均匀或局灶型发病者一般多见子宫后壁，由于局限在子宫肌层某一部位，使局部周围的肌细胞高度增生，形成一圆形病灶，酷似子宫肌瘤，称子宫肌腺瘤。肌腺瘤与子宫肌瘤的区别在于前者周围无包膜存在。子宫肌腺病以及子宫内膜异位症在组织形态上有其相似之处，由于其发病机制、临床表现、处理原则都不相同，故为两种独立的疾病。

一、病因

子宫肌腺病的发病原因尚不明确，可能与以下因素有关。

（一）创伤

多次妊娠与分娩可能导致子宫壁的损伤，由于子宫收缩，在损伤部位将子宫内膜挤压入子宫肌层中，从而有利于正常部位的子宫内膜向肌层生长；对宫内膜的过度搔刮，人工流产的肌壁损伤、宫颈粘连，生殖系统畸形导致的宫腔积血，子宫肌瘤挖除术、子宫畸形矫治术、剖宫取胎等，误将子宫内膜种植于子宫肌壁也是诱发因素。

（二）卵巢功能失调

卵巢功能失调、过量雌激素的产生有可能刺激子宫内膜向子宫肌壁层生长。

（三）转移

经淋巴、血流将子宫内膜转移到子宫肌层，使转移而来的子宫内膜在子宫肌壁存活。

二、临床特征

（一）症状

1. 月经过多

子宫肌腺病的患者，绝大多数患者月经过多及经期延长，其原因是异位于子宫肌壁的子宫内膜刺激肌层纤维组织增生，致使子宫进行性肥大，由于肌壁纤维组织增生，使子宫肌壁的正常收缩功能下降，加之子宫慢性肥大，宫腔面积增加，两种因素促使经血量增加。卵巢功能失调，雌激素水平持续增高，多伴发子宫内膜增殖症，更增加了经期出血。

2. 痛经

多发于近绝经期妇女呈继发的进行性加剧，多为绞痛，也有表现为胀痛。原因是雌激素作用于异位病灶导致肌层充血肿胀，子宫肌壁血管的增加，使肌层的血量增多，纤维组织增生的肌壁因失去弹性，子宫肌壁发生痉挛性收缩，表现为痛经。异位的内膜与正常位置的子宫内膜呈同步改变时，则更加重了痛经，患者常须卧床休息或注射镇痛药物。有些患者的痛经还向两大腿根部、外阴、肛门放射，常主诉抽痛。

（二）体征

双合诊或三合诊检查子宫呈球形增大，质硬，近经期有明显触痛。但子宫大小正常，并不能排除本病。如病灶局限子宫呈不规则增大，并有结节突起，则提示该处可能有肌瘤或肌腺瘤。

子宫肌腺病于经期子宫增大，出现痛经；而月经终了，子宫则缩小，痛经消失。但有些患者平素下腹隐痛，而经期疼痛加重，并向大腿根部放射。

B型超声波检查、CT、子宫输卵管造影均有助于诊断。此外，可见宫腔稍大，碘油可见于一处或多处进入子宫肌壁。

近年来开展腹腔镜检查，也可以在镜下看到子宫有突起的结节，并可通过腹腔镜进行穿刺活检。

三、手术及要求

子宫肌腺病患者常发生于40岁以后，对于已有子女且经药物治疗无效者应考虑手术切除子宫。对近绝经者可行全子宫切除，双侧卵巢视情况而定，年龄在50岁以内者应保留一侧或两侧卵巢，如卵巢有病变则应切除。但年轻患者切除子宫，则必须设法保留卵巢。对那些年轻又无子女的患者，迫切要求保留生育功能，而病灶又为局限性病变，可行病灶挖除术、骶前神经丛切除、骶韧带切断并缩短；圆韧带腹直肌前悬吊术，使子宫保持生理位置，期待术后妊娠，但效果并不理想，常常复发。

四、围手术期处理

（一）术前评估与调整

麻醉医师在术前访视患者中，还要详细复习病历，对患者全身营养状况，精神状态，

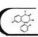

是否存有呼吸系统、心血管系统的疾病做全面了解，对异常情况予以纠正，使其在最佳生理状态下实施手术。临床遇到的此类患者常伴有以下疾病应予以注意和重视。

1. 多发病于中年以上妇女，常合并有高血压、冠心病

对高血压患者除观察其动态血压外，还要注意重要器官（靶器官）损害程度，如冠心病、左室肥厚及心绞痛发作、心肌梗死病史；有无脑血管疾病及肾功能不全。对高血压术前的调整，尽可能使血压控制在 160/100mmHg 以下，抗高血压药物应持续服用到手术当日为止，以使术前血压控制在适当水平。对有严重的心肌缺血、心绞痛及心律失常的患者，手术前应与心内科医师、妇科医师共同讨论患者能否耐受麻醉和手术，并做好术前的调整、术中心功能的维护和术后并发症的预防措施。冠心病的患者常需 β 受体阻滞药来调整心肌氧的供需平衡，以改善心肌功能。应当注意到此类患者对血容量不足缺乏心率增快的反应。术终如需新斯的明拮抗肌松药时，应给足量的阿托品。对心衰患者因长期服用利尿药洋地黄类强心药，要注意体内钾的含量，即使血清钾正常，但体内总钾量常减少，术前洋地黄化的患者，麻醉诱导时应注意琥珀胆碱可诱发严重心律失常，甚至室颤。因此，一般主张术前两天停用洋地黄类药及利尿药，对长期服用钙拮抗剂的患者，应注意其具有增加肌松药效应的作用。

2. 贫血

子宫肌腺病的临床特征是月经量增多，伴痛经，所以患者常有慢性或急性失血，是导致贫血的主要原因，但须排除再生障碍性贫血。这种情况采用药物治疗在短时间内很难收到效果，故输血则成为术前纠正贫血的重要手段。对年龄较大又并存心血管疾病的患者即使轻度贫血，也可诱发心绞痛，所以术前纠正贫血改善全身状况，对提高患者对麻醉的耐受力极为重要。

3. 常与其他妇科疾病并存

子宫肌腺病常与子宫内膜异位症、子宫肌瘤并存，此类患者的特点为子宫体增大，经期时间长，出血量多，易造成急性失血。术前应积极纠正贫血使 Hb 达 70g/L 以上，尽快将手术安排在下一次经期之前进行。

4. 常伴有腰痛

下腰部疼痛是此病常见的临床症状，但应与其他疾病所致的腰痛相鉴别，麻醉医师在术前访视中，如患者主诉有腰痛病史，应引起高度重视，要详细追问其疼痛的时间、性质、部位。特别是选择椎管内麻醉时，要重点检查脊柱是否有畸形侧弯，腰部痛点是否固定，值得提出的是，要与腰椎间盘突出症及椎管狭窄相鉴别，如有必要行 X 线及 CT 检查不难排除。

5. 有多次手术史

为明确诊断，患者既往可能有多次手术史，如腹腔镜检查术、宫腔镜检查术，麻醉医师应详细了解以前手术麻醉方法以及术中患者对麻醉的耐受程度，对此次手术麻醉具有指导意义。

（二）麻醉前准备

1. 术前用药

多数患者在等待手术期间都存在不同程度的恐惧、焦虑。麻醉医师术前访视中应做好安慰和解释工作，同时给予适当的安定镇静药，以消除患者的焦虑心理。

2. 手术室准备

检查 O_2、N_2O 的气源是否打开，气源是否充足，核对 O_2、N_2O 与麻醉机的连接是否正确，检查麻醉机是否漏气，碱石灰是否已更换，呼气机是否工作正常，全麻插管的器械是否齐备，监测仪器包括血压计（自动测血压）、心电图、脉搏血氧饱和度、呼气末 CO_2、肌松监测等是否到位以及功能是否良好。

3. 患者体位

（1）经腹子宫切除术：采用仰卧头低位，其优点可使肠管上移，手术野暴露良好，不影响手术操作。当手术填塞棉垫向膈肌挤压时，可使膈肌活动受限影响患者肺气体交换，椎管内麻醉时勿使平面过高以免加重体位对呼吸的影响。

（2）腹腔镜下子宫切除术：为头低臀高位，由于 CO_2 气腹后给呼吸及循环带来一定的干扰，同时还应考虑到体位对呼吸循环的影响，麻醉方法建议选择全身麻醉。

（3）截石位：是经阴道子宫切除术的常用体位，患者仰卧双下肢臀部和膝盖屈曲，并且双下肢分开抬高使会阴部暴露于妇科医师。在将腿抬高放置于腿架时增加回心血量，有时会发生血流动力学改变。同样术后将腿放低时常出现低血压。在手术结束将要把腿放回仰卧位时，应首先将她们的膝盖和踝关节在矢状面并拢一致，然后缓慢地将其放回手术台面。避免每条腿分别被放低，这样可以减小对腰椎的扭转刺激，使循环血容量逐渐增加，因此也可防止发生低血压。如果没有给予适当的填充物或体位垫，就可能发生腓总神经损伤，其表现为足部屈曲无力以及足背感觉缺失。髋关节屈曲过度也可能导致大腿及大腿侧面表皮神经麻痹。闭孔神经及隐神经损伤也是截石位的并发症之一。对腹腔镜协助下经阴道子宫切除术，也同样采用截石位，但人工气腹时需头保持低位，这种体位存在截石位和头低足高位两者的缺点。肥胖患者屈曲的大腿或者过于夸张的膀胱截石位使膈受到腹腔内容物的压迫，因此麻醉后的患者处于这种体位时，由于通气较差的肺尖部有血液的重力蓄积作用而使通气血流比值改变，这使患者自主呼吸更加费力，在控制通气期间，则需要以高呼吸道压力来扩张肺部。

（三）术中管理

加强监测呼气末 CO_2 及气道压力，子宫切除术应随时注意尿量及尿的颜色。

1. 椎管内麻醉的管理

子宫肌腺病行子宫切除术，大部分病例可在椎管内麻醉下完成。椎管内麻醉时，心率血压可下降，原因是交感神经节前纤维被阻滞，其所支配区域的血管扩张，有效循环血容量的减少可使血压下降，在 CSEA 麻醉时要掌握好局麻药的用量，防止阻滞平面过于广泛，引起血压大幅度下降。其预防措施是可在施行 CSEA 前预先建立静脉通道，适当补充容量，可防止血压骤然下降。

对患有高血压的患者要根据原血压水平来判断有无低血压的发生，一般较原来血压水平降低 25% 则认为是低血压。高血压的患者围手术期不要追求所谓的正常血压，维持血压应在基础水平的 20% 范围内。高血压患者本身就存在血容量的不足，再加上子宫肌腺病的特点为失血量多，所以在椎管内麻醉时血压下降显得更为突出，故而对此类患者要以预防为主。注入硬膜外的局麻药要从小剂量开始，根据患者反应情况再追加剂量。一旦出现血压下降要及时处理，要防止低血压时间过久，因高血压患者的心、脑、肾都有一定程度的损害，对低血压的耐受能力较差，所以应积极纠正低血压以免这些脏器因缺血而产生严重的并发症。可快速扩容 200 ~ 400mL，在快速输液的同时必须认识到高血压心肌缺血患者心脏承受的能力，警惕右心衰竭的发生，在没有中心静脉压监测的情况下心率是监测的重要指标（同时也要注意心电图的变化）；快速输液时若心率逐渐增快，此时要减慢输液速度，可用小剂量多巴胺以加强心肌收缩力再补充血容量，应当考虑到长期服用利血平、普萘洛尔药物的患者，血容量减少时其代偿反应心率增快不明显。对严重的低血压应当先用升压药物来提升血压，可静脉给麻黄碱 15 ~ 30mg，但对长期服用利血平、胍乙啶的患者麻黄碱的效应减弱，而对去甲肾上腺素敏感。在处理低血压的同时要注意心电图的变化，注意是否有心肌缺血的改变及原有心肌缺血的基础上又有新的发展。经腹腔镜下子宫切除术或腹腔镜协助经阴道子宫切除术的患者不适合椎管内麻醉。

2. 全身麻醉的管理

子宫肌腺病行子宫切除的手术，开腹手术多见，大部分可在椎管内麻醉下完成。但对全身情况较差，伴有其他多种疾病，其中包括严重的高血压、冠心病的病人，此类患者宜采用全身麻醉，其术中的管理更为重要。

高血压、心功能较差的患者，在麻醉诱导期最容易发生问题。应尽可能避免屏气、咳嗽以及血压和心率的剧烈波动。麻醉药物的选择原则应选用对循环影响小、麻醉作用又强的药物，既要避免药物对循环的过度抑制，又要防止麻醉过浅而产生心率增快、血压升高的负反射。事实上，到目前为止，没有一种药物，可以同时满足这两方面的要求，所以多采用药物的复合应用，选择对心血管影响小的麻醉药物，同时对药物的剂量及注药速度应根据患者当时的生理状况来选择。

麻醉中应注意通气问题，这对冠心病心肌缺血的患者非常重要。冠心病患者的麻醉始终要遵循一个原则，就是维护心肌供氧与需氧的平衡，如打破这个原则就有可能发生心绞痛，甚至心肌梗死。通气不足所致的缺氧及 CO_2 蓄积的危害性是显而易见的，但过度通气可使 $PaCO_2$ 降低，造成冠状动脉痉挛加重了心肌缺血也是不可忽视的。

目前临床上既简单又实用的监测心肌耗氧量手段即心率、收缩压的乘积（RPP）正常不超过 12600（收缩压以 mmHg 计算），它可以间接反映心肌耗氧量。

（四）术后处理

全麻术后早期应确认有无麻醉药物及肌松药的残余作用，以防再度发生呼吸抑制，对上呼吸道分泌物要清除彻底，防止上呼吸道梗阻，对高血压、冠心病的患者术后 1 周内加强心电图监测，以防术后心肌梗死的发生。

随着现代医学的发展，微电脑程控 PCA 泵应用逐渐广泛，患者自控镇痛（PCA）已列入常规。目前常用的有 PCIA 和 PCEA，全麻手术后患者，特别是高血压、冠心病患者术后的焦虑和疼痛，可引起交感神经的兴奋性增强，使心率增快，心肌耗氧量增加，导致心肌氧的供需失去平衡，直接关系到患者的预后。PCA 可以抑制应激反应，降低儿茶酚胺水平，使心肌氧耗和高交感活性引起的重要器官的高负荷状态恢复正常，有利于早期恢复和缩短住院日期，节省开支。

第三节 产科手术的麻醉

一、妊娠期母体的生理改变

（一）循环系统的改变

1. 心脏的变化

妊娠期间，抬高的膈肌使心脏在胸腔的位置发生改变，心脏向上、向左并向前方移位，沿纵轴逆时针方向轻度扭转，加之心肌肥厚、心脏容量增加，导致胸部平片显示心脏扩大以及在心电图上表现为电轴左偏和 T 波改变，可能出现房性或室性期前收缩等心律失常。

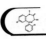

听诊可闻及收缩期喷射样杂音（1 ~ 2 级）以及明显的第一心音分裂（S1），也可闻及第三心音（S2）。少数患者会出现无症状的心包积液。

2. 血容量的变化

妊娠期母体的血容量增加用以满足母体及胎儿生长的代谢需要，至足月时，妊娠妇女血容量可增加35% ~ 40%，但血红蛋白可减少20%左右，这是因为血浆容量的增长速度明显高于红细胞的生长，可导致稀释性贫血及血黏度的下降，然而母体的平均血红蛋白数值一般都大于110g/L。孕期由于血红蛋白的减少而引起的组织氧供的减少可通过心输出量的增加和血红蛋白氧离曲线右移得以补偿。

孕足月时，大多数妊娠妇女血容量会增加1000 ~ 1500mL，总血容量可达到90mL/kg，这使得妊娠妇女更易耐受分娩过程中的失血。平均阴道分娩丢失的血液为100 ~ 500mL，而剖宫产丧失约200 ~ 800mL，直到分娩结束后1 ~ 2周血容量将恢复至孕前。

孕中晚期，母体下腔静脉受压易导致下半身远端静脉淤血、静脉炎、水肿。而且，膈以下的下腔静脉受压扩张并且通过侧支循环血管增加血液回流，例如通过椎旁静脉丛（包括硬膜外静脉），另有小部分通过腹壁静脉回流。椎旁静脉丛血流增加使硬膜外间隙和蛛网膜下腔静脉丛扩张而椎管容积相对缩小，使得妊娠妇女椎管内用药剂量比非妊娠妇女减少1/3，同时硬膜外穿刺出血或血肿形成的发生率亦相应增加。

血容量增加的具体机制尚未完全阐明，妊娠期升高的醛固酮、雌激素、黄体酮均与此有关。

妊娠子宫需额外血流、胎儿额外的代谢需求及其他器官（尤其是肾）灌注增加，使血容量必须增加。皮肤亦需额外的血流，以散发因代谢率升高产生的热量。

3. 血流动力学的改变

妊娠期间心率和每搏输出量都有增加，心率增快15% ~ 30%，每搏量增加30%左右，可使心输出量相应增加，至孕足月心输出量增加可达到40%。孕期超声心动图检测常可显示心腔扩大和心肌肥大；肺动脉压、中心静脉压、肺动脉楔压保持不变。在孕7 ~ 9个月时，心输出量不再明显升高，心输出量最大的增长是在产程中并且在产后会突然增加，直到分娩结束两周后心输出量才会恢复正常。

自然分娩时，第一产程中子宫强烈收缩可使回心血量明显增加，心输出量可暂时增加20%，第二产程中产妇的屏气动作可使腹内压显著升高，增加回心血量，心输出量可暂时增加40%，每次子宫收缩可额外增加15% ~ 25%，第三产程增加25%，心输出量的增加最多达50% ~ 80%，因而加重心脏负担。同样，剖宫产的产妇循环系统也会发生明显的波动。胎儿取出后子宫收缩使大量的血液被挤回心脏，使心脏负荷加重。心血管功能良好的产妇一般可耐受这种循环负荷增加的剧烈波动，但对于原本就有心脏病的妊娠妇女，各种并发症发生的概率明显增加，如心力衰竭、肺水肿等。因此，不管无痛分娩或行剖宫产时，麻醉医师都应严密监测血流动力学的改变，积极处理。

4. 血压的变化

妊娠第 4 ~ 6 个月时母体全身血管阻力的下降使收缩压和舒张压均降低，收缩压降低幅度要小一些，对肾上腺素能及血管收缩药物的反应是迟钝的。孕晚期血压轻度升高，脉压稍增大。

5. 静脉压的变化

妊娠晚期增大的子宫压迫下腔静脉和腹主动脉导致回心血量减少，有超过 20% 的足月妊娠妇女会发生仰卧位低血压综合征，出现低血压、面色苍白、出汗、恶心、呕吐、神志改变等临床表现，同时子宫静脉压力增加、子宫动脉严重的低灌注等因素共同作用会累及子宫和胎盘血流，对胎儿不利。产妇左侧卧位或半卧位后可解除压迫，缓解仰卧位低血压综合征。

须强调的是，硬膜外麻醉和腰硬联合麻醉，可以扩张下肢血管，降低血管阻力，同时因盆腔肌肉松弛使增大的妊娠子宫失去支撑作用更倾向于向后压迫下腔静脉，成为产妇仰卧位低血压综合征的重要促发因素。

（二）呼吸系统的改变

1. 解剖学的改变

妊娠 3 个月后，胸腔前后径的增加代偿了膈肌抬高导致的胸腔容积改变，膈肌运动并未受限，胸式呼吸大于腹式呼吸，肺活量和肺闭合容量均很少受影响。但功能残气量的减少使妊娠妇女的氧储备能力明显降低。近足月时生理无效腔下降，肺血容量增加和膈肌抬高使胸片中肺血管纹理更加明显。

在妊娠期间，妊娠妇女呼吸道黏膜的毛细血管都处于充血状态，气管插管时易引起损伤。同时声带水肿，鼻腔黏膜水肿、鼻塞，可导致声音变化。

2. 肺功能的改变

妊娠期氧耗量和分钟通气量渐进性增加。到足月时，氧耗量大约增加 20% ~ 50%，分钟通气量增加 50%。$PaCO_2$ 降低至 28 ~ 32mmHg，血浆碳酸氢盐的代偿性降低避免了明显的呼吸性碱中毒。高通气所致的 2，3-二磷酸甘油升高提高了血红蛋白与氧的结合力；加上后期心输出量的增加，提高了向组织的输氧能力。

孕足月时功能残气量（FRC）下降 20%，潮气量（TV）增加 40%，分钟通气量增加 50%。通气量增多使妊娠妇女动脉血氧分压（PaO_2）减少 15% 左右，HCO_3 减少 15% 左右，PaO_2 轻度增高，氧合血红蛋白离解曲线右移，这有利于氧在组织的释放。

储氧能力的减少和氧耗的增加使妊娠妇女更容易发生缺氧，因此麻醉时应保证产妇充足的氧供。在分娩期间，特别是第一和第二产程，由于疼痛难忍，产妇的每分钟通气量和氧耗剧增，导致产妇低碳酸血症，pH 值升高，引起呼吸性碱中毒，可使血管收缩，影响

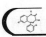

胎儿血供。另外，在宫缩的间歇期，由于疼痛缓解，血中低 $PaCO_2$ 可使产妇呼吸减弱，导致缺氧。硬膜外镇痛可有效地消除分娩疼痛，消除过度通气，降低氧耗，有利于妊娠妇女和胎儿。

（三）消化系统的改变

1. 口腔的变化

妊娠期妇女牙龈肥大、充血、松脆，因而易出血，且易出现牙齿松动及龋齿，这与全身雌激素水平增加有关。

2. 胃肠道平滑肌张力降低

妊娠期母体黄体酮分泌增加，抑制胃肠道对乙酰胆碱和促胃液素的收缩反应，胃肠道平滑肌张力降低，贲门括约肌松弛。

孕期由于胎盘分泌的促胃液素的水平升高，妊娠妇女胃酸的分泌增加，加上胃肠运动减弱，食物在胃肠道停留的时间延长，胃排空时间延长，且胃内压增高、贲门括约肌松弛，所有这些改变都增加呕吐、反流、误吸的危险性，全麻时易出现吸入性肺炎。因此，对于择期剖宫产手术，应严格要求禁食，而对于急症手术，麻醉前都应按饱胃进行准备。

（四）血液系统变化

1. 红细胞的变化

妊娠期血浆及红细胞两者均增加使血容量增加，并可一直持续到足月。孕早期血浆容量增加，继之红细胞量在孕期可增加约33%。无论是否补铁，红细胞体积均增大，补铁时增大更明显。血浆容量的增加超过红细胞的增加，出现贫血现象。

2. 白细胞的变化

正常妊娠期白细胞总数上升，由孕前的 $(4.3 \sim 4.5) \times 10^9/L$ 上升至孕晚期的 $(5 \sim 12) \times 10^9/L$，主要是多形核细胞，可持续到产后2周以后。妊娠期淋巴细胞和单核细胞数无变化。

3. 血小板的变化

妊娠期血小板产生明显增加，与之相伴的是血小板消耗进行性增加；血小板凝集抑制因子前列环素（PGI2）和血小板凝集刺激因子、血管收缩因子 TXA2 均升高。

4. 凝血功能的变化

妊娠期几种主要的凝血因子水平都升高，纤维蛋白原、因子Ⅷ显著增加，因子Ⅱ、Ⅴ、Ⅶ、Ⅸ及Ⅹ轻度升高。血浆纤维蛋白原浓度自孕3月开始，从正常非孕水平的 $2 \sim 4g/L$ 逐步上升到孕晚期的 $4 \sim 6g/L$，由此使血沉加快。纤维蛋白原合成增加与子宫胎盘循环的利用及激素变化（如高雌激素水平）有关。接近妊娠末期，因子Ⅺ略下降，因子Ⅻ明显下降。妊娠期及产时纤溶活性受到抑制，其确切机制不清，可能与胎盘有关，与纤维蛋白原水平对应，纤溶酶原升高，使凝血和纤溶活性平衡。

（五）泌尿系统变化

肾小球滤过率可上升30%～50%，并于孕16～24周达到峰值，持续至足月时。有时增大的妊娠子宫压迫下腔静脉，使肾小球滤过率有所下降。孕期肾血流量也相应增加。因此，孕期血中的尿素氮含量是下降的，通常 < 10mg/dL（< 3.6mmol/L），肌酐的含量可下降至 < 0.7mg/dL（< 62μmol/L），输尿管在孕激素的作用下明显扩张，而孕晚期，由于增大的子宫压迫输尿管，可使之狭窄。

二、胎儿生理

（一）胎儿的血液循环

1. 解剖学特点

脐静脉1条，来自胎盘的血流经脐静脉进入肝及下腔静脉，出生后胎盘循环停止，脐静脉闭锁为肝圆韧带，脐静脉的末支静脉导管闭锁为静脉韧带；脐动脉两条，来自胎儿的血液经脐动脉注入胎盘与母体进行物质交换，出生后闭锁为腹下韧带；动脉导管，位于肺动脉与主动脉之间，出生后肺循环建立，肺动脉的血液不再流入，闭合成动脉韧带（出生后10～14d）；卵圆孔，出生后，建立了正常的肺循环，由于左心房内压力的增加，迫使原发房间隔的薄片压在卵圆孔的表面，而使卵圆孔开始关闭，6～8周完全闭锁。

2. 血液循环特点

（1）来自胎盘的血液进入胎儿体内分为3支：一支直接入肝，一支与门静脉汇合入肝，一支经静脉导管入下腔静脉。

（2）卵圆孔：位于左右心房之间的一个开放区，出生前，由于血流是从右到左，使卵圆孔持续开放。

（3）肺循环阻力大，肺动脉内血流大部分经动脉导管分流入主动脉，首先供应心脏、头部和上肢，仅1/3经肺静脉流入左心房。

（二）胎儿的气体交换

胎儿在胎盘进行气体交换的效率仅为肺的1/50。故分娩时母体发生仰卧位综合征、胎盘血流受阻，或母体患肺炎、哮喘、充血性心衰、抽搐、麻醉性呼吸抑制、低血压等情况

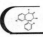

下都可引起母体低氧血症，继而导致胎儿供氧不足，引起胎儿窘迫。

三、麻醉对母体和胎儿的影响

（一）妊娠生理对麻醉的影响

妊娠妇女对全麻药和局麻药的敏感性都增高，对麻药的需求比非妊娠妇女要低。对于腰麻或硬膜外麻醉，局麻药的用量可减少30%～50%，就可以达到理想的平面。一般认为，由于妊娠妇女腹腔压力增大，硬膜外静脉怒张，从而使硬膜外和蛛网膜下腔的间隙减小，导致局麻药的用量减少，但也有人认为局麻药用量的减少是由于妊娠妇女的神经纤维对局麻药的敏感性增加所致。

妊娠期妇女对吸入麻醉药的需要量也减低到正常量的40%左右，但其机制尚不清楚。研究证明妊娠妇女吸入全麻药的最低肺泡有效浓度（MAC）明显减低，最低只相当于正常妊娠妇女的60%。通常认为此因妊娠期间妊娠妇女体内激素水平的改变所导致，但也有人认为可能是由于妊娠妇女内啡肽和强啡肽的浓度增高导致机体对疼痛的忍受力增加，而使其吸入全麻药的MAC明显降低。

总之，无论是硬膜外或全麻，妊娠妇女对各种麻醉药的敏感性增加，应适当减少药量，预防各种并发症的发生。

（二）麻醉药的子宫胎盘血流效应

1. 静脉用麻醉药对子宫胎盘血流影响的差别很大

（1）巴比妥类和丙泊酚一般对子宫胎盘血流影响较小，因为其对母体血压下降的影响是缓和并呈剂量依赖性的。较小的诱导剂量不会导致明显的子宫血流减少。

（2）氯胺酮：当剂量小于1.5mg/kg时不产生明显的子宫胎盘血流改变，其高血压效应一般会抵消任何的血管舒张作用。氯胺酮剂量大于2mg/kg时则可能发生子宫压力过高。

（3）与硫喷妥钠和丙泊酚相比，咪达唑仑作为诱导药物更容易产生全身性低血压。

（4）依托咪酯对血压影响较小，但对子宫胎盘血流的影响并无定论。

2. 吸入麻醉药

吸入麻醉药降低血压的同时潜在地减少子宫胎盘的血流。当吸入性麻醉药浓度低于最低肺泡有效浓度时，这一作用较小，形成轻度的子宫松弛和轻微的子宫血流减少。氧化亚氮对子宫胎盘血流影响小，在动物研究中显示，单用氧化亚氮亦可使子宫动脉收缩。

3. 局麻药

如果能避免低血压，脊麻和硬膜外阻滞一般不降低子宫血流，而且，子痫前期的患者在硬膜外阻滞后实际上子宫血流是改善的。在局麻药中加入稀释后低浓度的肾上腺素不会改变胎盘血流，从硬膜外间隙吸收入血管中的肾上腺素可能仅产生轻微的 β - 肾上腺素能作用。

（三）胎盘对麻醉药的转运

胎儿脐静脉与母体静脉的血药浓度比值 UV/MV 反映了药物子宫胎盘转运情况。反之，脐动脉与脐静脉血药浓度的比值反映了药物被胎儿吸收的情况。母体给药产生的胎儿作用与多因素相关，包括给药途径、剂量、给药时机（与分娩及宫缩均有关），以及胎儿器官的成熟度（脑和肝脏）。

药物对胎儿作用可以用产时胎心率变化或酸—碱状态评估，也可以用产后 Apgar 评分或神经行为检查来评估。幸运的是，尽管麻醉药和添加剂能通过胎盘，运用于整个产程和分娩时的现代麻醉技术对胎儿产生的效应却很小。

1. 吸入麻醉药和静脉麻醉药

所有吸入麻醉药和大部分静脉麻醉药均能自由通过胎盘。吸入性麻醉药在给予限定的剂量时（小于 1MAC）和诱导后 10min 内即娩出，一般不导致胎儿抑制。硫喷妥钠、氯胺酮、丙泊酚、苯二氮类药均容易通过胎盘并在胎儿血液循环中检测到上述药物。除了苯二氮类药以外，其他药物用常规诱导剂量时对胎儿的影响很小。

2. 肌肉松弛药

肌松药物由于其不易通过胎盘，可安全用于剖宫产麻醉。美国药品和食品管理局（FDA）公布的妊娠用药安全性分级中，琥珀胆碱、阿曲库铵、泮库溴铵和维库溴铵被列为 C 级。使用顺阿曲库铵影响很小，若反复使用琥珀胆碱或者胎儿假胆碱酯酶先天不足，则有可能导致新生儿神经肌肉阻滞。

3. 阿片类药

大部分阿片类药易通过胎盘，但在分娩时对胎儿的影响有很大差别。新生儿表现为对吗啡的呼吸抑制作用最为敏感，哌替啶给药后 1 ~ 3h 呼吸抑制也很明显，但仍不如吗啡作用强。布托啡诺和纳布啡产生的呼吸抑制效应更小，但仍可能产生明显的神经行为抑制作用。

尽管芬太尼易通过胎盘，但除非娩出前即刻静脉给予较大剂量（> 1μg/kg），否则不会对新生儿产生明显影响。硬膜外或鞘内给予芬太尼、舒芬太尼，甚至较小剂量的吗啡，对新生儿产生的作用很小。瑞芬太尼也容易通过胎盘，并且有可能导致新生儿的呼吸抑制。

4. 局麻药

局麻药的胎盘转运受 3 种因素影响：pKa、母体和胎儿 pH 值以及蛋白结合率。胎儿

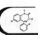

酸中毒可导致较高的胎儿—母体药物比，这是因为局麻药与氢离子结合导致非离子化而滞留于胎儿血液循环中。高蛋白结合率的药物很少能经弥散通过胎盘，因此，大量的与蛋白结合的布比卡因和罗哌卡因一般表现为较低的胎儿血药水平。氯普鲁卡因的胎盘通过是最低的，因为能迅速地被母体血液循环中的胆碱酯酶所分解。

四、剖宫产手术麻醉

（一）麻醉前准备

虽然常规剖宫产为择期手术，但大多数产科手术属急症性质，麻醉医师首先应了解既往病史，药物过敏史及术前禁食、禁饮情况，抗凝药使用与停止情况，同时与产科医生沟通，详细了解产程经过，对母胎情况做出全面估计。

围术期发生呕吐误吸，将给母胎造成致命后果。呕吐误吸最好发的阶段是全麻诱导期，镇痛药或镇静药过量或椎管内麻醉阻滞范围过广。麻醉前应严格禁食 6h，临产前给予中和胃酸药，如雷尼替丁，同时应用甲氧氯普胺，可增强食管下段括约肌张力和增加胃蠕动，有利于胃排空。对饱胃者应插胃管排空胃内容物。如有困难，应避免采用全麻；必须施行者，应首先施行清醒气管内插管，确保导管套囊良好充气以防止呕吐误吸。

对妊娠期高血压疾病、先兆子痫、子痫、多胎妊娠及引产期产妇或有大出血可能的产妇，麻醉前应总结术前用药情况，包括药物种类、剂量和给药时间，以避免重复用药的错误，并做好新生儿急救及异常出血处理的准备。

麻醉方法的选择应依据母胎情况、设备条件以及麻醉者技术掌握情况而定。为保证安全，麻醉前麻醉医师必须亲自检查麻醉机、氧气、吸引器、急救设备和药物，以便随手取用。麻醉前要常规静脉补液，做好输血准备。麻醉时必须充分供氧，并尽力维持循环稳定，注意并纠正仰卧位低血压综合征。

（二）麻醉方法选择

技术：腰—硬联合麻醉、全身麻醉。近年来以 Apgar 评分法为主，结合母儿血气分析、酸碱平衡和新生儿神经行为测验等作为依据评价各种麻醉方法对新生儿的影响，多数认为脊麻、硬膜外阻滞与全麻之间无统计学差异。但是剖宫产手术的麻醉如无禁忌证主张常规选用椎管内麻醉。

1. 硬膜外阻滞

硬膜外阻滞为国内外施行剖宫产术的首选麻醉方法。止痛效果可靠，麻醉平面和血压的控制较容易，宫缩无明显抑制，腹壁肌肉松弛，对胎儿呼吸循环无抑制。硬膜外阻滞用于剖宫产术，穿刺点多选用 L3 ~ 4 或 L2 ~ 3 间隙，向头或向尾侧置管 3cm。麻醉药可选用 1.5% ~ 2% 利多卡因、0.5% 布比卡因或 0.75% 罗哌卡因。局麻药加肾上腺素目前尚存在争议。由于产妇腹腔压力增高，下腔静脉受压导致硬膜外静脉扩张，蛛网膜下间隙变窄，阻滞使用的局麻药剂量略小于普通妇女。

硬膜外阻滞的缺点为操作时间稍长，技术要求较高，偶尔平面扩散较慢，阻滞不全。为预防仰卧位低血压综合征，产妇最好采用左侧倾斜 30° 体位，或垫高产妇右髋部，使之左侧倾斜 20 ~ 30°，这样可减轻巨大子宫对腹后壁大血管的压迫。

2. 脊麻

剖宫产手术选择脊麻也有诸多优点，该方法起效迅速，阻滞效果良好，并且由于局麻药使用剂量小，因而发生局麻药中毒的概率小，通过胎盘进入胎儿的剂量也相应减少。脊麻缺点包括麻醉时间有限，易发生低血压。在剖宫产施行脊麻时，常用的药物为布比卡因。布比卡因的有效时间为 1.5 ~ 2h，和大多数剖宫产手术所需时间相当。增加脊麻用药量可以升高阻滞平面，但是超过 15mg 会显著增加引起并发症的危险，包括平面过高。罗哌卡因目前也可用于脊麻，常用的浓度为 0.5% ~ 0.75%，单次给药 12 ~ 15mg。

3. 硬膜外 / 脊麻

复合技术近年来已较普遍应用于剖宫产手术的麻醉。该技术既有脊麻用药量小、潜伏期短、效果确切的优点，又可继续用连续硬膜外阻滞的灵活性，还可用于术后镇痛的优点。由于脊麻穿刺针细（25G），前端为笔尖式，对硬脊膜损伤少，故脊麻后头痛的发生率大大减小。产妇脊麻用药量为非妊娠妇女的 2/3 即可达到满意的神经阻滞平面（T8 ~ S5）。

4. 全身麻醉

全麻可消除产妇紧张恐惧心理，麻醉诱导迅速，低血压发生率低，能保持良好的通气，适用于精神高度紧张的产妇或合并精神病、凝血障碍、腰椎疾病或感染的产妇。其最大缺点为容易呕吐或反流而致误吸，甚至死亡。根据 ASA 产科麻醉指南，当产妇存在大出血的情况时，应优先考虑全身麻醉。麻醉前应仔细评估产妇的气道。

（1）预防全麻引起呕吐反流和误吸的措施包括：①禁食；②麻醉前常规肌注阿托品 0.5mg，或静注格隆溴铵 0.2mg，以增强食管括约肌张力，使用中和胃酸药，如雷尼替丁，同时应用甲氧氯普胺，可增强食管下段括约肌张力和增加胃蠕动，有利于胃排空；③如用琥珀胆碱快速诱导插管时，先给维库溴铵 1mg 或顺阿曲库铵以消除琥珀胆碱引起的肌颤；④诱导期避免面罩过度正压通气，面罩通气压力 < 20cmH$_2$O；⑤对饱胃者应插胃管排空胃内容物，必要时施行清醒气管内插管，确保导管套囊良好充气以防止呕吐误吸，施行环状软骨压迫以闭锁食管，压力应作用于正中线环状软骨处，要有适当压力，加压低不能起到封闭食管的作用。术后待产妇完全清醒后再拔除气管插管。

（2）全麻诱导和维持：以往常用硫喷妥钠（2 ~ 3mg/kg）、琥珀胆碱（1 ~ 1.5mg/kg）静脉注射，施行快速诱导插管，继以 < 1.0MAC 七氟烷或异氟烷维

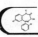

持浅麻醉。目前丙泊酚诱导较为常用，美国麻省总医院推荐产科全麻诱导药物为异丙酚 2.0 ～ 2.5mg/kg 与琥珀胆碱 1.0 ～ 1.5mg/kg 静脉注射。经典的快速诱导不用麻醉性镇痛药，因为阿片类药可能对新生儿产生呼吸抑制作用。一般在胎儿娩出后使用以加强镇痛。进行快速诱导气管插管时，琥珀胆碱的最佳剂量为 1 ～ 1.5mg。非去极化肌松药可选用罗库溴铵，0.6mg/kg 可在 1min 内进行气管插管。

第四节　高危妊娠患者剖宫产麻醉

一、妇科手术的特殊性

妇科最常见手术是生殖器官肿瘤切除，这些肿瘤发生部位多在卵巢、子宫、宫颈、阴道、外阴等处。一般良性肿瘤手术涉及范围较小，如卵巢囊肿切除术、子宫肌瘤剜除术等，将肿物局部切除即可。然而生殖器官之恶性肿瘤常须做根治性切除，手术范围除子宫及附属器官外，还可涉及直肠、膀胱、输尿管、尿道、大网膜、淋巴结等几乎所有盆腔内组织器官，因此，手术时间长、创伤大、出血多，对机体也有较大生理干扰，故不可轻视；加之部分患者经过围手术期化疗、放疗也影响麻醉的处理。晚期肿瘤患者常伴有恶病质、胸腹腔积液、贫血，更增加了麻醉处理的难度。

妇科手术多属于择期手术，加之妇科患者以中老年为多，常合并心血管疾病、糖尿病等，麻醉手术前应做好充分的准备。妇科与内分泌的关系常表现为月经异常，患者多有贫血，长期慢性贫血可使机体重要器官因缺氧产生继发病变，甚至累及肾功能。异位妊娠破裂及卵巢囊肿扭转是妇科常见急腹症，尤其前者可合并失血性休克，使病情十分凶险，须即时进行抗休克等急救处理，按急症手术对待。继发性子宫内膜异位症手术也可累及直肠及盆腔内其他组织，手术范围术前难以确定，术野广泛，位置深且常有粘连，要求患者术中安静并提供良好的肌肉松弛。

与生育相关的手术最多的是输卵管绝育术，如输卵管局部缝扎或切断缝合，此类手术在局麻下即可完成。近年来随着试管婴儿的开展，手术摘取卵子等作为整个程序的一部分，也属妇科新的手术范围，可能需要无痛技术支持。

妇科手术入路主要包括经腹、阴道、会阴和腹腔镜手术，根据手术部位、体位、手术技术和使用的器械而定。卵巢、子宫、输卵管手术均可经下腹部切口完成。生殖器官深埋于小骨盆内，为了方便盆腔深部手术，要求麻醉有充分的镇痛和肌肉松弛。经阴道的手术，如阴式子宫切除、子宫脱垂悬吊修补术等，手术视野较小，为了便于手术操作需要盆底组织松弛。由于盆腔内脏器、会阴、外生殖器官神经支配复杂，内脏自主神经系统与局部神经解剖特殊，脊神经支配区不在同一脊髓水平，所以对麻醉提出了很高的要求。近年越来越多妇科手术可以在腹腔镜下进行，其具有创伤小、恢复快等优点，但由于腹腔镜手术需要人工气腹条件，大量的气体本身及腹压的增高，对麻醉和围手术期管理有一定的特殊要求。

妇科手术的体位特殊，常在膀胱截石位或头低足高仰卧位下进行。妇科手术中体位不当导致的神经损伤，包括腓总神经麻痹、大腿侧面表皮神经麻痹、闭孔神经损伤和隐神经损伤。术中应注意对患者的保护和了解特殊体位对呼吸、循环及血流动力学以及麻醉方式和麻醉药的影响，并注意长时间压迫周围神经和肌肉损伤而由此引发的并发症。

妇科手术的特殊性：选择性手术宜在月经间期进行，然而妇科疾病又常使经期紊乱甚至难以掌握。有些出血性疾病症状，每当经期则使症状加重，因此，应灵活机动，抓紧时间进行手术前调整，不可拘泥死板而失去最佳手术时机。

二、妇科手术的麻醉特点

妇科手术主要经由下腹、阴道或在外阴操作，生殖器官在盆腔内位置深邃，手术视野狭小，而增大的子宫和卵巢又影响手术操作，因此要达到手术野显露良好，需要极佳的肌肉松弛和置患者于特殊的体位。加之有的手术较复杂，内脏牵拉反应较重。这些都是对麻醉要求的特点。

另外某些妇科疾病术前可引起患者比较严重的循环和呼吸障碍，如长时间子宫出血可引起贫血，宫外孕破裂可引起失血性休克，巨大卵巢肿瘤可引起循环和呼吸功能不全等。

妇科手术，尤其是妇科肿瘤手术以中老年患者为主，高龄患者常伴有心血管疾病，如高血压、冠心病、糖尿病及慢性呼吸道感染等全身性疾病，术前应仔细评估患者一般情况，适当治疗并发症，选择合适的手术时机，并针对麻醉和手术的风险做好充分准备。

（一）经阴道手术的麻醉特点

椎管内麻醉是经阴道手术的首选麻醉方法。短小手术可应用骶管阻滞或低位腰麻鞍区阻滞，麻醉范围局限，生理干扰小，有利于患者术后迅速康复。经阴道手术需要盆底组织松弛，过度牵拉或打开腹膜切除子宫时可发生反射性喉痉挛或呃逆，气管内全麻可避免上述有害反射，还可对抗因垂头仰卧截石位对患者呼吸功能的不利影响。经阴道手术常伴有大量不显性失血，应密切观察及时补充，维持体内血容量平衡。

经阴道手术一般在截石位下进行，有时还合并头低位，椎管内麻醉一般均可满足手术

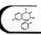

需要，但宜在阻滞平面固定后再安置患者至头低位，避免麻醉平面意外上升，影响麻醉安全。头低位和截石位还可使患者中心静脉压升高、颅内压升高、心脏做功增加、肺静脉压升高、肺顺应性下降及功能残气量下降。长时间处于此种体位的手术最好应用全麻气管内插管。控制呼吸应调节潮气量和通气频率，提供足够分钟通气量而又不造成过度膈肌移位，以免将腹内脏器推向手术野影响操作。术毕恢复平卧位时宜缓慢进行并密切监测血压、心率。如发现有头面部水肿宜改为轻度头高位，待一般情况改善后再拔除气管内导管。患者恢复正常体位初期因双腿静脉回流减少，体内血容量再分布可合并短时低血压。安全的方法是分期逐步恢复正常体位，如在双腿放平前先置轻度头低位，然后慢慢恢复平卧位，如血容量不太低，血管张力逐渐恢复，可维持正常血压。经阴道手术的实际失血量常常超过估计失血量，恢复体位时其血容量不足作用明显化，还应适量予以补充液体。长时间截石位手术还应注意保护患者肢体，下肢应加垫后妥为固定，避免神经、肌肉受压损伤，上肢可外展以便输液和测量血压。

（二）腔镜手术的麻醉特点

1. 腹腔镜手术的麻醉特点

腹腔镜技术在妇科手术中的应用越来越广泛，其优点包括住院时间短、疼痛易于控制、康复更快、皮肤表面创口小等，常用于粘连分离、活检、卵巢肿瘤、子宫切除等，大大提高了临床诊断治疗水平。

腹腔镜手术的特点是须在腹腔内注入其他气体形成人工气腹，目前最常用的气体为CO_2。人工气腹建立后，产生腹内高压，对人体多个系统产生影响。气腹使膈肌上抬，肺顺应性降低，气道压力上升，功能残气下降，潮气量及肺泡通气量减少，影响通气功能，导致低氧和高二氧化碳血症。腹内压增高，压迫周围血管，改变静脉回流和心脏功能。CO_2吸收入血，可直接抑制心肌，扩张末梢血管，对于并存心血管疾病的患者可能诱发心肌缺血、心肌梗死和心力衰竭。二氧化碳栓塞或腹腔的过分牵张可导致心动过缓和心脏停搏。另外，腹内压的升高可引起腹腔内脏器血流动力学及功能改变，对肝、肾、脑、胃肠等产生不良影响。气腹使肾灌注减少，术中尿量减少。胃内压升高引起胃液反流。

腹腔镜手术常需特殊体位，妇科腹腔镜手术中，常采用头低脚高位，使回心血量增高。腹腔内脏器官对肺部产生压迫，使功能残气量进一步减少，通气与血流比例进一步失调。

腹腔镜手术麻醉选择包括气管内插管控制呼吸或使用置入喉罩控制通气，可保持呼吸道通畅和维持有效通气，术中静、吸复合维持全身麻醉是最常用而安全的麻醉方法。硬膜外麻醉或腰麻—硬膜外联合阻滞可用于某些妇科腹腔镜手术，一般平面应控制在 T6 ~ S4 水平，术中常须辅助麻醉性镇痛药，但有发生严重呼吸抑制的可能。患者神志清醒，CO_2

气腹可致患者感觉腹胀不适。全身麻醉复合硬膜外麻醉可有效地维持呼吸保证呼吸道通畅，术毕苏醒快，复合硬膜外麻醉，有利于术后镇痛，维持腹腔内脏器的血流，减轻气腹影响。腹腔镜手术并非无创手术，术后患者可有不同程度疼痛，包括内脏性疼痛和 CO_2 气腹牵拉膈肌引起的颈肩部疼痛等，应给予适度术后镇痛。妇科腹腔镜手术是术后恶心呕吐的高危因素，目前认为预防措施应联合应用止吐药，研究表明有效的联合药物包括 5- 羟色胺拮抗剂和甲氧氯普胺、5- 羟色胺拮抗剂和地塞米松。

2. 宫腔镜手术的麻醉特点

宫腔镜是妇科较为常用的检查手段，具有创伤小、恢复快、住院时间短等特点。宫腔镜手术需要使用膨宫介质，目前常用的膨宫介质包括：① CO_2，显示图像好，但有气栓的危险；② 低黏度液体、林格液、生理盐水、5%GS 液，长时间有可能出现容量高负荷；③ 高黏度液体，32% 右旋糖酐，清晰度高，可能的不良反应有过敏、肺水肿和出血性紫癜。

宫腔镜麻醉可选择静脉麻醉，术中应注意保持呼吸道通畅，也可选择置入喉罩全身麻醉，适于大于 30min 的宫腔镜手术，硬膜外麻醉平面控制不高于 T8，可满足手术需要，对于全身影响较小，但不适于门诊手术。术中应注意迷走神经紧张综合征，主要表现为恶心、出汗、低血压、心动过缓、严重心脏停搏等，尤其宫颈狭窄心动过缓者。术中要维持有效膨宫压力 13.3 ~ 16.0kPa（100 ~ 200mmHg），缩短手术时间。术中应记录并计算膨宫液入量、静脉输液入量、膨宫液排出量、尿量等，确定实际的液体量。注意有无液体过量容量综合征，必要时给予速尿 20mg。当液量差为 1500 ~ 2000mL 或疑有早期静脉淤血征象时，应终止手术。治疗措施包括吸氧、利尿、支持、辅助呼吸、纠正电解质紊乱，必要时静脉注射高渗盐水（3%NaCl），补钾盐。宫腔镜手术体位常选择截石位，术中应预防神经损伤、背部腰肌损伤、软组织损伤；另外，应注意长时间压迫腓肠肌引起术后肌痛和有无深静脉血栓形成。

第五节　分娩镇痛

一、前置胎盘与胎盘早剥的麻醉

妊娠过程中前置胎盘的发生率为 0.5%，多发生于既往剖宫产或子宫肌瘤切除术等；麻醉医师应于术前了解前置胎盘植入深度，以便积极准备应对植入达肌层近浆膜的前置胎盘手术时引起的大量出血。

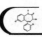

胎盘早剥发生率为1%～2%，其高危因素有高血压和脐带过短等；子宫破裂多见于瘢痕子宫。产前产妇失血过多可致胎儿宫内缺氧，甚至死亡。若大量出血或保守疗法效果不佳，必须紧急手术治疗。

（一）麻醉前准备

产前出血发生出血性休克，妊娠37周后反复出血或一次性出血量大于200mL，临产后出血较多，均须立即终止妊娠，一旦出现胎儿窘迫的征象须立即行剖宫产。该类患者麻醉前应注意评估循环功能状态和贫血程度。除检查血、尿常规，生物化学检查外，应重视血小板计数、纤维蛋白原定量、凝血酶原时间和凝血酶原激活时间检查，DIC过筛试验，并进行交叉配血试验。警惕DIC的发生和多脏器受累。

胎盘早剥是妊娠期发生凝血障碍最常见的原因，尤其是胎死宫内后。凝血功能异常的机制是循环内纤溶酶原的激活，也可由胎盘凝血活酶触发外源性凝血途径激活，发生弥散性血管内凝血与凝血功能障碍。其进展迅速时须立即行剖宫产术，同时需要立即大量输血，补充凝血因子和血小板。

（二）麻醉选择

产前出血多属急诊麻醉，准备时间有限，病情轻重不一，禁食禁饮时间不定。麻醉选择应按病情轻重、胎心情况等综合考虑。凡母体有活动性出血，低血容量休克，有明确的凝血功能异常或DIC，全身麻醉是唯一安全的选择，如母体和胎儿的安全要求在5～10min内进行剖宫产，全麻亦是最佳选择。母体情况尚好而胎儿宫内窘迫时，应将产妇迅速送入手术室，经吸纯氧行胎儿监护，如胎心恢复稳定，可选用椎管内麻醉；如胎心更加恶化应选立即扩容及在全身麻醉下行剖宫产手术。如行分娩镇痛的产妇，术前已放置硬膜外导管，如病情允许，可在硬膜外加药，也可很快实施麻醉，继而尽快手术。

（三）麻醉操作和管理

1. 全麻诱导

充分评估产妇气管插管困难程度，产妇气道解剖改变如短颈、下颌短等，较肥胖、诱导插管体位难以调整等。临床上应采取必要的措施，如有效的器械准备，包括口咽通气道、各种类型的喉镜片、纤维支气管镜，以及用枕垫高产妇头和肩部，使不易插管的气道变为易插管气道，避免头部过度后仰位，保持气道通畅。遇困难应请有经验的医师帮助。盲探插管可做一次尝试，但不可多次试用，$PETCO_2$是判断插管成功的最好指标，避免导管误入食管。预防反流误吸，急诊剖宫产均应按饱胃患者处理，调整好压迫环状软骨的力度和方向使导管易于通过，气囊充气后方可放松压迫，以防胃液反流误吸。

2. 做好快速扩容的准备

大量失血被定义为 3h 内失去超过 1/2 血容量或进行性失血超过 150mL/min。输入 1 ：1 ：1 红细胞、新鲜冰冻血浆和血小板可以改善预后。如果晶体液替代，术前血细胞比容正常情况下，丢失 30% ~ 40% 的血容量，则需要输注红细胞。产前出血剖宫产应开放两路静脉或行中心静脉穿刺置入单腔或双腔导管，监测中心静脉压，准备血液回收机和血液加温器。

3. 维持循环稳定，预防急性肾衰竭

维持灌注血压。记录尿量，如每小时少于 30mL，应补充血容量，如少于 17mL/h 应考虑有肾衰的可能。除给予呋塞米外，应即时检查尿素氮和肌酐，以便于相应处理。

4. 及早防治 DIC

胎盘早剥时剥离处的坏死组织、胎盘绒毛和蜕膜组织可大量释放组织凝血活酶进入母体循环，激活凝血系统导致 DIC。麻醉前、中、后应严密监测。怀疑有 DIC 倾向的产妇，在完成相关检查的同时，可预防性地给予小剂量肝素，必要时输入红细胞、血小板、新鲜冰冻血浆和冷沉淀等。同时注意加温输液，保持体温正常，纠正低钙血症，维持内环境稳定。

二、妊娠期高血压疾病的麻醉

妊娠期高血压疾病是妊娠期特有的疾病，发生于妊娠 20 周以后。临床上以高血压、蛋白尿为主要表现，可伴有水肿，严重者出现抽搐、昏迷，甚至死亡。依据对终末器官的影响可分为几个亚型，包括子痫前期、重度子痫前期、子痫和 HELLP 综合征。

妊娠期高血压疾病的基本病理生理改变为全身小动脉痉挛。血管内皮素、血管紧张素均可直接作用于血管使其收缩，导致血管内物质如血小板、纤维蛋白等通过损伤的血管内皮而沉积，进一步使小动脉管腔狭小，外周血管阻力增加。小动脉痉挛必导致心、脑、肾、肝等重要脏器相应变化和凝血功能的改变。妊娠期高血压疾病常有血液浓缩、血容量不足、全血及血浆黏度增高及高脂血症，可明显影响微循环灌流，促使血管内凝血的发生。妊娠期高血压疾病还可导致胎盘早剥、胎死宫内、脑出血、肝损害和 HELLP 综合征、急性肾衰等，麻醉医师应充分了解产妇相应脏器功能情况，并作为麻醉和围术期处理的依据。

（一）重度子痫前期的麻醉

重度子痫前期的定义为出现以下任一情况：

①收缩压 ≥ 160mmHg 或舒张压 ≥ 110mmHg；② 24h 尿蛋白 ≥ 2g/24h；或随机尿蛋白 ≥（H）；③肾脏功能异常，少尿（24h 尿 < 400mL 或每小时尿量 < 17mL）或血肌酐 > 106μmol/L；④脑水肿症状（持续性头痛、视力模糊）；⑤低白蛋白血症伴腹水或胸腔积液；

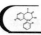

⑥持续性上腹痛（肝包膜下血肿或肝破裂）；⑦肝酶异常，血 ALT 或 AST 升高；⑧血液系统异常，血小板低于 100×10^9./L，DIC、贫血、黄疸；⑨心力衰竭、肺水肿；⑩胎儿生长受限或羊水过少。

1. 麻醉前准备

（1）详细了解治疗用药：包括药物种类和剂量、最后一次应用镇痛药和降压药的时间，以掌握药物对母胎的作用和不良反应，便于麻醉方法的选择和对可能发生不良反应的处理。

（2）控制惊厥：硫酸镁是重度子痫前期的首选药，应常规观察用药后的尿量、有无呼吸抑制，检查膝反射、心率和心电图，有无房室传导阻滞，如有异常应查血镁离子浓度。监测血镁离子浓度（治疗浓度为 6 ~ 8mg/L），一旦有中毒表现应给予钙剂拮抗治疗。

③控制严重高血压：应注意血管扩张药与椎管内麻醉的协同作用，避免发生低血压。

④了解麻醉前患者 24h 的出入量：便于调控麻醉手术期间的液体平衡。

⑤实施全身麻醉诱导前，必须评估气道。正常产妇上呼吸道水肿发生率增加，而子痫前期患者则通常进一步加重。如果出现发声困难、烦躁不安或呼吸衰弱，可考虑备纤维喉镜气管插管或行气管切开术。

2. 麻醉选择

对于非常严重的子痫前期、子痫和 HELLP 综合征，为稳定母体病情，应迅速娩出胎儿，而不计胎儿的成熟与大小。麻醉选择的原则应按相关脏器损害的情况而定，依据妊娠期高血压疾病的病理生理改变及母婴安全的考虑，对无凝血异常、无 DIC、无休克和昏迷的产妇应首选椎管内麻醉。椎管内麻醉禁忌者，在保障母体安全为主、胎儿安全为次的情况下，考虑选择全身麻醉，有利于受损脏器功能保护，积极治疗原发病，尽快去除病因，使患者转危为安。

3. 麻醉管理

（1）麻醉力求平稳：减轻应激反应，麻醉期间对呼吸、循环功能尽力调控在生理安全范围内。血压不应降至过低，控制在 140 ~ 150/90mmHg 对母婴最有利。预防发生仰卧位低血压综合征。多种抗高血压药如拉贝洛尔、硝酸甘油和硝普钠可用于预防和治疗产妇全身麻醉时特别是在诱导和插管时的急性高血压反应。

（2）维护心、肾、肺功能：适度扩容，以血红蛋白、血细胞比容、中心静脉压、尿量、血气分析、电解质检查为依据，调整血容量，维持电解质和酸碱平衡。

（3）积极处理并发症：凡并发心力衰竭、肺水肿、脑出血、DIC、肾衰竭、HELLP综合征时，应按相关疾病的治疗原则积极处理。

（4）基本监护：包括 ECG、SpO_2、NIBP、ABP、CVP、尿量、血气分析，保证及时发现问题和及时处理。

⑤镁与肌肉松弛药：镁离子可抑制神经肌接头处乙酰胆碱的释放，降低接头对乙酰胆碱的敏感度，减少肌肉膜的兴奋性。镁可缩短非去极化肌松药的起效时间和延长作用时间，特别是维库溴铵、罗库溴铵和米库氯铵。对接受硫酸镁治疗的患者应减低非去极化肌松药的剂量并在复苏期间加强肌松监测，避免肌松残余。

（二）妊娠期高血压疾病合并心力衰竭的麻醉

1. 麻醉前准备

重度妊娠期高血压疾病多伴有贫血，心脏处于低排高阻状态，当有严重高血压或上呼吸道感染时，极易发生心力衰竭。麻醉前应积极治疗急性左心衰竭与肺水肿，控制血压的同时快速洋地黄化，脱水利尿，酌情使用吗啡，使心力衰竭控制 24 ~ 48h，待机选择剖宫产。

2. 麻醉选择

硬膜外阻滞为首选，因为该麻醉可降低外围血管阻力和心脏后负荷，改善心功能。全身麻醉应选用对心脏无明显抑制作用的药物，麻醉诱导平稳，预防强烈的应激反应，同时选用药物应避免对胎儿的抑制作用。

3. 麻醉管理

麻醉前根据心力衰竭控制程度，给予毛花苷丙 0.4 ~ 0.6mg、呋塞米 20 ~ 40mg 静注以减轻心脏负荷。同时常规吸氧，维护呼吸和循环功能平稳。行有创动脉压监测和中心静脉压监测，对于病情特别严重患者根据需要行肺动脉监测。定时记录尿量和尿比重，监测肾功能，预防感染，促使病情稳定和好转。

三、妊娠合并心血管疾病的麻醉

（一）妊娠、分娩期对心脏病的影响

由于胎儿代谢的需求，妊娠期循环血量从 6 周起逐渐增加达 30% ~ 50%，至 32 ~ 34 周时达高峰。心输出量亦相应增加，心率增快较非孕期平均 10bpm，多数妊娠妇女可出现轻度的收缩中期杂音。体循环阻力随孕期呈进行性下降，可达 30%。妊娠期水钠潴留，胎盘循环建立，体重增加，随子宫增大膈肌上升心脏呈横位，因而妊娠期心脏负荷加重。因上述变化，心脏病的产妇可能发生心力衰竭。此外，妊娠期血液处于高凝状态，增加了血栓的危险，可能需要抗凝治疗，尤其是瓣膜置换术后的患者。

分娩期由于疼痛、焦虑和强而规律的宫缩，增加了氧和能量的消耗；每次宫缩可使 300 ~ 500mL 血容量注入全身循环，每搏量估计增加约 50%，同时外周循环阻力增加，使

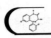

心脏前、后负荷进一步加重；产程时间长，进一步增加心脏病产妇的风险。

胎儿娩出后由于下腔静脉压迫解除和子宫内血液转移，心输出量在产后即刻增加60% ~ 80%。产褥期体内蓄积的液体经体循环排出，加重心脏负担，是发生心力衰竭和肺水肿最危险的时期。因此，心脏病产妇在产后的风险更大，并发症发生率也更高。

（二）麻醉前评估

对妊娠合并心脏病的妊娠妇女实施麻醉前进行充分的评估，包括心脏病的类型、心脏病的解剖和病理生理改变特点，重点评估心功能状态以及对手术、麻醉的耐受程度。必要时联合心血管专家和产科专家会诊，以便做出正确的判断和充分准备。

（三）先天性心脏病产妇的麻醉

1. 左向右分流型

轻度房间隔缺损、室间隔缺损和肺动脉导管未闭等先天性心脏病心功能 Ⅰ ~ Ⅱ 级，一般完全能耐受妊娠期心血管系统的变化，剖宫产麻醉处理同正常人。

2. 双向分流或右向左分流型

法洛四联症：畸形包括室间隔缺损、右心室肥厚、肺动脉狭窄和主动脉骑跨。多数患有法洛四联症的孕产妇已经做过纠治手术，包括室缺修补和右心室流出道增宽手术。妊娠后血容量和心输出量的增加、外周循环阻力的降低可能导致纠正术后的患者再次出现纠正术前的症状，症状的严重程度取决于室缺的大小、右室流出道梗阻的程度及右室收缩力。因此，增强右室收缩力在维持肺动脉血流和外周血氧饱和度方面起非常重要的作用。但对于存在有动脉圆锥高压者，增加心肌收缩力可加重梗阻。另外，体循环血压下降可加重右向左分流及发绀。

（1）麻醉选择

剖宫产麻醉应优先选择全身麻醉，小剂量低浓度的硬膜外麻醉也可谨慎使用。慎用单次腰麻，因为外周血管阻力的骤然降低可导致分流逆转和低氧血症。

（2）麻醉管理

法洛四联症的麻醉应注重：

①实施有创动脉压和 CVP 监测，保持血流动力学稳定，避免任何可能导致体循环阻力下降的因素，PVR/SVR 比率失调，加重右向左分流。

②右心功能不全时，应提高充盈量增强右心射血，以保证肺动脉血流，因此须维持足够的血容量，避免回心血量减少。应用右心漂浮导管测定右心室舒张期末容量可以准确反映前负荷，且不受心脏顺应性的影响，作为容量监测指标优于 CVP 和 PCWP。

③避免使用能引起心肌抑制的药物。一旦出现体循环压下降，给予及时处理。

艾森曼格综合征：原发疾病可以是室间隔缺损、房间隔缺损或肺动脉导管未闭，如果原发疾病持续存在，肺动脉高压持续加重发展至器质性肺动脉阻塞性病变，由左向右分流转化为右向左分流，从非发绀型发展为发绀型心脏病，称为艾森曼格综合征。

该疾病的病理生理变化主要为肺动脉压升高致右心室、右心房压力增加，肺动脉逐渐出现器质性狭窄或闭塞性病变，出现右向左分流和发绀。患者可同时出现继发性肺动脉瓣和三尖瓣关闭不全。妊娠后外周血管阻力降低可导致右向左分流增加，同时妊娠后功能残气量减少导致母体氧供减少出现低氧血症，致胎儿宫内发育迟缓和死亡的发生率明显增高。艾森曼格综合征产妇的死亡率可高达 30% ~ 50%，且多数发生在产后。

（1）麻醉选择

首选全身麻醉，椎管内麻醉尤其是腰麻可引起交感神经阻断致血管扩张，加重右向左分流，不宜选用。

（2）麻醉处理

麻醉处理原则包括：①维持足够的外周循环阻力；②维持相对稳定的血容量和回心血量；③充分镇痛，避免低氧血症、高碳酸血症和酸中毒，以防肺循环阻力进一步增加；④避免使用抑制心肌的药物。麻醉期间要保证充分氧供，建立有创动脉血压和中心静脉压监测。全麻正压通气期间应避免气道压过高，以免影响静脉回流，使心输出量减少。产妇在术后仍处于高危状态，应继续监护治疗。

四、妊娠糖尿病的麻醉

（一）妊娠、糖尿病的相互影响

1. 妊娠对糖代谢的影响

妊娠期胎盘催乳素、雌激素、孕激素和皮质醇分泌增加，且胰岛素抵抗增加，如果产妇不能分泌足够的胰岛素来补偿胰岛素抵抗，就会导致妊娠期血糖增高。

2. 糖尿病对孕产妇的影响

妊娠糖尿病使产妇的并发症发生率增高，包括高血压、子痫前期、羊水过多、尿道感染和肾盂肾炎等。在妊娠期糖尿病酮症酸中毒（DKA）发生率增加，且更容易在血糖水平较低时发生。

3. 糖尿病对胎儿的影响

糖尿病孕产妇胎儿的先天缺陷风险增加，其中心血管系统和中枢神经系统畸形最为常见。巨大儿在糖尿病产妇中很常见，会使肩难产和剖宫产率增加。另一方面，有血管病变或合并子痫前期的糖尿病产妇患胎儿宫内生长迟缓的危险性也增加，此类新生儿即使足月出生也应按照早产儿予以监护和喂养。

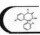

（二）麻醉前准备

1. 详细了解妊娠糖尿病的类型、持续时间、治疗方案和效果，控制患者空腹血糖 ≤ 5.6mmol/L，餐后 2h 血糖 ≤ 6.7mmol/L。择期剖宫产术者应尽量选择早晨手术，以利于控制围术期血糖，手术前一晚使用常量胰岛素，术晨禁食、停用胰岛素。

2. 充分术前评估：有无伴发子痫前期、肾功能不全及病态肥胖、心功能是否受损等。严格的体格检查还包括气道评估及神经系统检查以排除自主神经及外周神经病变。

3. 实验室检查：包括血糖、糖化血红蛋白、血清电解质、尿素氮、肌酐水平。子痫前期的患者必须检查凝血功能，伴有心功能不全的患者需有近期心电图检查、心超检查及 BNP 数值。

（三）麻醉处理

1. 麻醉选择

首选椎管内阻滞，其次全身麻醉。

2. 麻醉管理

（1）麻醉诱导前用无葡萄糖液体进行输液。含糖液体使产妇出现高血糖危险的同时，新生儿低血糖的危险也增加。

（2）糖尿病产妇的胎儿比非糖尿病产妇的胎儿更易患低氧血症和低血压。积极处理的办法是快速输注液体、给予升压药和将子宫向左侧移位。

（3）对于合并有关节强硬综合征的患者，应注意可能出现的插管困难。

第十章　五官科手术麻醉

第一节　眼科手术麻醉的特点和基本原则

眼外科除了具有外科学的一般规律和原则外，由于眼的解剖、结构精细复杂和生理功能的特殊性，使之形成了专业性很强的特点。在通常情况下，人类由视觉传递的信息占80%以上，因而，视觉功能的重要地位是不言而喻的。临床上，许多眼疾需要通过手术治疗才能痊愈或避免恶化。手术的成败对病人的生活质量、心理状态、家庭乃至社会均有明显影响。近年来，显微手术的普及和发展，治疗技术的高科技成分越来越多，使眼科手术更加精细准确。根据手术部位不同分为内眼和外眼手术。须切开眼球者属内眼手术，无须切开眼球者属外眼手术。不同的眼科手术对麻醉的要求不同。

一、眼科手术麻醉的特点

眼内压和眼心反射分别是内眼和外眼手术所涉及的两个重要问题，与麻醉关系极为密切。眼科的一些疾病是全身疾病在眼部的表现。而眼科围术期用药又常干扰病人的正常生理，均须特别引起重视。

（一）眼内压与麻醉

眼内压（intraocular pressure，IOP）为房水、晶体和玻璃体等眼球内容物作用于眼壁的、超过大气的压力，简称眼压。正常值为 $1.33 \sim 2.8$ kPa（$10 \sim 21$ mmHg）。眼压无性别差异，40 岁以上者眼压略高于不到 40 岁者。两眼眼压差在 0.4kPa（3mmHg）以内。眼压脉搏性和呼吸性波动亦在 0.4kPa 以内。正常的眼压是保持眼内液体循环和维持晶体代谢所必需。正常情况下，房水生成与排出率及眶内容物（晶状体、玻璃体、房水和血液）的容积处于动态平衡。凡影响房水循环、眼脉络膜血容量、中心静脉压、血压、眼外肌张力等因素均可影响眼压。术中眼内压突然、急剧的升高可影响眼内血供，且有发生眼内容物脱出、压迫视神经的危险，而眼压降低则提高网脱和玻璃体积血的发生率。

麻醉药和肌松药通过改变房水生成，影响房水流出道，或改变眼内血容量，影响中枢神经系统（尤其是间脑）对眼外肌张力的调节或眼内血管平滑肌张力均能使眼压改变。氯胺酮使眼外肌张力增高，升高眼压和颅内压，并引起眼球震颤。去极化肌松药琥珀胆碱作

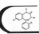

用开始时可致眼外肌收缩，使眼压急剧升高。安定类镇静药使闭角型青光眼患者房水流出通道受阻，升高眼压。胆碱能阻滞药及交感胺类血管活性药均有散瞳作用，也可升高眼压。含氟吸入麻醉药通过抑制中枢神经系统改善房水循环，松弛眼外肌，降低眼压。大多数静脉全麻药和镇静药、麻醉性镇痛药、神经安定药等均有不同程度的降低眼压作用。静注异丙酚 1mg/kg 降低眼压作用显著，尤其对已有眼压增高者。

麻醉中的操作和管理也直接影响眼压。全身麻醉时，病人经历由清醒至麻醉与术毕由麻醉转至清醒、保护性反射由抑制至恢复的过程。其中使眼压增高的要素有麻醉过浅、呛咳、躁动、血压升高、呼吸道不通畅、呼吸阻力增大、动脉血二氧化碳分压升高、头低位以及任何使颅内压增高的因素。

为保持眼内压平稳、避免其升高，麻醉的实施应有周到的设计和精心的管理。

（二）眼心反射与麻醉

眼心反射（oculocardiac reflex，OCR）是在压迫、刺激眼球或眼眶，牵拉眼外肌引起的由迷走神经中介的心动过缓或心律失常。此反射弧的传入支为三叉神经的睫状长、短神经，传出支为迷走神经心支和心内神经节。眼心反射产生心动过缓的个体差异较大，有的病人可在心电图上无明显变化，而严重者心率减慢可达基础值的50%以上，甚至心搏骤停。有报道认为某些病人有所谓"眼心反射倾向性"，对所有迷走神经刺激会发生强烈心血管反应。眼心反射在小儿斜视手术中最易发生，视网膜手术、眶内手术及眼球摘除术也时有发生。需要特别注意的是首次刺激引起的眼心反射最显著，且刺激强度越大越易发生。全麻与局麻均可发生，小儿较老年人常见。浅麻醉、缺氧或二氧化碳蓄积以及迷走张力增加时，眼心反射加重。

术前应用阿托品可减少儿童眼心反射的程度，但对年长者则不明显。球后阻滞有预防作用，但其本身也可引发眼心反射。当出现眼心反射时应暂停手术刺激，加深麻醉，静注阿托品。如伴低血压，应加用血管收缩药，可选麻黄碱静注。

（三）眼与全身性疾病

某些全身性疾病部分表现在眼部，易于发现，所以常以眼科发病而就医。如脑瘤的阵发性视物不清，眼肌型重症肌无力的眼睑下垂，血液病的结膜出血，糖尿病病人发生的糖尿病性白内障，5年以上患者还可出现眼底病变。小儿眼科病人常伴有先天性疾病。20世纪80年代初统计，全身其他系统遗传病在眼部表现者有323种之多，其中相当部分遗传病对全身重要脏器功能影响较大。如与晶状体疾病有关的综合征：马凡氏综合征、心血管受累、眼—脑—肾综合征、先天性肾小管功能异常等。先天性白内障由代谢障碍引起，糖代谢障碍和氨基酸代谢障碍多见，如半乳糖血症、酪氨酸血症、同型胱氨酸尿症。后者血小板黏度增高，易发生血栓，已有全麻下发生血栓死亡的报道。

眼病综合征麻醉前应注意其全身性疾病的进展情况、重要脏器功能受损严重程度，做好围术期相应处理，才能防止术中意外的发生。

（四）眼科麻醉的基本要求

1. 不同的眼科手术对麻醉的要求不同。外眼手术麻醉的重点在于完善的止痛、预防眼心反射，内眼手术则为防止眼压升高和保持眼压稳定。

2. 随着显微外科技术的发展，眼科手术已较以前更为精细和复杂。对于成年患者虽然相当一部分手术可以在局部麻醉下施行，但局部麻醉难以克服患者的紧张焦虑心理。还由于局麻止痛范围有限，对于时间长、刺激较强的手术，患者常感觉不同程度的疼痛和不适。所以近年镇静止痛合用局麻受到欢迎和重视。

3. 多数眼科浅表手术的全麻不要求术中控制呼吸，但要求麻醉清醒快而完全，无呛咳和躁动，尤其复杂的眼底手术在清醒期更要平顺。

4. 对于复位困难的视网膜脱离手术，术毕要求立即或尽快改为俯卧位，以提高复位手术的成功率。常规全麻似乎难以达到此要求，而镇静止痛术在一定程度上可显示其优越性。

二、眼科麻醉的基本原则

（一）麻醉前准备

1. 注意并发症

患者中老年人比例大，并存呼吸、循环或内分泌系统疾病者相应较多。小儿眼科病人常伴有先天性疾病。眼外肌疾病有关的综合征有类重症肌无力综合征，与重症肌无力相似，不同点在于对非去极化肌松药敏感，但用胆碱酯酶抑制剂效果不明显，肌电图表现与重症肌无力不同。糖尿病病人易发生糖尿病性白内障和出现眼底病变。

2. 注意眼科用药的全身作用

眼科围术期用药常干扰病人正常生理，如散瞳与缩瞳药不仅具有局部效果，且作用于自主神经，对全身循环、呼吸系统功能产生影响，与麻醉药和（或）肌松药可产生相互作用。其中拟胆碱药毛果芸香碱和乙酰胆碱可引起心动过缓、支气管痉挛。抗胆碱酯酶药依可碘酯、新斯的明、毒扁豆碱滴眼可延长琥珀胆碱肌松时间，并可抑制酯类局麻药代谢，易发生毒性反应。抗胆碱药阿托品、后马托品与丁酰苯类、吩噻嗪类和三环类抗精神病药物合用，使受体部位的抗胆碱作用增强。去氧肾上腺素用于散瞳，可升高血压。β 受体阻滞剂噻吗洛尔（timolol）、贝他根（betagan）用于控制眼压，全身吸收后可引起心动过缓、心功能不全，哮喘者禁用。局部用药经鼻泪管流入鼻腔，经鼻黏膜可迅速吸收入血。为减少药物吸收，在表面滴药后闭目压迫鼻泪管入口处 1 ~ 2min。

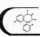

青光眼病人为了降低眼压而长期服用乙酰唑胺（Diamox），可引起低血钾和代谢性酸中毒，围术期须注意纠正。甘露醇使血浆胶体渗透压升高，组织脱水，降低眼压，心功能不全者慎用。

3. 麻醉前用药

麻醉前用药的目的除了使病人镇静，抑制呼吸道黏膜腺体和唾液分泌外，还要考虑减少麻醉中自主神经反射，减少恶心、呕吐，维持稳定的眼压。麻醉前用药剂量的抗胆碱药不会对眼压产生明显影响。阿托品不仅可有效地抑制呼吸道分泌物，还可在一定程度上预防术中眼心反射。小儿麻醉前阿托品的剂量要足，一般剂量为 0.02mg/kg 肌注。安定有抗焦虑、遗忘作用，并能对抗氯胺酮的兴奋作用，如控制其用量在 0.1mg/kg 以内，一般不会使眼压升高。咪达唑仑起效快，半衰期短，肌注剂量为 0.07 ~ 0.1mg/kg，效果满意。哌替啶、吗啡有镇静镇痛作用，但易致恶心呕吐，仅用于剧痛者，如与氟哌利多合用则有加强镇痛、减少呕吐的作用。1 岁以内婴儿可只用阿托品。

（二）麻醉的实施

1. 局部麻醉

成年人外眼手术和简单的内眼手术均可在局部麻醉下进行。眼部神经支配涉及第 Ⅱ ~ Ⅵ 对颅神经和自主神经系统。眼肌由第 Ⅱ、Ⅳ、Ⅵ 对颅神经支配。眼球的感觉神经来自三叉神经，传导疼痛等躯体感觉。副交感神经节后纤维（源于动眼神经内脏运动纤维）支配瞳孔括约肌和睫状肌，交感神经节后纤维支配瞳孔开大肌。局部麻醉为表面麻醉、结膜下浸润、球后阻滞、球周阻滞。20 世纪 80 年代以来，球周麻醉（Peribulbar Anesthesia）得到推广应用。该方法将局麻药注射到肌锥外，再向肌锥内渗透。对内眼手术安全、有效，并发症少。为创造有利的内眼手术条件，有人主张增加面神经的颞支和颧支阻滞，可消除眼轮匝肌和其他面部肌肉运动。

（1）表面麻醉

角膜化学烧伤处理、角膜或结膜表面的异物取出、结膜裂伤缝合，均可选用表面麻醉，间或辅助神经阻滞麻醉。常用 0.25% ~ 1% 盐酸丁卡因滴入结膜囊，1 ~ 3min 内生效，显效时间为 10 ~ 20min，可持续 1 ~ 2h。点药后 30s 内出现轻度球结膜充血，无扩大瞳孔与收缩血管作用，对角膜无明显影响，但高浓度的丁卡因可引起角膜上皮脱落。当角膜损伤后丁卡因吸收迅速，因该药毒性较大，可改用 2% 利多卡因。手术中保持角膜湿润，不宜用表面麻醉剂湿润角膜，以免损伤角膜上皮。

（2）上直肌鞘浸润麻醉

主要目的是在做上直肌牵引线时，防止疼痛反应。方法：患者向下注视，暴露上半部眼球，针尖于角膜缘后 7 ~ 8mm 穿过结膜和筋膜囊旁注射 0.5 ~ 1mL 局麻药。注意不可穿通肌肉，以免发生血肿。

（3）球后阻滞麻醉

球后麻醉（Retrobulbar Anesthesia）是一种将麻醉剂直接注入肌椎内，以阻滞睫状神经节和睫状神经的麻醉方法。此方法不仅可使眼球完全麻醉、眼外肌松弛，而且还能降低眼压。睫状神经节（Ganglion Ciliare）位于眶尖，距视神经孔约10mm处，在眼动脉外侧，外直肌和视神经之间，并紧贴视神经。睫状神经节为灰红色略呈四边形的小体，大小约2mm×1mm。节后有3个根：长根为感觉根；短根为运动根，含有至虹膜括约肌、括约肌、睫状肌的纤维；交感根来自颈内动脉的交感神经丛，并与长根合并，含有至瞳孔开大肌与收缩眼血管的纤维。睫状神经节向前发出睫状短神经，为6～10支，在视神经周围穿过巩膜，在巩膜与脉络膜之间向前分支至虹膜、睫状体和角膜。

球后麻醉方法：患者平卧，嘱向鼻上方注视，皮肤消毒后，用5号牙科针头（不能过于尖锐），由眶下缘中外1/3交界处先平行眶底垂直向后进针至赤道部，然后转向球后，从外直肌与下直肌之间缓缓推进，在肌椎内直达球后。针尖的斜面朝向眼球，进针深度不得超过35mm，使针尖恰好位于睫状神经节和眼球后壁之间，回吸无血时，即可注入局麻药2.5～3mL。出针后嘱患者闭合眼睑，并轻轻下压眼球片刻，可预防出血，有利于局麻药扩散及降低眼压。

球后麻醉成功的体征：上睑下垂，眼球固定，轻度外斜，角膜知觉消失，瞳孔扩大，虹膜、睫状体及眼球深部组织均无痛觉，而且由于眼外肌张力的减低，眼压也相应地降低。

球后麻醉的并发症：

①球后出血：其发生率多报道为1%～3%，因球后注射损伤血管所致。如刺破静脉则出血比较缓慢，应立即用手掌压迫眼球，一般压迫1min后放松10s，直到出血停止。继续压迫5min左右，待眼睑松弛后，仍可继续手术。如动脉出血，眶压迅速增高，眼球突出，眼睑紧闭，必须暂停手术，压迫止血并用绷带包扎，待2～3d后根据情况再行手术。最严重者可因眼眶压力增高导致视网膜动脉阻塞，最后发生视神经萎缩。为避免球后出血，必须熟练掌握球后注射技巧，同时不宜选用过细、过锐的穿刺针头。

②局麻药所致暂时性黑矇：可发生于球后注射局麻药后即刻或数分钟内。先出现眼前发黑，然后黑矇。眼部可见上睑下垂，瞳孔开大，眼底正常或出现视网膜中央动脉痉挛，视神经、视网膜缺血等表现。发生的原因可能是局麻药的直接作用，造成视网膜中央动脉或视神经动脉分支痉挛。对于青光眼晚期视野已呈管状者，更易出现以上症状。一旦发生黑矇应立即按视网膜中央动脉阻塞处理，吸入亚硝酸异戊酯0.2mL，3～5min后便可出现光感。若不加处理，30～60min也可出现光感，数小时后随麻醉作用消失，视力逐渐恢复。

③局麻药引起呼吸抑制：局麻药注入后快速渗入视神经周围硬膜下间隙，进入脑桥及中脑部，因此在循环系统受累之前就可出现呼吸停止和意识丧失。该并发症虽然很少发生，

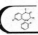

但病情紧急。关键是及时发现，控制气道，进行人工呼吸，直至恢复。

（4）球周麻醉

20世纪80年代以来，球周麻醉被推广应用。

球周麻醉方法：嘱患者睁眼不动，用25mm长的针头，分别于眶上缘内1/3与中外2/3交界处及眶下缘外1/3与中内2/3交界处为注射点。先做皮下注射0.5mL局麻药浅表浸润，以防进一步操作引起疼痛，然后将针尖斜面朝向眼球，从注射点垂直进针，沿眶缘刺入25mm，接近眶底，回吸无血，上下分别缓慢注入局麻药2～4mL，注药后10～15min，可阻滞Ⅲ～Ⅳ颅神经末梢及睫状神经节，使眼外肌麻痹，产生与球后麻醉相同甚至更完善的镇痛。

球周麻醉的优点：

①不易损伤眼外肌及附近组织，注射针距离眼球、视神经、视神经鞘膜及视神经孔较远，较球后麻醉更安全；

②减少刺破血管出血的机会；

③注射时疼痛不适感较轻；

④不易引起后部眶压增高；

⑤一般不会发生黑蒙现象。

一般尚未发现有严重的并发症。由于注入的局麻药量较大，可引起球结膜水肿、皮肤淤血、早期上睑下垂、眼外肌麻痹等。

（5）面神经阻滞麻醉

面神经阻滞麻醉是一种对面神经眼睑分支的阻滞麻醉。可消除眼轮匝肌和其他面部肌肉的运动，抑制由于瞬目反应引起的眼内压升高。

① Van Lint（范林特）法

是对眶缘部面神经的末梢分支（额支和颧支）阻滞的麻醉方法。具体操作是距外眦部1cm眶缘侧皮肤进针达眶骨骨面，注入少量局麻药，然后沿眶外上缘推进到略越过眶上缘中央部，在进针和退针时注入局麻药2mL。退针到原刺入点皮下时，将针转向眶外下缘，沿骨面推进直到眶下缘中央处，同样注入局麻药2mL，出针后加压按摩。注意在注射局麻药时，针尖须深达骨膜，勿接近睑缘。否则麻醉剂会扩散到眼睑皮下，引起弥漫性肿胀，使睑裂变窄，不仅影响麻醉效果，而且影响手术操作。

② O'Brien（欧勃恩）法

是在下颌骨髁状突处对面神经主干的上支进行阻滞的方法，可达到麻醉眼轮匝肌的目的。具体操作为，首先确定准确的注射点。嘱患者张口、闭口动作，此时在耳屏前可触到下颌骨髁状突滑动，从髁状突和颧弓的交角处垂直刺入1cm深至骨面，回吸无血，注入局麻药2mL，注意不可将局麻药注入关节腔内。

③ Atkinson（艾肯森）法

本法主要是对面神经主干和部分末梢阻滞的方法。具体操作为，于经过外眦稍后的垂直线与颧骨下缘交界（眶下角）处进针，深达骨膜后向顶端方向平行于眶外缘，越过颧骨弓，直达耳郭上方。边进针边注射局麻药 2mL，直至眶下缘中部。

2. 静脉吸入复合麻醉

简称为静吸复合全麻。常用的麻醉诱导用药为起效迅速的静脉麻醉药、强效止痛药和肌肉松弛剂。巴比妥类镇静催眠药、麻醉性镇痛药均可使眼内压下降 10% ~ 15%。异丙酚降眼压效果明显大于硫喷妥钠，尤其对已有眼压增高的病人，降眼压的效果更为显著。

肌肉松弛剂首选非去极化类，如维库溴铵、阿曲库铵。去极化肌松剂琥珀胆碱升高眼内压，注射该药前先用小量非去极化肌松剂防止或减轻肌颤，但不能预防眼内压升高。

挥发性吸入麻醉药氟烷、安氟醚、异氟醚及七氟醚均有降低眼压作用。静—吸复合麻醉的优点是可控性强，诱导及苏醒迅速。麻醉诱导及维持要力求平稳，无呛咳及躁动，使用面罩位置得当，不压迫眼球。麻醉管理中应注意全麻不宜太浅。对于气管内插管病例应将气管内导管妥善固定，防止手术操作中将其推入气管内过深，诱发呛咳，也不宜于术毕麻醉过浅时刺激气管引发剧烈呛咳。

3. 异丙酚全凭静脉麻醉

异丙酚静脉注射 1.5 ~ 2.5mg/kg，2min 后血药浓度达峰值，脑平衡半衰期为 2.6min。该药代谢迅速，即使用异丙酚连续静注 6h，停药后仅需 15min 血药浓度即可降低 50%，这种快速的代谢清除率使之具有十分突出的清醒迅速而完全的优点。该药降低眼内压的作用明显大于硫喷妥钠，尤其对于已有眼内压增高的病人。其不良反应表现在该药快速大剂量静脉注射时（大于 2.5mg/kg）可引起血压下降和呼吸抑制，对心率影响则不明显。

异丙酚与阿芬太尼及中短效非去极化肌松剂如维库溴胺或阿曲库铵联合应用，构成一组比较理想的全凭静脉麻醉药组合，配合气管插管或喉罩通气，适用于手术时间较短的内眼手术。

麻醉维持可用异丙酚分次注射和微量泵持续静脉给药法。分次注药法于诱导后 2min 开始，每隔 3min 重复给予 1/4 诱导量，血药浓度波动小。如间隔超过 6min，血药浓度波动较大。经过大量临床观察研究，根据其药代动力学和药效学设计出持续静脉输注的给药方案，并建立计算机管理系统，即目标控制输注（Target Controlled Infusion，TCI）技术，可实现血药浓度与效应室浓度的动态平衡。TCI 系统通过药代动力学模型及其参数控制药物的输注速率，从而快速输注药物或停止输注，直到两者相等后输入维持。维持过程中，不断计算维持中央室浓度所需的维持速率，以补偿药物的清除和再分布。可快速达到并维持于目标血药浓度，维持稳定的麻醉状态。

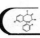

4. 氯胺酮静脉麻醉

氯胺酮应用于临床麻醉后，由于其在起到良好止痛作用的同时，咽部的保护性反射依然大部分存在，自主呼吸仍保留，特别适用于手术时间较短，要求止痛作用好，但又无须控制呼吸的病例，所以较常用于眼科全麻气管内不插管的儿童。为保持其呼吸道通畅，必须加强呼吸管理，密切观察通气氧合效果，及时排除潜在问题。应用氯胺酮时首次剂量 1 ~ 2mg/kg，术中要注意临床体征的多样化和清醒期的并发症。其明显的缺点是升高眼压、颅内压和血压、噩梦及精神症状，目前已较少单独应用。禁忌单纯氯胺酮用于内眼手术。为克服氯胺酮的缺点，近年将静脉麻醉剂丙泊酚与氯胺酮合用，后者仅使用亚临床麻醉剂量，可以抑制眼压升高及梦幻发生。此外，氯胺酮与利多卡因合用或与咪达唑仑合用也在临床应用。以上还须进一步临床观察总结。

5. 普鲁卡因全凭静脉麻醉

通常指用硫喷妥钠分次静脉注射，迅速加深麻醉，在肌肉松弛剂和强效镇痛药的配合下完成麻醉诱导气管内插管，静脉持续点滴 1% ~ 2% 普鲁卡因维持麻醉。普鲁卡因只做维持麻醉用，不能单纯用于加深麻醉，加深麻醉依赖硫喷妥钠和强效镇痛药。

6. 眼科麻醉进展

（1）喉罩通气在眼科麻醉中的应用

大多数眼科浅表手术如白内障吸取、人工晶体植入、青光眼手术、角膜移植、眼睑成形、眼肌和虹膜等常见手术不需要术中使用肌松剂控制呼吸，但要求麻醉清醒快而完全。尤其眼底手术恢复期应尽量平顺，手术后需要尽快改为特殊体位（如俯卧位），以提高视网膜复位手术的成功率。气管内插管操作刺激较大，术中需较深的麻醉维持，术毕麻醉转浅、拔管呛咳和头部振动使眼压升高，均不利于内眼手术。喉罩无起血流动力学的明显改变。

浅麻醉下病人能耐受，轻度变换体位时不会诱发咳嗽反射。

近年来，喉罩为临床麻醉吸入给药和呼吸管理提供了新的手段。与面罩相比，喉罩更接近声门，不受上呼吸道解剖特点的影响，因此对通气的管理更加可靠。与气管插管相比，喉罩不会对喉头、气管造成损伤，操作简便。无论病人自主呼吸还是行辅助或控制呼吸均能经喉罩施行。由于对咽喉部刺激轻，因此对循环功能的影响也很小。

由于无须使用肌松剂，自主呼吸存在，在较浅麻醉下可通过喉罩维持通气，但仍须注意检查通气效果，必要时给予辅助通气及监测 $PETCO_2$、SPO_2 或血气。由于喉罩不像气管内插管那样使呼吸道完全被隔离，而是依靠充气后的喉罩在喉头形成不耐压的封闭圈与周围组织隔离，所以当通气时气道内压不宜超过 20cmH$_2$O，否则易发生漏气及使气体进入胃内。

使用喉罩时要注意下列问题：

①饱胃或胃内容物残余的病人禁忌使用；

②严重肥胖或肺顺应低的患者，应用喉罩行辅助或控制呼吸时，由于需要较高（＞20cmH$_2$O）的气道压，易发生漏气和气体入胃，诱发呕吐，故应列为禁忌；

③有潜在气道梗阻的病人，如气管受压、气管软化、咽喉部肿瘤、脓肿、血肿等禁忌使用喉罩，特殊体位，如俯卧位手术病人不宜使用；

④浅麻醉下置入喉罩易发生喉痉挛，应予避免；

⑤置入喉罩后不得做托下颌的操作，否则将导致喉痉挛或位置移动，术中应密切注意有无呼吸道梗阻；

⑥呼吸道分泌物多的患者，不易经喉罩清除。

（2）监测下麻醉管理（MAC）与镇静术在眼科麻醉中的应用

复杂的内眼手术既往均须在气管插管下完成。术中如不用肌松剂，则须有静脉复合麻醉。术毕清醒时间长，潜在危险较多。如采用肌松剂，术毕拔管时也难免引起呛咳，严重者直接影响手术效果。近年来，激光、玻璃体切割等技术的应用和改进使眼科手术的时间大大缩短，手术刺激也相应减少。因此，相当一部分手术可在局麻下完成。局部麻醉虽可完成手术，但不能消除病人的恐惧和焦虑。局麻辅以镇静术（sedation）既可以减轻恐惧和焦虑的程度，又安全无痛。Scamman将镇静术的特点概括为3个方面：①可与病人保持语言交流；②遗忘，消除焦虑；③止痛。

又有学者将其称为镇静止痛术（Sedative Analgesia）。目前ASA将麻醉科医师参加的从术前评估、制订麻醉计划到指导给药达到所需程度的镇静或对局麻病人监护，随时处理紧急情况称为监测下麻醉管理（Monitored Anesthesia Care，MAC），以强调麻醉安全。

镇静止痛术给药必须是渐进性的，在病人舒适和安全之间获得一个满意的平衡点，防止镇静过深，同时对呼吸、循环系统的变化持续监护，否则难以保证病人安全。如须逆转过深镇静，可用相应拮抗药。

部分眼科手术操作在局麻完善的基础上，镇静止痛术（或MAC）可获得满意效果。成年人可用氟哌利多10μg/kg加芬太尼1μg/kg静脉注射为首次量，此后不再应用氟哌利多，仅以芬太尼0.008～0.01μg/kg/min静脉注射维持。该法镇静、镇痛作用较好，但顺行性遗忘欠佳。咪达唑仑首次量25～60μg/kg静脉注射，0.25～1.0μg/kg/min静脉注射维持，或丙泊酚首剂量250～1000μg/kg静脉注射，10～50μg/kg/min静脉注射维持，可维持镇静于2～3级。术中与病人保持语言联系，随时了解镇静程度，调整注药速度，可取得完善的镇静遗忘和心理保护作用。

学龄前儿童眼肌手术因牵拉眼肌刺激较强，以往多于全麻下完成手术，但全麻下眼球固定，术者不能准确观察眼位。现用氯胺酮镇静止痛术配合局麻，首次量400～500μg/kg静注，以25～35μg/kg/min的速度维持镇静于2～3级。术中病人可按指令转动眼球，提高了斜视矫正术的质量。

（3）吸入麻醉诱导，经喉罩辅助呼吸用于婴幼儿眼科手术麻醉

周岁以内婴儿由于解剖生理特点，胸廓小，胸骨软，深吸气或哭泣时，下胸部易呈凹

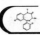

陷。尤其 6 个月以内婴儿牙齿尚未长出，上下颌缺乏支架，且舌大而厚，常紧贴上腭。麻醉过程中如按常规托下颌，鼻咽部易为舌所阻，反而使呼吸道不通畅。婴幼儿头部与躯干比较，比例较大且重，而颈部短而软，扁桃体及腺体往往较肥大，而鼻腔、喉及气管又较细小，且呼吸道分泌物多，易发生呼吸道梗阻。婴儿外周静脉穿刺和固定较困难，若选用基础麻醉，常有术中麻醉偏浅、术后睡眠时间较长的不足。由于喉罩的使用，麻醉的安全性和可靠性均得到提高。可选用氧化亚氮—氧—七氟醚半紧闭吸入麻醉诱导，喉罩辅助吸入麻醉维持。诱导时氧化亚氮流量 3L/min，氧 2L/min，七氟醚吸入浓度从 1% 开始，每呼吸 2 ~ 3 次，增加 0.5% 直至达 3.5%，待患儿入睡行辅助呼吸。维持较深麻醉 2min 左右，操作者将 1 号或 2 号喉罩经口盲探插入，困难者可持喉镜帮助，到位后套囊充气，妥善固定。继续吸入麻醉维持，流量和七氟醚吸入浓度减小。术毕停吸入麻醉剂改纯氧大流量冲洗，患儿在数分钟内清醒，拔出喉罩。

第二节　常见眼科手术的麻醉处理

成年人外眼手术一般均可在局麻下完成。斜视矫正术和眼睑成形术是小儿眼科最常见的外眼手术，须行全麻，对于大龄儿童可在镇静止痛和局麻下施行。

一、斜视矫正术

现认为斜视患儿接受手术的年龄越早越好。通常手术时间均在一个小时内。气管插管或喉罩通气，静吸复合全麻或全凭静脉麻醉均可。在呼吸道管理有保障的情况下，也可选用氯胺酮间断静注，不做气管内插管或喉罩通气。采用氯胺酮辅以利多卡因或丙泊酚则可获得更平稳的效果。实施此类手术的麻醉须注意以下问题：

1.斜视患儿可合并其他先天性疾病。

2.斜视矫正术由于牵拉眼肌，特别是内直肌时易引起眼心反射，术前应用足量阿托品有预防作用。术中监测心电图，一旦发生严重的心动过缓或心律失常，应暂停手术并做相应处理。

3.施行眼肌手术的病人发生恶性高热的比例大。如术中出现心动过速，呼吸频率加快，呼气末 CO_2 分压增高，但不能用麻醉浅解释者，应测体温。对于体温上升迅速，于 15min 内增高 0.5℃ 以上者，必须警惕恶性高热。

4.眼肌手术后易发生恶心呕吐，是由于眼胃反射所致，氟哌啶和胃复安有预防作用。

术后通常不需要眼罩，因此要限制小儿手臂运动或用夹板固定，患儿虽然清醒了，但因眼部肿胀或眼药膏影响而造成视力不佳，使患儿很烦躁。斜视术后患儿的疼痛很轻微，特别是小的儿童，通常非麻醉性镇痛药或可待因 1.0 ~ 1.5mg/kg 口服可以缓解患儿的不适。眼肌手术的小儿术后恶心呕吐的发生率较其他眼部手术为高，在个别因长时间呕吐不能离院的患儿，要制止这一并发症。采取的措施有：避免术前用麻醉性镇痛剂，麻醉前使用抗呕吐药。氟哌利多是很有效的抗呕吐药，术前 0.4mg/kg 口服还可起到镇静的作用。

二、眼外伤病人的麻醉问题

眼睛是人体组织中最精密的器官，但同时又相当脆弱。其他部位的外伤可以直接或间接地波及眼，例如颅脑外伤。眼外伤病人又常合并其他部位损伤，尤其是颌面部外伤。

随着科学技术进步，有关眼外伤的观点和治疗在不断改进，治疗效果取得了明显的进步。医生们已经不满足于单纯保存眼球，而是争取进一步恢复视力。20 世纪 80 年代以来最重要的技术进步是早期控制感染、显微手术的普及和玻璃体切割术的临床应用。这些技术进步使眼外伤急诊手术较以前更为精细和多样。麻醉科专业技术的发展与之相结合，促进了整体治疗水平的提高。

眼外伤急诊手术依手术大小、手术是否进入眼球，其麻醉处理有一定差异。局部麻醉以表面麻醉、结膜下浸润、球后麻醉、球周麻醉较常用。常用药为 0.25% ~ 0.5% 丁哌卡因、2% 利多卡因。球后阻滞注意不可加用肾上腺素，因为视网膜中央动脉为一终末动脉，痉挛后会引起视网膜缺血而损害视力，尤其对于青光眼已成管状视野患者会使视力突然丧失。复杂的眼外伤手术刺激强，单纯局麻止痛不全，在局麻完善的基础上镇静止痛术可获得较满意效果。对于局麻和镇静止痛术难以完成的手术及不合作的儿童均选择全身麻醉。小儿简单的浅表外伤手术可采用以氯胺酮为主的静脉麻醉。

（一）小儿眼外伤合并上呼吸道感染的麻醉处理

小儿眼科急诊手术以眼外伤最常见。发病突然，病情急。为使创伤得到及时处理，减少继发感染，宜及早手术。然而据统计，小儿眼外伤合并上呼吸道感染者占半数以上。其中 5 岁以下的儿童及转诊待手术时间一天以上者，合并上呼吸道感染者达 80%。其原因为：

1. 小儿全身免疫功能和呼吸道局部免疫功能不足，1 岁时 IgA 仅为成人的 5%，IgG 与呼吸道分泌的其他抗微生物物质也较成人低。而眼外伤可致机体暂时性免疫抑制，使患儿更易发生呼吸道感染。

2. 小儿呼吸系统发育尚不完全，鼻道狭窄，缺乏鼻毛，局部黏膜的屏障作用弱。气管、支气管黏膜腺体分泌不足，表面干燥，影响纤毛运动，分泌物清除困难，使呼吸道感染容易发生。

3. 眼部伤口未及时处理而发生感染。病原菌随分泌物从鼻泪管流入眼部引发上呼吸道感染。国外一组报告认为合并上呼吸道感染的小儿若行气管内麻醉，呼吸道并发症比不行插管者高 11 倍。在麻醉期间出现与呼吸道有关的异常情况者要比呼吸道无感染者多 2 ~ 7

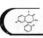

倍。婴幼儿由于气管内径增生速度快于支气管和细支气管，当上呼吸道感染使黏膜充血肿胀容易发生气道梗阻。为了早期处理控制感染，手术不宜拖延，要综合眼局部和全身的情况决定麻醉时机。此类患儿麻醉前用药阿托品不宜减量，剂量0.02mg/kg肌注或静注。麻醉诱导力求平顺，避免患儿哭闹。术中注意气道管理，及时清除分泌物，避免频繁吞咽。若行气管内麻醉，术后应在恢复室或病房看护，不宜早离院。

（二）饱胃病人的麻醉处理

眼外伤急诊与其他外伤急诊一样，病人多为饱胃。全麻诱导前至少禁食6h，禁饮4h，而创伤、疼痛、焦虑、孕妇胃排空时间还要延长。眼外伤急诊病人多未禁食，如病情许可，可延迟数小时再行全麻手术。即便如此，仍不能保证胃内容全部排空。而婴幼儿禁食时间不宜过长，否则易发生酮症。全麻诱导仍要注意防呕吐和误吸。呕吐还可使眼压增高，对眼球穿通伤合并眼球内容物脱出病例极其危险。

饱胃病人麻醉行快速诱导气管内插管须由富有经验的麻醉科医师实施。术前1h肌注或静注甲氧氯普胺10mg促进胃排空，但阿托品可拮抗甲氧氯普胺作用，不可同时使用。减少胃液量和提高胃液pH值可用竞争性H_2组胺受体拮抗剂雷尼替丁等。预计无气道困难时，诱导前静脉推注阿托品减少分泌，减轻迷走神经张力。充分去氮给氧，静脉注射维库溴铵0.2mg/kg。当病人眼睑下垂时，表明肌松作用已发生，此时持续压环状软骨，以防胃内容反流。同时立即静脉快速注入硫喷妥钠8mg/kg或异丙酚2.5mg/kg，起效后插入带套囊气管导管。术毕拔管时仍要防止呕吐和误吸。

（三）麻醉中呼吸管理

眼科急诊手术患者的头面部及颈部均被无菌巾覆盖，短小手术有时不做气管插管亦不用喉罩通气，维持呼吸道通畅尤为重要。麻醉机和负压吸引器必须在手边备好，随时可用。放置合适的头颈部位置，密切观察病人的呼吸运动，可及时发现呼吸道轻微的梗阻情况。无创脉搏血氧饱和度监测很有必要。用喉罩通气时，头位改变或喉罩固定不牢也可发生通气不畅。

（四）小儿全麻时体温监测

小儿体表面积相对较大，其体温易受环境温度的影响，所以麻醉期间体温变化大。尤其小儿眼科急诊合并上呼吸道感染时，由于感染发展、手术创伤，可引发高热，所以必须重视体温监测。术中如出现心动过速，呼吸频率加快，但不能用浅麻醉解释者，应立即测量鼻咽温或肛温。确诊高热后要积极降温治疗，以物理降温为主，使体温降至38.5℃以下。对于体温上升迅速于15min内增高0.5℃以上者，必须高度警惕恶性高热。恶性高热越早诊断越好，并立即治疗。首先立即停用所有触发恶性高热药物，用纯氧过度换气，更换麻醉机和钠石灰，立即应用坦屈洛林（dantrolene），该药是逆转恶性高热关键性用药。如10mg/kg无反应，可用到20mg/kg，直到病情稳定，再加上强有力的降温措施，$NaHCO_3$纠正酸中毒，治疗高血钾，维持尿量不少于每小时1mL/kg。待病情稳定后转送ICU继续治疗。

三、眼内容物剜除术

行眼球摘除术须做好止痛和预防眼心反射。眶内肿瘤摘除术也会发生眼心反射。术中出血可沿鼻泪管进入呼吸道，应选择气管内全麻，做好气道保护。

四、急性闭角型青光眼急性发作病人的麻醉问题

该病是眼科急诊之一，需要在最短的时间内降低眼压，开放房角，挽救患病眼的视功能。降眼压药可同时应用，但也不必被动等待眼压下降，特别是反复用药效果不佳者。必要时须做前房穿刺术，有条件者行周边虹膜成形术，开放房角，缓解急性发作过程。或行小梁切除术等滤过手术，降低眼压。

在手术前及术后，均须积极用药控制高眼压。根据药物的化学结构和药理性质，抗青光眼药可分为五大类，即拟副交感神经药、拟肾上腺素能药、肾上腺素能阻滞药、碳酸酐酶抑制剂和高渗脱水剂。对于眼压顽固不降的难治性青光眼急诊手术，在术前1.5h给予静脉点滴20%甘露醇250～500mL，或口服50%甘油盐水2.5mL/kg。麻醉前须注意局部用药如频繁点药过量，经鼻泪道吸收可引起全身性副作用，如低血压、心动过缓、低血钾、代谢性酸中毒、高血糖等。

未经手术的闭角型青光眼禁用肾上腺素、胆碱能阻滞药、安定类镇静药，以上药物均可散瞳，于闭角型青光眼不利。氯胺酮可升高眼压和颅内压，琥珀酰胆碱致眼外肌成束收缩，使眼内压急剧升高，以上药物对急性青光眼患者单独使用时属禁忌。青光眼手术局麻多采用球后阻滞及上直肌浸润。

五、白内障、角膜移植或角膜、巩膜修复术

对于合作的成年人均可选择局麻或镇静止痛术，对不合作的儿童及复杂内眼手术则选择全麻。双侧先天性白内障越早手术越好，因为它严重阻碍了对视网膜的刺激，妨碍视力的正常发展。单侧完全性先天白内障也应在出生后头几个月内摘除，以防止剥夺性弱视。许多行先天性白内障摘除术的小儿，在出生后几天或几个星期即应接受手术。麻醉科医师要注意高氧引起的成熟前视网膜病变，因为直至出生后协同视网膜血管才长全。尽管视网膜病变是多因素的，但观察者仍建议吸入O_2浓度控制在维持氧分压于60～80mmHg。保持眼内压稳定，避免眼内容被挤出，因此必须保持足够深度的麻醉，直到伤口完全关闭。

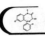

六、眼底手术

视网膜脱离修补术、玻璃体切割术等眼底手术通常需 1 ~ 3h，对于合作的成年人一般局部麻醉加镇静术即可，复杂的网脱及环切手术则须进行气管插管吸入麻醉。网脱术中牵拉眼外肌转动眼球是必需的操作，可引起眼—心反射。通常采用玻璃体内注气的方法作为辅助的治疗手段，当吸入 70%N_2O 时，玻璃体注入 1mL 空气，30min 时会变成 2.4mL，60min 时会变成 2.85mL，因 N_2O 较氮气在血中溶解性更高，因而 N_2O 可更快地占据有空腔的地方。增大的气泡可导致眼压急剧、显著增高，影响视网膜的血循环。当停止吸入 N_2O 时，气泡会因 N_2O 快速消失而迅速缩小，这也将干扰手术的效果。因此，在注气前 15 ~ 30min 应停吸 N_2O。以注入硅油代替注入惰性气体，可避免使用笑气的顾虑。难度高的视网膜脱离修补术，常要求术后即刻改成俯卧位，以提高复位的成功率。全身麻醉难以做到，而镇静止痛术加局麻常可达到此要求。

第三节　耳鼻喉科手术麻醉的特点和处理

耳鼻喉科手术的迅速发展给麻醉学科提出了更高的要求，集中表现在如何有效地处理困难气道的问题，以及提高麻醉诱导和维持的安全性和可控性。麻醉学科的新发展为解决这一问题提供了可行性。根据不同部位手术的特性，采取相应的处理，使得耳鼻喉科手术的麻醉特色更加明显。

一、耳鼻喉科手术麻醉的特点

1. 耳鼻喉科疾病大部分局限于头颈部，各部分系为黏膜组织覆盖，因而部分手术可采用表面麻醉或神经阻滞麻醉来完成。

2. 气道管理的难度很大。鼻咽喉手术气道管理是一个突出问题，许多因素造成气道管理上的困难，如手术部位血供丰富，且不易止血，不利于维持气道通畅；麻醉医师离手术野相对较远，鼻咽喉和气管内手术又直接在呼吸道上操作，管理上有一定的难度；患喉癌、会厌肿瘤的成年病人，围术期已有不同程度的呼吸困难；已做喉部分切除，复发须再次行激光局部肿瘤切除术，而又未做气管造口者，气管插管难度增大；儿童喉乳头状瘤拟行激光切除者已有部分呼吸道梗阻，因顾虑气管狭窄不宜进行气管造口，气管插管和气道管理难度大；气管异物取出术和气管镜检查，麻醉与手术共用一个气道，临床有时反复多次将气管镜进入左右总支气管甚至达叶、段支气管，影响通气功能。

3. 鼻咽部纤维血管瘤和上颌骨摘除手术出血多且急，常须行控制性降压术。

4. 控制中耳及鼻窦旁压力改变。中耳的鼓室通过咽鼓管与大气连通，鼻窦开口于鼻腔，当这些腔隙的开口阻塞时，其压力便不能与外界大气平衡。此时若吸入 N_2O 麻醉，由于 N_2O 的血 / 气分配系数是氮气的 34 倍，N_2O 便大量进入这些腔隙，使腔内压急剧升高，甚至使鼓膜穿破。而当术毕停用 N_2O 时，腔隙内的 N_2O 又很快进入血液内，使中耳腔内压力下降，这种压力改变将影响中耳成形手术的效果，甚至使手术失败。

5. 全麻苏醒期病人由麻醉状态转至清醒，但仍存在不同程度镇静，应加强呼吸道管理，尤其对鼾症和鼻咽部手术、肥胖病人及儿童，最好先送术后恢复室，以防转送过程中发生意外。

二、耳鼻喉科手术麻醉处理

（一）麻醉前准备和术前用药

术前除检查耳鼻喉科情况外，还要了解全身状态。对伴上感者施行全麻时，麻醉并发症发生率较正常明显增高，择期手术应暂停。老年病人常并存呼吸、循环及内分泌系统病变，应了解病变的进展情况，尽量改善全身情况。鼾症、肿瘤、再次手术者，发育畸形者应进行气道困难（airway difficult）程度估计，做好技术和设备上的准备。拟经鼻气管插管者行术前鼻道检查。拟行气管异物取出术者明确气管异物的性质，有无肺不张、气胸。扁桃体手术出血再手术病人出血量、有无凝血功能障碍等均应考虑。

术前用药常选颠茄类以抑制腺体分泌，保持呼吸道干燥，小儿阿托品 0.02mg/kg。对于情绪紧张病人给予安定肌注或用少许水口服，有抗焦虑和顺行性遗忘作用。1 周岁以内婴儿和已有气道阻塞病人一般不用阿片类术前药。严重气道梗阻或扁桃体出血再次手术者暂不给术前药，送至手术室后视病情给予颠茄类药。

（二）麻醉选择

单纯乳突根治术，成年人扁桃体摘除术，范围较局限、表浅的鼻内手术及咽喉部手术，气管造口及上颌窦手术等，可采用局麻。常用的局部麻醉为表面麻醉、局部浸润麻醉和神经阻滞麻醉。力求阻滞完善，消除病人疼痛等不适。耳郭和外耳道口手术可用 1% 利多卡因局部浸润。耳道和中耳手术，如乳突根治术、鼓室成形术等须阻滞三叉神经的耳颞神经、耳大神经及迷走神经耳支。耳颞神经鼓室支的阻滞可在外耳道前壁用 1% 利多卡因 2mL 浸润；耳大神经阻滞可在耳后的乳突区用 1% 利多卡因做数点浸润，须深达颅骨骨膜；耳颞神经耳支阻滞一般在外耳道外上方的耳郭，耳的最高附着点穿刺深达骨膜，注入 1% 利多卡因 1 毫升；迷走神经耳支阻滞在耳道上三角区棘，乳突前缘浸润深达骨膜。鼻腔内手术可用 1% 丁卡因和 1 : 100 000 肾上腺素棉片，分别置入中鼻甲后 1/3 与鼻中隔之间以阻滞蝶腭神经节，中鼻甲前端与鼻中隔之间以阻滞鼻睫神经，以及下鼻甲以阻滞鼻腭神经。

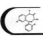

外鼻手术须阻滞鼻外神经、滑车神经和眶下神经。上颌窦手术须进行表面麻醉及蝶腭神经节阻滞。

咽喉部手术可用 1% 丁卡因或 2% ~ 4% 利多卡因表面麻醉，在舌骨大角与甲状软骨上角之间阻滞喉上神经。要严格控制局麻药剂量，防止逾量中毒。

凡手术范围较广，局麻难以完成，或手术在呼吸道操作，有误吸危险，须行气道隔离或必须充分抑制咽喉部反射，使声带保持静止的气管内手术和喉显微手术，以及不能合作的儿童则必须全麻，全麻常选用气管内麻醉。术前查体除全身一般情况外，应对气管插管的困难程度和原因做出评估。如声门暴露困难：舌体大、颈短、颈部活动受限、张口受限、小下颌、下颌间距小等解剖异常，会厌或气道内肿物外突遮挡声门。插管困难：喉乳头状瘤等脆性肿物占据或遮挡声门、喉头狭窄、声门下狭窄、颌下蜂窝织炎致喉头水肿。经鼻插管困难：鼻甲肥厚、后鼻孔闭锁，极度肥胖。

对预测气管插管困难者，可在镇静表麻状态下用直接喉镜轻柔快速观察喉部，对于轻易窥视到会厌者可用快速诱导，经窥视不能轻易显露会厌者可用慢诱导或清醒镇静下完成插管。少数困难插管须借助喉罩、纤维气管镜引导。声门或声门下阻塞者不宜快诱导，表麻下准备中空管芯引导插管进入气管内，备好金属气管镜和喷射呼吸机，应急处理气道梗阻。

呼吸道外伤，声门部巨大肿物，经口、鼻插管可能造成严重损伤或插管失败者应行气管造口。

为减少局部出血，术中应用肾上腺素可致心律失常，应注意监测，且不宜选用氟烷吸入。颈动脉窦反射可致血压下降和心动过缓。气管镜检查和气管异物取出术较常见的并发症也是心律失常，以窦性心动过速常见，麻醉不宜过浅。

（三）喷射通气在气道内手术的应用

支气管镜检查和异物取出术经常遇到的问题是麻醉者与术者如何在气道这一狭小空间内既能做好呼吸管理，又要完成手术。以往的方法难以预防和纠正术中低氧血症和高碳酸血症，时有紧急情况出现。自喷射通气应用于临床后，支气管镜检查和异物取出术的呼吸管理即呈现出全新的变化。这种通气只占很小的气道空间，而且气道可以完全开放，不影响窥镜操作，且能维持充分的供氧和有效的肺泡通气。

喉显微手术包括声带和喉室肿物、息肉、囊肿的切除或激光切除术，要求麻醉不但保持呼吸道通畅又不妨碍操作，术野清晰，声带完全静止不动。喷射通气由于气道完全开放，故可选用内径更小的气管内导管置于声带后联合部，使声带或喉室肿物暴露更加清晰，易于手术操作。

高频喷射通气常用频率为 60 ~ 120 次 /min，常频喷射通气较常用的频率为 18 ~ 22 次 1/min。驱动压于成年人控制呼吸时 0.8 ~ 1.2kg/cm²，辅助呼吸时 0.5 ~ 0.6kg/cm²；儿童控制呼吸时 0.6 ~ 1.0kg/cm²，辅助呼吸时 0.3 ~ 0.5kg/cm²，吸呼比为 1 ：2。

　　喷射通气的途径基本上有两种，即直接通过支气管镜或经镜外气管内置细吹氧管进行。后者成人用内径为 2 ~ 3mm，小儿用内径为 1.5 ~ 2.0mm，管子硬度适中。经气管镜外法的优点是通气不依赖气管镜独立进行，灵活性大；其缺点则是占据气道内一定空间以及管理不当，易于滑脱。

（四）控制性降压在上颌骨切除、鼻内窥镜和中耳手术中的应用

　　头面部血运丰富，上颌窦恶性肿瘤行上颌骨切除术出血量大且猛；鼻腔内窥镜手术视野小，止血困难，出血使术视野不清，影响手术进行；中耳及内耳手术视野内极少量出血也会影响手术操作。

　　控制性降压可明显减少出血，使术视野清晰，缩短手术时间，减少手术并发症而受到欢迎。选择控制性降压应注意其禁忌证。

　　常用药物为硝普钠。如吸入麻醉维持，可选用异氟醚，有浓度依赖性降压作用，可与硝普钠合用，减少硝普钠用量。

第四节　耳鼻喉科常见手术的麻醉要点

一、耳科手术麻醉

　　多数耳科手术不涉及呼吸道，但术中头部被消毒巾覆盖，麻醉者远离病人头部，应重视气道及呼吸管理。时间短暂、简单的耳部手术多在局麻下完成。涉及前庭的某些手术，由于对平衡功能的影响，病人术中可出现失平衡感，应防止发生意外。中耳及内耳手术（包括电子耳蜗植入术）手术时间长，应在全麻下施行。

　　在用筋膜移植物行鼓室成形术时，在放置移植物过程中及之后，要避免用 N_2O，因为 N_2O 会在密闭的腔隙中弥散，并增加腔内的压力，这样会使移植物移位。而在咽鼓管不通的病人，吸入 N_2O 会使鼓膜穿孔和出血。儿童接受较长时间的手术时，应监测体温。常用静吸复合全麻。在关闭中耳前应停止吸入 N_2O 15min 以上，并用空气冲洗中耳腔。某些病例术中行面神经诱发电位监测，肌松剂的用量应控制在测定时 $T_4/T_1 > 20\%$。一般情况下耳科手术出血量不多，但出血使显微手术视野不清，可取头高位 10 ~ 15 度，以利静脉回流。术者常局部使用肾上腺素，应注意其全身作用。

　　中耳手术经常涉及面神经周围的分离，为防止术后面神经麻痹，术中须检查面神经的刺激征和对伤害刺激的运动反应。长效肌松剂明显使外科神经刺激变得迟钝，使用时应注

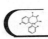

意。也有报道，面肌对本可松的敏感性较骨骼肌稍差，肌松监测 T_4/T_1 在 18% ~ 98% 范围内，均可诱发面肌动作电位。且面神经监测均在手术中、后期进行，此时神经肌肉阻滞处于不同程度的恢复期，术中行面神经诱发电位监测是可行的。

有些耳科病变涉及颅腔，须行开颅手术，可参照脑外科麻醉。

二、鼻腔及鼻窦旁手术的麻醉

多数鼻腔及鼻窦旁手术可在局麻下完成。随着鼻内窥镜手术的开展，鼻腔手术范围扩大。全麻下控制性降压可减少术中出血，保持术野清晰。异氟醚吸入全麻有降压作用，可控性好。为避免麻醉过深，可合用硝普钠降压，术中保持出入量恒定。降压期间最好停吸氧化亚氮，以增加吸入氧浓度。气管导管套囊除充气外，应在下咽部填塞纱布。为减少术野渗血，可取头高位 10 ~ 20 度。术中常用肾上腺素棉片止血，应注意对心血管系统的影响。术毕鼻腔填塞止血，应在完全吸尽残血待清醒后拔除气管导管，确保经口呼吸通畅。需要术中监测尿量者，术前应留置尿管。

鼻腔及鼻窦旁手术后，多在术后两天将充塞的纱条自鼻腔及鼻窦中取出，取纱条病人常疼痛难忍。有的医院开展氯胺酮—咪达唑仑镇静止痛术用于鼻腔术后的换药，首先静注咪达唑仑 0.03mg/kg，3min 后静注氯胺酮 0.3mg/kg，待病人闭目淡漠便可开始换药。术中与病人保持语言联系，必要时追加首量 1/3 ~ 1/2 的氯胺酮，不使病人意识消失。镇静过深可抑制吞咽反射，术中发生呛咳。年老体弱者应酌情减少用药量。

三、喉显微激光手术的麻醉

二氧化碳激光能穿透组织达 $200\mu m$，适于喉及声带手术。这类手术多于支撑喉镜下完成。特点是手术时间较短，对咽喉部刺激强，术毕要求尽早清醒。通常快速诱导后，以往较多用静脉滴注 0.1% 琥珀胆碱与 2% 普鲁卡因混合液维持，儿童浓度减半。采用吸入氧—氧化亚氮—含氟麻醉药维持麻醉，效果满意。或全凭静脉麻醉下喷射通气，可选用较细带套囊导管获得较好通气。除气道管理外，尚有对固定支撑喉镜引起的血流动力学改变的处理，特别是既往有高血压病史者改变更为明显。芬太尼具有很强的镇痛作用，在稳定血压的同时也可缓解相对浅麻醉所致的心动过速。阿芬太尼作用短暂，更为可取。术前完善的表麻有助于减轻这一反应。对于术中心血管反应剧烈的病例，必要时加用血管扩张剂、钙通道阻滞剂或肾上腺素能受体阻滞剂。

为防止导管被激光引燃，可使用特制导管，也可在导管外包裹铝箔。使用密闭通气时套囊内注入含美兰的生理盐水，有助于及时发现套囊破坏，流出的生理盐水也可熄灭火焰。

手术将结束时，减浅麻醉。使用喷射通气者自主呼吸恢复之初，减小驱动压行并行通气，直至完全撤除。

四、鼾症手术（UPPP）麻醉

鼾症手术是将悬雍垂、软腭、扁桃体切除或部分切除，并加以腭咽成形，以改善睡眠状态下气道梗阻。手术刺激强，气道困难病例较多，血流动力学波动大。病人多肥胖，血黏滞度增高，并伴有高血压和心肌缺血、劳损。术前会诊应全面了解和正确估计循环与呼吸代偿能力，术前镇静药和麻醉诱导药物应减量，术前还应对气道困难做出估计。为便于手术操作，以经鼻插管为宜。对预计插管难度大者，应在镇静镇痛病人主动配合下，慢诱导盲视下插管。充分表麻，静注芬太尼 $2\mu g/kg$ 和咪达唑仑 0.03mg/kg，可获得较好的镇静、镇痛、遗忘作用。盲探插管困难时可在导管到达咽后壁部位时，将套囊充气。因病人肥胖咽腔狭窄，套囊充气后位居中央，管尖略上仰正对声门的概率更高，有助成功。管尖部进入声门后感觉阻力减小，导管内进出气流突然增强，此时吸尽套囊气体，继续推进即可成功。

手术操作可使导管扭曲打折，应密切观察。术中应及时吸除残血，术毕止血要完善。尽管术毕病人清醒，但麻醉药和肌松药的残余及手术创伤、压迫造成的水肿，对于插管困难者仍可能造成拔管后的急性气道梗阻及死亡，有的病例甚至在拔管并送回病房后发生。因此必须在病人完全清醒后方可拔管，同时做好再插管和气管切开准备，并送入麻醉恢复室观察。术毕应给予地塞米松 10mg，并常规应用肌松拮抗剂（无禁忌症者）。需要强调的是，此类患者术后均应进入恢复室观察，有条件可在麻醉恢复室观察后再行拔管。其监测重点在于呼吸道的通畅情况、氧合情况、是否有大量创面出血及循环功能状况。如无恢复室条件，则返回病房后要予以重护，常规吸氧，及时清理口腔内分泌物及渗血，并加强呼吸监测。UPPP 术后有发生创面出血而须再次做手术止血者，对此应按饱胃者对待。

UPPP 术后咽喉部的疼痛很明显，术后 48 小时内患者镇痛的需求较高，一般可静脉持续泵入曲马朵或阿片类制剂。需要注意的是，镇痛剂量要控制，否则会引起头晕，甚至过度镇静。特别是 UPPP 术后，呼吸道梗阻症状不会马上消除，过度镇静会加重呼吸困难，须引起重视。通常曲马朵用量不要超过 300mg/d。另外，应减少下床活动，减少由此而加重的头晕及恶心、呕吐。使用曲马朵常引起多汗，通常无须做特殊处理。

目前的静脉镇痛仅能缓解安静时的咽喉痛，但吞咽时的咽喉痛尚无较好的方法。采用芬太尼镇痛剂量较大，且个体差异很大。国外有报道采用丁哌卡因行双侧舌咽神经阻滞，但效果并不理想，须进一步研究。

第十一章　休克与伤患麻醉

第一节　休克患者治疗

根据发病原因的不同，我们通常将休克分为低血容量性休克、心源性休克、分布性休克和阻塞性休克。创伤导致的休克多为低血容量性休克；当钝性损伤时，可导致心功能异常引起心源性休克；伴有心包积液或张力性气胸时可发展为阻塞性休克；合并急性脊髓损伤时可伴有神经源性休克；当创伤合并严重感染时可伴发脓毒性休克。本节重点讨论创伤性休克和脓毒性休克的治疗。

一、创伤性休克

创伤性休克（traumatic shock）主要为低血容量性休克（hypovolemic shock）。然而与单纯失血（如手术中失血）所造成的休克不同，创伤所造成的休克往往伴有酸中毒和低温等内环境的紊乱。近年来，随着对创伤性休克病理生理机制研究的深入，严重创伤性休克的治疗策略也发生了很大改变。传统观念认为创伤性休克后，循环功能衰竭，组织缺血缺氧造成的器官功能衰竭是导致患者死亡的主要原因。救治的主要策略是尽快、充分地恢复患者的循环血量，改善组织和细胞的氧供。在此策略下，我们往往倾向于早期给患者大量补充晶体液和胶体液，恢复有效循环；而现代的观点则认为创伤后多种因素造成患者内环境的紊乱才是导致患者死亡的机制。凝血功能障碍、低温和酸中毒及持续面难以控制的出血是患者死亡的主要原因。因此对于严重创伤患者治疗的策略是早期，积极纠正患者的凝血功能障碍，采取有限度的手术治疗控制出血，积极纠正患者的内环境紊乱。

（一）创伤性休克的病理生理

休克初期往往伴有心动过速，以及非重要区域的血管收缩，这一阶段往往被称为休克的代偿期。此时休克只要及时处理仍然是可逆的。而当低血压持续发展，严重的酸中毒和凝血功能障碍使得休克进入不可逆转期，此时血管对于液体复苏和升压药无反应，并最终导致患者死亡。需要特别指出的是：在失血性休克的代偿期，患者处于应激状态，血压可能是正常甚至异常升高的，但心率往往加快。此时应该根据患者的病史和体征仔细判断患者的循环状态，谨慎实施麻醉和使用血管活性药。

1. 酸中毒

休克时组织灌流不足造成 ATP 供应减少，细胞膜转运功能受损，细胞肿胀，并进一步压迫毛细血管，影响氧供给。氧供给不足时细胞转而进行无氧代谢，产生乳酸和氧自由基。这些代谢物质如不能及时清除，可造成代谢性酸中毒，加重细胞损害，并引起炎症级联反应。

代谢性酸中毒对已经受损的心血管功能产生进一步的抑制。当患者体内 pH < 7.2 时，可出现心肌收缩力下降，心排血量降低，血管扩张，血压下降，心率变慢，心律失常增多，肝脏和肾脏的血供减少，最终发展成为失代偿和难治性休克。酸中毒还可以对患者的凝血功能产生影响。

造成创伤后酸中毒的机制较多，除乳酸酸中毒以外，低温及大量输注晶体液都对体内 pH 值有影响，寒战时机体耗氧量可增加 4 倍，进一步加重组织缺氧。而晶体液进入组织间隙可加剧水肿，影响组织灌注。大量补充盐水后引起的高氯血症可导致高氯性酸中毒。

2. 低温

创伤患者低温常见，严重低温者的死亡率明显增高。中心温度 ≤ 32.8℃者的死亡率为100%。影响体温的因素有很多，除了创伤本身以外，复苏措施也可能降低体温。创伤后体温调节中枢发生改变，颤抖反应受抑制，同时机体代谢减慢，产热减少。不过大部分患者是在到达急诊室以后才出现低温的。输注冷的液体是降低体温的最快方式，休克患者经常要输入大量温度低的液体和血制品，造成体温下降。此外，比较多见丧失体温的方式是手术中暴露腹腔，有研究者估计，剖腹探查手术中体温下降速度可达 4.6℃ /h。

低温可刺激血管收缩，加重低灌注，损害重要脏器的功能。肠缺血可能引起细菌易位，导致脓毒性休克。低体温可通过多种机制影响凝血功能。低温抑制血小板功能，并促使其聚集在肝脏和脾脏；低温影响凝血因子的活性，不过低温对机体的综合影响十分复杂；当患者体温 ≥ 34℃时处在高凝状态，而体温 < 34℃时，凝血功能降低。

3. 凝血功能障碍

20 世纪 80 年代以前，临床上常给患者输注全血，其中含有高浓度的凝血因子。其后随着成分输血的普及，人们开始关注大量输血后导致的稀释性凝血功能障碍。80 年代中期，大量的研究证实：创伤本身才是引起早期凝血功能改变的主要原因，而并非大量输血、输液所致。60% 的创伤性休克死亡患者，他们在输血、输液之前即可出现纤维蛋白原水平下降、纤维蛋白降解产物升高等改变。许多创伤和休克患者在到达急诊室时即有凝血功能紊乱。因此对于创伤患者，应常规评估其凝血功能。

创伤后的凝血功能障碍十分常见，发生率为 25% ~ 30%，损伤越严重其发生率越高。虽然凝血功能障碍是创伤中最有可能预防的并发症之一，但是有近半数的创伤死亡患者的死因都与凝血功能障碍有关。影响凝血功能的 6 个主要因素是组织创伤、休克、血液稀释、

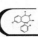

低温、酸中毒和炎症反应。在受伤后的几分钟里，组织低灌注所引起的炎症反应和酸中毒就可以影响凝血系统。当 pH 值达到 7.1 以下时，患者的凝血功能显著受损。随后当血小板和凝血因子起作用后，可出现消耗性的凝血功能障碍。此时还可出现内皮细胞释放组织纤溶酶原激活物（t-PA）引起纤溶亢进，以及内皮细胞表达血栓调节素，进而激活蛋白 C 抑制外源性凝血途径。此时低温也开始影响纤维蛋白和血栓形成，代谢性酸中毒和低钙血症也会增加纤维蛋白溶解。

这些因素在创伤的早期即可影响凝血功能，因此严重创伤患者到达急诊室开始抢救时，其凝血功能可能已经严重受损。这也说明了在创伤早期采取措施纠正创伤患者凝血功能障碍的重要性。

炎症反应与凝血和纤溶系统关系密切。炎症因子首先促进血栓形成，以防止病原微生物扩散，降低抗凝血系统的活性。但当炎症反应足够剧烈时，则有可能导致凝血功能障碍、器官功能衰竭和患者死亡。创伤性休克往往伴有组织缺氧、毛细血管血流减慢和内皮细胞损伤，这些都会加剧凝血功能障碍。例如，低氧可刺激儿茶酚胺释放，而儿茶酚胺可刺激内皮细胞释放 t-PA，从而促进纤维蛋白降解。严重低温可直接抑制凝血和纤溶相关酶的活性，而轻度低温则对凝血功能的影响不明显。严重酸血症还可抑制血栓形成。

对于严重创伤患者，后续治疗措施可能进一步损害患者的凝血功能，如大量补充晶体液和浓缩红细胞可能进一步造成稀释性的凝血功能紊乱。至 20 世纪 80 年代后期，成分输血已经完全取代了全血，浓缩红细胞中不含有凝血因子。而在传统观念中，新鲜冰冻血浆应该在给创伤患者复苏的后期再使用，因此，临床上稀释性凝血功能障碍较多。大量失血后，最早出现的是纤维蛋白原降低，其后是凝血因子缺乏，最后是血小板减少。创伤后快速手术止血，纠正休克，补充血小板、新鲜冰冻血浆、纤维蛋白原和凝血酶原复合物等，是救治创伤后 DIC 纤溶期伴大出血患者的关键。

严重创伤患者伴有大量出血时，可出现急性凝血功能障碍、代谢性酸中毒和低温，这被称为"死亡三联征"。理解这些机制有助于我们有针对性地采取包括止血在内的抢救创伤性休克的一系列措施。

（二）创伤性休克的监护

休克的监护指标包括血压、心率、体温、尿量及 GCS 评分。有创血压测定持续监测血压，有利于指导休克治疗。血气分析能提供 pH 值、乳酸和碱缺失等数值，有利于评估组织灌流情况。中心静脉压的监测有利于指导输液。连续测定混合静脉血氧饱和度对于液体复苏也有指导意义。

创伤后的凝血功能变化是预测创伤患者预后最准确的单个因素。常用的临床检查如 PT 和 APTT 等须等待的时间很长，而且它们只反映血浆的凝结功能，不反映血小板功能和纤溶亢进。此外，PT 还不能反映低温引起的凝血功能改变，因为其测定都是在 37℃完成的。血栓弹性描记图（TEG）可以完整地反映凝血功能变化，包括血小板的功能和纤溶活性，用以指导成分输血及用药。当患者 TEG 正常而生命体征不正常时，往往意味着有外科出血需要手术治疗。

评价机体氧供是否充分的敏感指标是碱剩余和血乳酸。碱剩余与休克的严重程度相关性好，研究显示：对于年龄 ≥ 55 岁没有脑外伤的患者或年龄 < 55 岁伴有脑外伤的患者，当碱剩余为 8 时，其死亡率为 25%。需要注意，当患者合并肾功能不全或者高氯血症时也可伴有碱剩余降低，后者往往多见于大量输注盐水或者应用高渗盐水的时候。虽然如此，碱剩余仍然是一个判断复苏是否足够的敏感指标。乳酸是无氧代谢的产物，是特异性反应组织灌注不足的指标。

而且乳酸值变化早于临床征象变化，可用来预测死亡率，连续测定血乳酸可以指导复苏。值得注意的是：乳酸部分从肝脏代谢，因此对于肝衰竭或者肝硬化的患者其水平会升高。

（三）创伤性休克的治疗

治疗休克的首要目标是恢复循环血量，提高组织氧供。重要的是早期识别休克并及时开始治疗，初期容量替代治疗往往是根据患者补液后的反应而定，而不是确定休克的类型和严重程度后才开始。例如，低血容量性休克早期有时很难与心源性休克区别，但可以尝试快速补液以鉴别两种休克类型。传统的观点推荐一旦怀疑或有失血的明显症状，即应开始积极的液体复苏治疗。在手术明确控制了伤口出血之前，维持患者在一个较低的血压状态，以免再次出血加重休克，这称为可允许性的低血压。

1. 创伤控制性复苏和创伤控制性手术

创伤死亡患者中有 30% ~ 40% 死于出血及其并发症。大量来自创伤中心及伊拉克和阿富汗战场上的患者数据，促使人们重新思考和评价各种复苏措施对于创伤患者的救治效果。创伤控制性复苏（DCR）这个概念首先是作为一个治疗策略，指对于严重受伤的患者，仅仅采取必要的外科干预措施以控制出血，清除污染灶，而将初始治疗的重点放在恢复患者生存所必需的生理状态上。患者经过必要的手术处理后，转入 ICU 积极纠正凝血功能障碍、低温和酸中毒。然后在患者病情允许后再进行进一步的外科修复手术。随着 DCR 概念的提出，人们对其理论基础、治疗效果、患者的生存率等方面进行了大量研究。结果显示：DCR 策略取得了较传统治疗策略更好的效果，创伤患者的生存率有所提高。与传统复苏原则不同，DCR 更强调早期积极地纠正创伤患者的凝血功能不全和代谢紊乱。认为凝血功能不全往往在损伤后迅速出现，而早期干预则可能改善严重创伤患者的预后。DCR 包括几条重要的复苏原则，如允许性低血压、限制性容量复苏、积极使用血制品以部分代替晶体液、早期应用成分输血纠正凝血功能障碍。DCR 策略应该从患者到达急诊室即开始实行，并一直持续到患者进入手术室和 ICU。

需要指出的是，大部分患者并不需要采用 DCR 方案，其中的很多方法是针对严重创

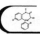

伤患者的。对于这部分患者，早期识别并积极纠正凝血功能障碍尤其重要。患者如果出现神志改变、皮肤湿冷、脉搏细速 3 个症状，往往意味着有低血容量性休克。休克指数（心率与收缩压的比值）也是个比较好的识别休克的指标。这里推荐一个筛选方法：穿透伤，超声检查有阳性改变，收缩压 ≤ 90mmHg，心率 ≥ 120bmp。该方法筛选那些需要大量输血的患者的敏感度达到 75%，特异度为 86%。还可以参考一些反映组织低灌注的指标，如碳酸氢盐、碱剩余、血乳酸。血乳酸与低血容量性休克和死亡率关系最密切，也可以作为一个很好的复苏终点指标。

人们认识到，创伤患者更易死于创伤所导致的代谢紊乱而并非创伤本身。因此，创伤控制性手术（DCS）的概念是不主张进行即刻的创伤修复手术，而强调纠正创伤和手术本身带来的生理改变。DCS 的前提是患者体内代谢紊乱造成持续出血的危险性大于进行修复手术的必要性。当患者经过基本的复苏转运至手术室后，DCS 包括以下 3 个阶段：首先手术止血和填塞，患者转运至 ICU 继续复苏纠正低温、酸中毒和凝血功能障碍，患者再次手术修复损伤。例如：对于一个剖腹探查手术，DCS 的原则是首先控制外科出血（血管结扎或者纱布填塞），而完整的修补手术则延期进行，除非那些措施对止血和控制腹腔污染而言是必需的；脾脏和肾脏的损伤可以采取切除术；无活动性出血的胰腺损伤简单引流即可；肝脏损伤予以填塞；大的静脉损伤都可以考虑结扎；动脉损伤可以暂时做动静脉吻合；空腔脏器破损可以做修补或直接切除。但治疗方法必须结合临床实际病情，手术结束后患者转入 ICU，呼吸机支持应避免气道压过高加剧急性肺损伤，逐步降低吸入氧浓度，氧饱和度保持在 93% 以上，积极纠治低温，应用新鲜冰冻血浆等纠正凝血功能障碍。对于酸中毒应着眼于纠正循环功能障碍，而不是轻率应用碳酸氢钠等药物，并且在应用时一定要综合考虑患者的心、肺功能及耐受能力。对于严重创伤患者，DCS 策略取得了良好的效果。从伊拉克战场得到的数据显示：接受 DCS 的患者其生存率达到 72.8%，患者手术中发生低体温的机会也减少。

2. 允许性低血压

允许性低血压的提出主要基于以下设想，即对于创伤患者，早期积极的液体复苏可能冲走血栓，造成伤口再出血。该策略包括限制液体补充量，将血压维持在较低水平，在保证重要器官灌注的前提下防止出血加剧。允许性低血压作为新的 DCR 策略的一部分，在出血被控制以前通过输注晶体和胶体液将患者的收缩压维持在 70 ~ 80mmHg，该观点在第二次世界大战时又得到进一步的支持。然而直到 20 世纪末才证实对于躯干穿透伤的患者，在手术干预前延迟液体复苏能改善患者的生存率，减少并发症并缩短住院时间。其后针对允许性低血压，延迟性复苏也进行了一些相关研究，但结论并不一致。而且在复苏阶段限制液体输入，与美国外科医师协会制订的 ATLS 方案也有不同。

即便认可允许性低血压对创伤患者是有益的，目前还存在很多悬而未决的问题。例如：低到多少的血压患者可以安全耐受？耐受的安全时限是多少？以往的很多研究对象都是穿透伤患者，对于钝性损伤该方法是否依然有效？此外，如果患者合并有脑外伤，低血压可能影响患者的预后。由于缺乏足够的循证医学证据，我们目前还不能对允许性低血压的利弊下结论，相关的指南也未明确地推荐该方法。而从军队及临床中心获得的数据，还有动物实验得出的结果，都提示对于没有有效控制出血的创伤患者，应避免其血压过度升高，待手术确实控制出血后再予以积极的液体复苏。

3. 复苏液体的选择

以白蛋白为代表的胶体液，由于分子量大可以被限制在血管内，休克时扩容效果好。然而在严重的出血性休克时，毛细血管渗透性增加，胶体液也有可能进入组织间隙，从而加重组织水肿，影响组织氧合。有学者发现休克时输注清蛋白可导致肾衰竭，损害肺功能。羟乙基淀粉也因为可能损害肾功能和凝血功能而限制了其应用。事实上发生 ACS 的创伤患者＜1%，往往是那种严重出血、需要大量输血的患者。当我们面对的是一个并不需要大量输液的创伤患者，等渗晶体液仍为首选。如果患者是一个严重创伤大量失血、循环不稳定的患者，早期大量输注晶体液反而有可能影响患者的预后，其机制为大量液体稀释加剧凝血功能障碍；大量冷的液体输注降低患者体温；晶体液中含有大量的氯离子，输注晶体液可能造成高氯性酸中毒。研究还证实，早期大量补充等渗晶体液可激活免疫反应，加重细胞损伤。

高渗盐水在复苏中应用研究是从 20 世纪 80 年代开始的。研究者发现其在战场上应用具有升压快，所需输注量少、易于携带等优点。其后大量的临床、动物和体外研究证实其在严重创伤后复苏中具有诸多优点。由于提高血浆渗透压，高渗盐水可以促进组织内的水分向血管内转移，快速恢复循环容量，并减轻毛细血管内皮细胞的肿胀，因此高渗盐水不但有利于稳定血流动力学，并且可以改善微循环。高渗盐水对机体的免疫反应也有诸多影响。人体和动物实验证实，其可减轻肺脏和肠道的细胞损伤。有研究者发现：高渗盐水可抑制体内炎症反应，并且该作用维持 24h 之久，远远越过其对渗透压影响的持续时间。此外，对于合并脑外伤的创伤患者，高渗盐水也有利于降低颅内压，缩短患者在 ICU 和呼吸机支持时间，并减少并发症的发生率。高渗盐水减轻组织水肿、恢复微循环、抑制炎症反应的特点使其特别适合在脑外伤患者中应用。随后的临床研究和 Meta 分析也证实了高渗盐水在创伤患者复苏中的安全性，应用高渗盐水的患者其 ARDS、肾衰竭、凝血功能障碍的发病率都较使用普通盐水的患者低，生存率也有所提高。高渗盐水的应用也有可能带来新的问题，如难以控制的出血，这与复苏后血压升高有关；高氯性酸中毒，因为高渗盐水中含有高浓度的氯离子；细胞脱水，与液体高渗有关；神经系统损伤，如脱髓鞘病变，这在临床上罕见。大部分研究者推荐将患者的血钠水平控制在 155mmol/L 以内，并且每日血钠的上升幅度不宜≥ 10mmol/L。

4. 预防低体温

由于组织低灌注，无氧代谢导致机体产热减少，创伤患者易于出现体温降低。由于低

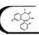

温对凝血功能影响的独特机制，应给创伤患者复温。复温有主动和被动两种方式，比如给患者盖被子保温为被动方式，主动复温则有用保温毯、体内腔室灌洗和输注加温液体。保温毯简单有效，体温上升速度达到 1.4 ～ 2.1℃ /h，给严重低温患者采用腹膜灌洗温盐水，其体温上升的速度是保温毯的 32 倍。而给患者补液加热的方法则最为简单有效。

总之，DCR 的目的是终止危及生命的出血。DCR 策略的重点在于早期采用积极的手段纠正低温、凝血功能紊乱和酸中毒。允许性的低血压主要适用于失血性休克患者，将收缩压控制在 90mmHg 可以减少再出血并保证重要脏器的血供。应避免过量补充等渗晶体液，它可能带来很多的不良反应。严重失血患者应该积极补充浓缩红细胞和其他血液成分。可以根据血乳酸、碱剩余、凝血功能和血小板计数等指标来指导复苏进程。重组 Ⅱ a 因子用于创伤是安全的，但超出了 FDA 允许的范围。全血输注目前仅限于在军队中抢救危重伤员。DCR 策略是创伤性休克救治中一个比较新的方法，其效果及实施方案仍须在今后的研究中进一步证实和完善。

二、脓毒性休克

（一）脓毒性休克的病理生理

呕吐、腹泻、出汗、水肿、腹膜炎或其他外源性的失液都可导致脓毒症患者的血容量不足，脓毒症时体液重新分布会进一步加剧低血容量。此时血管扩张致血液在周围血管中聚集，毛细血管通透性升高致血管内液体进入组织间隙。这些因素都可减少脓毒症时的血容量，导致心脏前负荷下降，心排血量减少，氧供不足。机体通过激活交感系统来代偿有效循环血量不足。①血液重新分布，从肌肉组织和内脏器官转移进入心脏和脑等重要器官。前毛细血管收缩使静水压下降，组织间隙内液体进入血管。②心肌收缩力增强至心排血量增加。③动脉和静脉的容量血管收缩，尤其是内脏器官的静脉，增加静脉回流。④持续释放肾上腺皮质和髓质激素，包括皮质醇、醛固酮和儿茶酚胺。⑤激活肾素血管紧张素轴，释放醛固酮；血浆渗透压改变导致脑垂体后叶释放抗利尿激素。两者一起作用增加液体潴留。⑥微循环的改变如酸中毒、发热，红细胞 2，3-DPG 含量增加，都会增强组织摄氧能力。多重因素可影响循环，包括血压、血液流变学和黏滞度、白细胞黏附内皮细胞及间质水肿。

机体对脓毒性休克的代偿作用取决于时间、疾病严重程度和患者的器官功能状况。在休克的初期机体代偿往往能部分恢复组织灌注，然而如果休克状态未能及时纠正，则病理生理改变有可能进一步恶化，出现内皮细胞破坏、炎症反应加剧、微循环抑制、全身组织缺氧、器官功能障碍。

（二）脓毒性休克的治疗

1. 脓毒性休克的重要监测指标

（1）乳酸清除率

血乳酸升高往往意味着组织供氧不足，是脓毒性休克时患者死亡率增高的独立危险因素。另外一个更加有用的指标是乳酸清除率：（初始乳酸水平 – 后期乳酸水平）/ 初始乳酸水平 ×100。研究显示：在脓毒性休克早期，乳酸每清除 10%，患者的死亡率可下降 11%。SSC 指南推荐当患者出现低血压或者血乳酸值 ≥ 4mmol/L 时，应立即开始复苏。

（2）中心静脉压

多年以来，中心静脉压（CVP）一直作为判断机体血容量是否充足的指标。但是以 CVP 来指导复苏是否对降低死亡率有益，或者 CVP 在脓毒症时判断血容量的有效性一直存有争议。

不过当 CVP 非常低的时候往往意味着机体血容量不足，而 CVP 升高并不一定表示机体容量是充足的。相关的研究也提示：CVP 与机体血容量之间的相关性并不好。然而在临床上，把 CVP 和其他一些指标综合起来使用，尤其是当 CVP 非常低的时候，往往能够很有效地评估和指导脓毒症患者的复苏。目前的 SSC 指南推荐早期复苏时把 CVP 维持在 8 ~ 12mmHg，这里不仅仅是把 CVP 作为一个静态指标，而且是要动态测量其变化以反映机体对容量复苏的反应性。在容量复苏时，CVP 对液体输注的反应性往往比单个 CVP 的数值更有意义。

2. 脓毒性休克的复苏

脓毒性休克兼有低血容量、心功能障碍、容量分布异常的特点。脓毒症早期毛细血管通透性增加，血管张力下降造成回心血量减少，从而导致心排血量也相应减少。机体往往通过增加心率及减少非重要器官的血流来进行代偿。然而脓毒症时全身阻力血管扩张，并且伴有血管反应性下降，进一步影响机体的代偿能力。大量释放的炎症因子还可直接抑制心肌收缩力，最终影响全身的氧供需平衡，导致组织缺氧和休克。快速复苏不但减轻炎症反应，而且减少血管活性药物用量，提升心排血量。

（1）液体治疗

脓毒性休克时，患者血管扩张，造成相对性的容量不足。同时，随着炎症反应的加剧，毛细血管通透性升高，血管反应性下降，更加剧了血容量不足。有效循环血容量减少造成组织灌注不足，增加器官功能衰竭的发生率。而过度补液又会加重组织水肿，造成如肺功能的进一步恶化。早期，积极的液体复苏是降低脓毒性休克患者死亡率的关键措施之一。然而，目前的研究并无证据说明何种液体更优。

晶体液分子量小，易于通过毛细血管壁，在血管中存留时间短。而胶体液更有利于保持血管内的胶体渗透压。一般认为，晶体液的补充量应该是胶体液的 2 ~ 3 倍。然而在脓

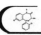

毒症时，由于血管通透性升高，大量的胶体液也可通过血管壁进入组织间质，使得晶体液、胶体液对血浆渗透压的影响和血管内的存留时间差异缩小。大分子量的胶体进入组织间隙还可能加重组织水肿。不过有报道脓毒症患者输注胶体液和晶体液，其肺水肿程度相似。有研究比较了乳酸林格液和 4% 的白蛋白输注对脓毒症患者微循环的影响，结果显示：早期液体输注可以改善微血管灌注，而脓毒症晚期则无此效果，两种液体对微循环的影响无差异。该研究提示复苏的时间比液体的选择更重要。目前的研究还证实，无论采用晶体液还是胶体液，对脓毒症患者的死亡率并无显著影响。一项大样本、多中心、双盲的临床研究显示，白蛋白或者盐水被用于 ICU 患者的液体复苏，两组患者的死亡率并无明显差异。目前的研究资料并不能支持何种液体更优，在脓毒性休克复苏中我们可以考虑混合应用晶体液和胶体液，以避免单一液体用量过多造成的不良反应。晶体液应该是复苏应用的主要液体，在此基础上合并应用胶体液有助于稳定循环，而白蛋白则主要被用于合并有低蛋白血症的危重患者。

（2）输注血制品

目前仍然不清楚在脓毒性休克时，给患者输血将血红蛋白提高至某一水平以改善组织缺氧，是否对降低患者的死亡率有益。虽然在 EDGT 方案中建议将患者的 Het 提高至30%，但是 Rivers 的研究并不是比较输血与否对患者预后的影响。而且有研究显示，给脓毒性休克患者输血并不能改善患者的微循环。目前，SSC 指南推荐的是在组织低灌注恢复并且没有其他严重并发症的情况下，当患者血红蛋白 < 7g/dL 时给患者输血。

（3）细菌培养

虽然缺乏足够的循证医学证据，SSC 指南仍然推荐应该给患者至少从两个部位抽取血进行细菌培养，必要时还应考虑进行导管、组织和其他体液的培养。细菌培养应该在使用抗生素之前做，虽然我们不能马上得到培养结果，但是可能对后期的抗生素使用提供极大的帮助。

（4）抗生素

对于严重脓毒症患者，及时应用抗生素是影响患者预后的独立危险因素之一。一项大样本、多中心的回顾性研究发现：对于持续性或者难治性的休克，每延迟 1h 应用抗生素，患者的生存率降低 7.6%。如果在低血压出现的 30min 以内应用合适的抗生素，患者的生存率为 83%；如果延迟至 6h 以后，则生存率只有 42%。另一项研究也显示，脓毒症患者如果在到达医院的 1h 以内应用适当的抗生素，相比 1h 以后才使用抗生素的患者，其死亡率降低 13.7%。SSC 指南推荐对于严重脓毒症或脓毒性休克的患者，初始的经验抗生素治疗应尽可能使用能覆盖多种可能致病细菌的广谱抗生素。

（5）缩血管药物

当脓毒性休克患者经液体复苏后，血压和组织灌注仍不能有效恢复者，应考虑使用缩血管药物。不同的缩血管药物有不同的药理特性和作用特点，虽然这方面进行了大量研究和争论，然而目前并无有效证据证实某一种缩血管药物在改善脓毒性休克预后方面优于其他药物。在 SOAP Ⅱ 研究中发现：对于脓毒性休克初始应用去甲肾上腺素或者多巴胺的患者，其 28d 的死亡率无明显差别，尽管多巴胺组心律失常的发生率明显增高。同样也没有证据显示，小剂量的加压素能够改善脓毒性休克患者的生存率。一项包含 788 例脓毒性休克患者的 RCT 研究显示，患者接受去甲肾上腺素或者去甲肾上腺素复合小剂量血管加压素，患者的死亡率无明显差异。SSC 指南推荐对于脓毒性休克的患者，可以应用去甲肾上腺素或者多巴胺作为初始的缩血管药物，将患者的平均动脉压维持在 ≥ 66mmHg。

第二节　创伤患者的麻醉

大多数创伤患者需要立即急诊手术，病情的严重和复杂程度很不一致，临床医师又常常无法获得患者的完整病史（包括合并症）和难以预期的结果，对创伤患者的急救处理和麻醉管理是一项难度较高的工作。为此，要了解严重创伤的病理生理变化，掌握创伤患者的病情评估和处理措施，选择合适的麻醉方法和药物，以及预防和治疗术中和术后的并发症。

一、创伤患者的病情评估及处理

创伤患者的初期评估包括五项检查，即气道（Air way）、呼吸（Breathing）、循环（Circulation）、功能障碍（Disability）和暴露（Exposure）。如果前三项检查之一存在功能障碍，则必须立即开始复苏。对于严重创伤者，评估应与复苏同步进行，不能因为评估而延误对患者的复苏。应假定所有创伤患者都存在颈椎损伤、饱胃和低血容量，直至确定诊断。气道、呼吸和循环 3 个方面稳定后还必须对患者进一步检查和评估，包括全面体检、神经功能评估（Glasgow 昏迷评分、运动和感觉功能的评估）、实验室检查（血型和交叉配血试验、血细胞计数、血小板计数、凝血功能、电解质、血气分析、血糖、肾功能和尿常规等）、ECG 和影像学检查（胸片、颈椎 X 线、CT、MRI、超声检查等），目的在于发现在初步评估中可能遗漏的隐匿性损伤，评估初步处理的效果，并为进一步处理提供方向。

（一）气道

1. 气道评估

气道通畅是初步评估的首要步骤。如能讲话则气道常是通畅的，但无意识患者可能需要气道和通气支持。气道梗阻的显著征象包括鼾声、咕噜音、喘鸣和反常呼吸。对于无意

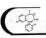

识患者，应考虑到有无异物的存在。有呼吸停止、持续性气道梗阻、严重颅脑损伤、颌面部创伤、颈部贯通伤伴血肿扩大或严重胸部创伤则需要进一步气道处理，如气管插管、环甲膜切开或气管切开术。

如果患者清醒，且无颈部疼痛或触痛，则不太可能有颈椎损伤。以下 5 种情况提示潜在的颈椎不稳定：①颈部疼痛；②严重的放射痛；③任何神经系统的症状和体征；④沉醉状态；⑤当场失去意识。一旦怀疑有颈椎不稳定，则应避免颈部过度后仰和过度轴向牵引，当进行喉镜操作时，应稳定头部和颈部。

喉部开放伤可能合并颈部大血管出血、血肿或水肿引起的气道梗阻、皮下气肿和颈椎损伤。闭合性喉部损伤表现可不明显，但可能存在颈部捻发音、血肿、吞咽困难、咯血或发音困难。如果能看清喉头结构，则可在清醒状态下尝试局麻下用直接喉镜或纤维支气管镜插管。如果面部或颈部损伤不允许气管插管，则应考虑局麻下气管切开。上呼吸道创伤引起的急性梗阻须紧急环甲膜切开或气管切开。

2. 气道管理

首先必须评估是否存在困难气道，对于已知或预期困难气道的创伤患者，如果能够配合，病情稳定，建议选择纤维支气管镜引导下的清醒插管术。对于无困难气道的创伤患者，快速序贯诱导下的经口气管内插管是最为常用的气道管理方法。但如果患者因颌面创伤造成口咽部有较多血液时，则不宜使用纤维支气管镜。对于疑有颈椎损伤的存在自主呼吸的患者，可选择经鼻插管，但这可能会增加误吸的风险，但对于颜面中部和颅底骨折的患者则禁用经鼻插管。麻醉诱导后发生未预期的困难气道，可使用喉罩（LMA）保持通气，然后再采用可视喉镜、纤维支气管镜尝试气管内插管，必要时行紧急气管造口术。

在对创伤患者进行气道管理的过程中，始终应注意对颈椎的保护和反流误吸的预防。对于已经施行气管内插管的患者，通过听诊双肺呼吸音、监测呼气末二氧化碳分压及纤维支气管镜检查来确认气管导管的正确位置，确保气管内导管通畅，通气和氧合充分。

（二）呼吸

通过观察有无发绀、辅助呼吸肌运动、连枷胸、穿透性胸壁损伤，听诊双侧呼吸音，触诊有无皮下气肿、气管移位和肋骨骨折进行肺、膈肌和胸壁的评估。张力性气胸、大量胸腔积血和肺挫伤是导致肺通气功能严重受损的三大常见原因。有呼吸困难的患者应高度警惕张力性气胸和血胸的发生，胸腔闭式引流术可能要在 X 线片确诊之前紧急放置。正压通气可能会使张力性气胸恶化并迅速导致循环衰竭，所以创伤患者的呼吸和气体交换情况应在气管插管后或开始正压通气时进行再评估。正压机械通气可降低回心血量，导致低血容量患者低血压，所以休克患者在刚开始机械通气时，应该采用低潮气量和慢呼吸频率的呼吸模式，然后根据患者的血流动力学状态和耐受情况再逐渐调整呼吸机参数。

（三）循环

1. 评估循环状态

创伤性休克患者早期最突出的矛盾是血容量不足，纠正低血容量，维持循环稳定必须与气道处理同时进行。根据心率、脉搏、血压、意识及外周灌注的变化可初步判断循环系统状态。美国外科医师学会（American College of Surgeons）将急性出血分为 4 级。

除症状和体征外，还可根据创伤的部位和性质判断出血量。如骨盆骨折可失血 1500 ~ 2000mL；一侧股骨骨折可失血 800 ~ 1200mL；一侧肱骨骨折失血达 200 ~ 500mL；而一侧胸肋膈角消失可失血 500mL；血胸失血可达 1000 ~ 1500mL；腹腔内出血可达 1500 ~ 2000mL，如伴有后腹膜血肿及复合创伤，甚至多达 3000mL 等。

2. 静脉通路

建立的静脉通路应保证通畅，至少应开放两条大孔径静脉通路。腹部损伤和可疑大静脉破裂的患者，静脉通路应建立在膈肌平面以上。如果怀疑上腔静脉、无名静脉或锁骨下静脉梗阻或破裂，应将静脉通路建立在膈肌平面以下。如果外周静脉置管失败，则考虑中心静脉穿刺置管，颈内静脉、锁骨下静脉、股静脉可供选择，但对于可疑颈椎损伤的患者，应避免使用颈内静脉或颈外静脉通路。对已经中心静脉置管的患者（通常是从急诊室带入手术室），必须确认导管的位置正确。

3. 容量复苏

（1）创伤控制性复苏策略

创伤复苏治疗能否取得最终的成功取决于出血的原因是否得到纠正。但是明确失血原因并控制出血的过程需要花费一定的时间（诊断性检查、开放补液通路、建立有创监测、转运至手术室和麻醉诱导等）。在这段时间里，液体治疗是向一个底部有漏洞的大容器内不断倾倒液体一样，所以复苏治疗最为复杂和困难。在这个阶段，复苏的目标仅仅在于支持患者的生理功能，而不是一定要使患者的生理功能恢复到正常标准，对仍有活动性出血的患者过于积极地追求所谓的"复苏终点"（endpoints of resuscitation），则可能加重患者潜在的病理生理变化，并且使最终的治疗更为困难。因此，对于严重创伤性休克患者的治疗，我们应该采取创伤控制性复苏策略（damage control resuscitation，DCR）。DCR 的目的在于尽量减少医源性的复苏损伤，预防已存在的创伤性休克和凝血功能障碍的恶化，并最终有效控制出血。一旦获得有效的止血，接下来的目标就是迅速逆转休克和纠正低凝状态，补充血管内容量缺失，维持合适的氧供和心排血量，从而达到减少损失、改善创伤患者预后的最终目的。

（2）容许性低血压的复苏策略

低血压是受损血管形成早期凝血的关键因素，快速输注大量晶体液在提高血压的同时有可能冲刷掉已经形成的血凝块，导致再出血。此外，初期复苏最常使用的等张晶体液通过稀释凝血因子和血小板，降低血黏度、低温而进一步加重失血。已有临床试验证实，对活动性出血的患者采用容许性低血压的复苏策略比过度积极的液体治疗更具优势。因此，应该小剂量输注液体，以能够维持稍低于正常的血压（一般收缩压维持在 90mmHg）为治疗目标，直至出血得到有效控制。通常一旦控制出血，机体通过自身复苏机制，血压往往就会逐渐恢复正常，患者对麻醉药和镇痛药的耐受性也会不断改善。

（3）复苏液体的选择

输注液体的性质和液体的量同等重要。目前，可供使用的各种静脉补液都存在各自的优缺点，复苏时究竟应该输注何种液体也一直存在着争议。通过回吸收体液进入毛细血管一部分恢复血管内容量是机体对失血的代偿机制，但往往引起组织间液的缺失。输注晶体液如等张 40.9% 生理盐水（NS）或乳酸林格液（LR）可补充血管内容量和组织间隙容量。LR 轻度低渗，如果大剂量输注可能对脑外伤患者有害。输注 LR 后，肝脏将乳酸根转化为碳酸氢根而增加机体对酸的缓冲力。大剂量 NS（≥ 30mL/kg）将会导致高氯性酸中毒。晶体液对凝血系统的影响比较复杂，使用晶体液将血液稀释 20% ~ 40% 时，由于抗凝血因子稀释和血小板激活，会导致高凝状态。当稀释度达到 60%，晶体液会引起低凝状态。

需要手术的创伤患者，究竟选用胶体液还是晶体液进行复苏仍无定论。对复苏液体类型的选择取决于液体对凝血功能和代谢率的影响、微循环功能改变、容量分布和器官功能状态如肾功能和内脏灌注。评估液体的治疗效果应用器官灌注、器官功能、炎症反应、免疫功能及伤口愈合等指标可能更为合适。与晶体液相比，胶体液具有更强的血浆容量扩充作用。增加血浆胶体渗透压，有助于维持血管内容量，同时可减轻重要脏器（如肺、心和脑）的组织水肿，术中输注胶体已被证明可改善预后，减轻组织水肿、恶心、呕吐及缩短住院时间。

静脉输注高张盐溶液可将细胞内和细胞间的水再分布进入血管内，产生超过本身输注容量的扩容效应。因此，高张盐溶液的扩容效应要比等张溶液更为有效、持久。在高张盐溶液中加入胶体液，将会进一步增加其扩容效应的程度和持续时间。失血性休克的局部缺血性细胞会发生肿胀，吸收水、氯和钠离子，静息动作电位消失，采用高张溶液复苏能够更好地恢复细胞的正常容量，电解质平衡和静息动作电位。尽管高张晶体液具有一定优点，但是现有的临床证据还不足以充分证明在创伤患者中使用高张溶液进行复苏优于等张溶液。

（4）容量治疗方案的制订

一般来讲，根据对最初液体治疗的血流动力学反应，可将创伤患者分为三类：①对液体治疗有反应；②对液体治疗有短暂反应；③对液体治疗无反应。

许多休克患者在治疗开始时出血已经停止，如单纯性股骨骨折的患者。这类患者在受伤的当时失血 1000 ～ 1500mL，通过外周血管的强烈收缩、出血腔周围肌肉组织的限制作用及正常的凝血反应，出血在入院前就能够自动得到控制。只要所输注的液体不过量而冲洗掉血凝块或快速逆转局部的血管收缩，在整个过程中患者都能够始终维持血流动力学稳定。晶体液就可逐步输入以补充细胞水肿和血管外转移所导致的体液丢失，根据实验室检查结果决定所需要的浓缩红细胞（RBCs）和凝血因子的准确剂量。

进行性活动性出血的患者（如严重脾或肝破裂、大动脉或静脉穿透伤）将表现为对液体治疗有短暂反应。有效控制出血的速度与这类患者的临床预后密切相关。在积极止血的过程中，如果能够避免发生创伤致死性三联征，并维持组织灌注，此类患者复苏成功的可能性是非常大的。对液体治疗有短暂反应的患者，其出血量不少于一个循环血量（4000 ～ 5000mL），必定需要输血。对存在活动性出血但仍有一定程度代偿的创伤患者来说，过度输注晶体液是最具风险的。一旦确诊，一开始就应该尽量避免非血制品的使用（尽管出血量是在 ATLS 所推荐的 2000mL 阈值之下），可输注红细胞悬液，尽可能维持有效血液成分。为了维持凝血功能和替代因多发创伤引起的内在丢失，早期使用血浆和血小板也是有必要的。

此时唯一有效的方法就是使用新鲜全血，以避免在成分血制备和储存过程中导致的内在丢失和稀释，但新鲜全血在大多数创伤中心都不易获得。

对输液无反应的患者，往往是因为活动性出血时间较长，机体丧失代偿功能，或者创伤严重已发展为重度休克，入院时血红蛋白降低，凝血酶原时间延长。尽管积极诊断和治疗，这类患者的病死率仍相当高。除了以 RBCs 和血浆等比例输注，并采用上述的容许性低血压复苏策略之外，还必须注重对凝血功能的立即支持。应尽早输注 8 ～ 10U 的冷沉淀和 1 ～ 2U 的单采血小板（相当于 6 ～ 12 个随机献血单位的血小板）以提供凝血底物，应用单剂量的重组活性 V 因子以激活血管损伤部位的凝血，输注碳酸氢钠可暂时逆转代谢性酸中毒，改善心脏功能和提高 Fla 的反应速度。尽管这种复苏策略还未得到前瞻性研究的证实，但是美国军方和创伤中心目前所使用的方案在这些极端危重患者的风险与获益比评估中也被证明是合理的。

4. 辅助治疗

低温是创伤致死性三联征之一，持续性低温可导致酸中毒和凝血功能障碍。所以在复苏的整个过程中都应该关注创伤患者的体温问题。所有的补液都应加温，如果预期大量输血，则应使用快速输液加温系统。尽可能覆盖患者体表，若要暴露患者体表则应预先提高室温，变温毯及对流空气加热系统可对术野之外的任何体表部位主动加温。所有术野灌洗液都应加温后使用。低温的出现也是对创伤患者采用创伤控制性策略（damage control maneuvers）的指征，其目的在于尽量缩短病情不稳定患者的手术时间。

由于酸中毒和枸橼酸中毒的作用，在快速大量输血（每小时 > 2U 的 RBCs）患者中也常发生低钙血症。在复苏过程中应定期检测血清电解质，如有必要可补钙（10% 氯化钙

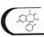

0.5 ~ 1.0g，3 ~ 5min 以上静注）。对输液无反应性的低血压患者也应关注低钙血症问题。大量输注 0.9% 的生理盐水可引起高氯性代谢性酸中毒，可考虑使用乳酸林格液或复方电解质溶液。高钾血症偶尔会在输注陈旧性 RBCs 时出现，但是高钾血症更为常见的原因却是低灌注、酸中毒和复苏失败。如果发生高钾性心律失常，应采用胰岛素、葡萄糖和钙剂积极治疗。

创伤患者常发生应激相关性高血糖。已有研究表明：严格控制血糖水平（11.1mmol/L）（200mg/dL）有利于降低术后感染的发生率，所以目前推荐采用静脉间断或持续输注正规胰岛素的方法治疗创伤性高血糖。

在创伤性休克的复苏过程中，低血压、液体复苏和创伤性脑损伤的相互作用是非常值得关注的问题。许多失血性休克的患者常合并一定程度的脑损伤，脑损伤患者的脑灌注压降低将会导致致命性后果，容许性低血压复苏策略在这类患者中的应用就受到限制。因此，有研究者就推荐在脑外伤合并创伤性休克的患者中维持较高的目标血压和更为积极的机械通气，但应避免长时间过度积极的液体复苏。脑外伤患者应避免使用低张晶体液，因为存在增加细胞水肿和脑容量的风险。高张晶体液具有扩容、减轻水肿、抗炎和免疫调节等效果，大多数研究结果显示，如果以颅内压的控制、神经损伤的生化指标、炎症反应或淋巴细胞激活作为观察指标，高张晶体液比等张晶体液更具优势。但是最近的一项大样本随机对照临床试验则表明，高张晶体液并不能改善脑外伤患者 6 个月时的神经功能预后和患者的存活率。

（四）神经功能障碍评估

采用 AVPU（awake, verbal response, painful response, and unresponsive, AVPU）法对神经学功能进行快速的初步评价，情况许可也可采用 Glasgow 昏迷评分进行更为详细的定量评估。由于创伤患者的神经系统病情会迅速发生恶化，故应动态进行再评估。如果发生意识水平的改变，应注意对患者的氧合和循环功能状态进行再评估。

（五）暴露

为全面检查伤情，须将患者完全暴露，包括将衣服脱除，翻身检查后背，从头到脚检查是否存在可见的损伤或畸形。如果疑有颈椎或脊髓损伤，则应采取线性制动措施。

二、麻醉处理

创伤患者的麻醉可根据创伤部位，手术性质和患者情况选用神经阻滞、椎管内阻滞或全麻。椎管内阻滞适用于下肢创伤手术，对于有严重低血容量甚至休克的患者，禁用蛛网膜下隙阻滞；在补充血容量的前提下，慎用连续硬膜外阻滞。全麻则适用于各类创伤患者。

但是，不能绝对肯定某一麻醉药或麻醉技术较其他药物或方法更为优越，麻醉方法的选择决定于：①患者的健康状况；②创伤范围和手术方法；③对某些麻醉药物是否存在禁忌，如氯胺酮不适用于颅脑外伤；④麻醉医师的经验和理论水平。

（一）神经阻滞在创伤患者中的应用

对于一些创伤范围小、失血少的患者，神经阻滞有一定的优点，如可以降低交感神经张力、减轻应激反应，减少术中出血和术后深静脉血栓形成，患者在手术期间保持清醒状态，有利于神经功能和意识状态的判断，以及有助于术后镇痛等。原则上对于循环不稳定、有意识障碍、呼吸困难或凝血功能差的患者，不宜选用神经阻滞。

（二）全麻诱导与维持

对于严重创伤患者，麻醉药物的治疗指数非常低。同样的患者，如果是受伤（尤其是摩托车事故）后，其所谓的"安全"诱导剂量，这时也会造成致命性危险。对于稳定的创伤患者，麻醉诱导与一般选择性手术患者无明显区别，而对低血容量的多发伤患者而言则要警惕。不管选择哪种药物，休克患者麻醉处理的关键就是小剂量分次给药。

（三）术中监测

创伤患者应有基本的无创监测，包括 ECG、无创血压、中心体温、脉搏血氧饱和度和呼气末 CO_2 监测等。呼气末 CO_2 监测结合动脉血气分析对判断循环容量状况很有帮助。$PETCO_2$ 与 $PaCO_2$ 的差值代表了肺泡无效腔的变化，而前者又可反映出血容量的改变。对于严重创伤或循环不稳定的患者，宜采取有创监测，包括直接（桡）动脉穿刺测压、CVP、肺小动脉楔压及尿量监测等。此对伤情严重程度的判断和衡量治疗措施是否有效均具有重要价值。

三、术后并发症

（一）急性呼吸窘迫综合征

术后发生急性呼吸窘迫综合征（ARDS）是创伤患者的严重并发症之一。多发性创伤、严重创伤、低血压，入院一段时间内输入全血＞1500mL，误吸、脂肪栓塞和 DIC 等因素均可导致 ARDS。大多数严重外伤者都有呼吸异常，呈现低氧血症和过度通气。一旦发生急性呼吸衰竭，其病死率高达 30% ~ 50%，故应重视预防，早期诊断和正确处理。

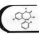

（二）急性肾衰竭

是创伤后的主要并发症之一，其病死率可达 50% ~ 90%。麻醉医师必须意识到严重外伤患者发生肾衰竭的潜在危险性。创伤出血造成血容量不足和低氧血症，挤压伤引起的肌红蛋白增高，伴有肾、膀胱、尿道外伤的复合伤，麻醉手术对肾灌注和肾小球滤过率的影响，ADH 和醛固酮分泌使肾小管再吸收增加，以及抗生素的使用，均可能引起急性肾衰竭。初期肾衰是可逆的，迅速处理创伤性休克，可使肾衰发生率明显降低。急性肾衰竭常表现为少尿或无尿，但多尿性肾衰竭也并非少见。出现少尿时应首先排除血容量不足，不适当地使用利尿剂将进一步加重低血容量和肾衰竭。

第三节　烧伤患者的麻醉

烧伤患者的清创（急症手术）和植皮（急症或择期手术）均需要在麻醉状态下进行。在家中烧伤者以小儿及老人居多，大面积严重烧伤则常见于火灾，而爆炸事故引起的烧伤多数为青壮年患者。大面积烧伤多伴有呼吸道吸入性损伤而发生呼吸困难，通常须做紧急气道处理。

一、烧伤患者的病情特点

（一）烧伤临床分期和病理生理变化

1. 体液渗出期

由于大面积烧伤导致血浆大量渗出所致，速度一般以伤后 6 ~ 8h 内为高峰。烧伤面积较大者又称"休克期"。此期患者代谢率和氧耗增加 2 ~ 3 倍，循环和呼吸系统可发生明显病理变化。因血容量丧失和心肌抑制因子的作用而使心排血量减少。严重烧伤引起肺毛细血管漏出综合征，也可发展为威胁生命的肺水肿。患者肺功能降低，功能残气量减少，胸肺顺应性降低，$PA-aDO_2$ 增加。此外，局部伤口也有炎症和水肿，释放炎性介质，包括组胺、血栓素、缓激肽、一氧化氮、五羟色胺和血小板凝集因子等。小面积烧伤的反应相对较少。这些物质可引起全身反应，导致免疫抑制、代谢亢进、蛋白质分解和脓毒症。大面积烧伤后的低血容量性休克，表现为低蛋白血症、低钠血症、代谢性酸中毒等，甚至多脏器功能衰竭。应及早进行液体复苏，迅速恢复循环血量，以改善组织血液灌注和缺血缺氧。

2. 急性感染期

烧伤越深，面积越大，则感染机会也越大，感染程度越重。从创面的局部感染开始，而后向创面深部健康组织侵袭形成"烧伤创面脓毒症"，从而引发全身性感染和脓毒血症。防治感染，首要的是维持机体的抗病能力，及早防治休克，使缺血缺氧性损害降低到最低限度；同时及早清除坏死组织，封闭创面及用抗生素。

3. 修复期

此期包括创面修复与功能恢复。深度创面愈合后产生不同程度的瘢痕增生、挛缩，导致肢体及其他功能障碍。需要通过早期功能锻炼和整形矫正手术，包括瘢痕切除和植皮术来恢复功能。

（二）烧伤深度的估计

1. Ⅰ度烧伤

又称红斑性烧伤，表现为局部干燥、疼痛、微肿而红、无水疱。

2. Ⅱ度烧伤

又称水疱性烧伤，临床常分为浅Ⅱ度和深Ⅱ度。

3. Ⅲ度烧伤

又称焦痂性烧伤，表现为局部苍白、黄褐或焦黄，严重者呈焦灼状或炭化。

（三）吸入性损伤

吸入性损伤（inhalation injury）的致伤因素主要是热力和化学的复合损伤，对明确或被高度怀疑有吸入性损伤者，采用气管切开术有助于维持较好的通气和组织氧合，且有利于呼吸道分泌物和损伤坏死黏膜的排出，对较重的吸入性损伤则应使用机械通气维持通气和氧合。

（四）烧伤并发症

严重烧伤后可发生多种并发症，各类并发症的发生一般与烧伤的严重程度有关。

1. 肺部感染

肺部感染是烧伤患者常见的并发症，可引起呼吸衰竭。对大面积烧伤伴吸入性损伤的患者来说，肺部感染是严重的危险因素。

2. 成人呼吸窘迫综合征

常见于各种直接或间接损伤肺脏的急性过程。在脓毒症时，急性呼吸窘迫综合征（ARDS）的发病机制为肺毛细血管内皮和肺泡上皮受炎性介质损伤后血浆或血液漏入间

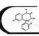

质或肺泡内腔，发生肺泡积水或肺不张。

3. 应激性胃、十二指肠黏膜损害

近年来仍保持较低的发生率，主要是常规应用制酸剂或质子泵抑制剂。

4. 急性肾衰竭

目前，在烧伤早期由于患者及时就诊或被转运，此种并发症已属罕见，但病死率高。多半发生于化学烧伤中毒和感染导致的创面脓毒症及多脏器衰竭（MOF）。

二、烧伤患者的麻醉要求和术前准备

（一）麻醉要求

烧伤患者的麻醉有特殊要求，包括：①严重烧伤患者因广泛的创面，加之切痂取皮时术野范围大，难以进行正常的血压、脉搏等监测，应尽可能利用有限的监测对循环状态做出正确的判断，如双上肢烧伤，可测量下肢血压，对严重烧伤患者应使用动脉穿刺置管，直接测压；②切痂取皮等手术对麻醉镇痛的要求高，需足够的麻醉深度；③伴有头、面、颈及气道烧伤患者，特别要注意气道管理；④由于反复多次手术，须考虑患者对麻醉药物的耐药性和发生变态反应的可能。

（二）术前准备

1. 一般评估与准备

术前应对烧伤面积、程度、部位及患者全身情况等进行一般评估，药代动力学的变化、药物耐受、大面积烧伤患者的输液通道和监测的建立困难，颈部瘢痕或口腔挛缩导致的呼吸道解剖异常是需要关注的主要事项。消化系统功能紊乱，胃排空时间延长，胃肠蠕动减慢甚至麻痹性梗阻，须延长术前禁食时间，必要时放置胃管。小面积、四肢及轻度烧伤对各系统影响不大，无须做特殊准备。

2. 术前用药

一般患者可给予常规术前用药，患者因疼痛明显应加用镇痛药。对高热，心动过速者不宜用阿托品。大面积烧伤及伴有吸入性损伤者不宜用吗啡。病情严重及体质差者宜少用或不用术前药。

3. 严重烧伤术前准备

（1）术前气道管理：胸部环周性深度烧伤会导致胸壁顺应性降低，可发生低氧血症和呼衰，须急诊行焦痂切开。面部、上呼吸道烧伤，以及伴有吸入性烧伤，应在气道水肿发生前尽快行气管内插管，否则可迅速发生软组织继续肿胀和扭曲，从而使插管困难。

（2）补充血浆和白蛋白：大面积烧伤患者病程长，能量消耗大，分解代谢加速，出现负氮平衡。患者常有低蛋白血症、贫血、营养不良，以及水、电解质紊乱。术前均应积极纠正，以提高患者对麻醉和手术的耐受力。

三、烧伤患者的麻醉方式和药物选择

（一）麻醉方式

1. 神经阻滞及椎管内麻醉

上下肢小面积烧伤，如穿刺部位及其附近皮肤完好，可采用神经阻滞及椎管内阻滞麻醉，尤其适用于这些部位烧伤晚期的整形手术。

2. 神经安定镇痛麻醉

仅适用于表浅、短小清创手术，或作为其他麻醉的辅助用药。

3. 静脉复合麻醉或静吸复合麻醉

（1）呼吸道通畅、无明显呼吸抑制是保证静脉复合麻醉安全的关键。

（2）头、颈、面及伴吸入性烧伤、长时间、大面积、饱胃、病情严重及俯卧位手术等均不宜做非气管插管的静脉复合麻醉。

（3）气管插管静脉复合麻醉可用于各种烧伤患者。

（4）静吸复合麻醉是目前最常用的方法，采用静脉麻醉药进行诱导，然后吸入异氟烷、七氟烷或地氟烷等维持麻醉，辅以阿片类药物及肌松药，麻醉平稳，清醒迅速。

（二）麻醉药物选择

1. 全身麻醉药

吸入性烧伤应避免应用对呼吸道有刺激的吸入麻醉药。氧化亚氮镇痛作用强、循环抑制作用轻、清醒快，适用于烧伤患者。因其麻醉作用弱，宜复合应用其他吸入性麻醉药。但手术结束停用氧化亚氮后应吸高浓度氧，以防氧化亚氮引起的弥散性缺氧。大面积、严重烧伤、全身情况差的患者应避免用循环抑制作用强的麻醉药。

2. 肌松药

由于去极化肌松药琥珀胆碱可导致高血钾甚至心搏骤停，不仅在烧伤后 5～15d 禁用，烧伤后 2～3 个月甚至更长时间仍不宜使用琥珀胆碱。烧伤患者宜用非去极化肌松药，但大面积烧伤患者，尤其是烧伤面积＞40% 的患者对非去极化肌松药的敏感性降低，有时用药量是未烧伤患者的 3～5 倍。该现象与烧伤患者非去极化肌松药的药代动力学变化、受体数量减少和亲和力降低有关。

第十二章 基础病及肥胖患者的麻醉

第一节 肝脏患者手术麻醉

一、肝功能障碍患者的麻醉概述

　　肝脏的特殊性就在于其可以再生有功能活性的肝组织。因此我们可以切除大部分肝脏，随后由肝脏再生过程补充。肝脏主要由肝细胞构成，肝细胞是一种单向潜能细胞，具有分化为单一种类细胞的能力。如果条件充分，肝再生过程会持续到肝细胞数量恢复到正常为止。尽管可在数量上恢复原有肝脏重量，但再生并不能完全恢复肝脏的形状。胆管细胞、内皮细胞和库普弗细胞等非实质细胞复制过程较慢。肝大部分切除术后肝脏可在 1 个月内迅速再生，但其功能的恢复则相对较慢。糖尿病、肝硬化、脓毒症以及其他主要围手术期并发症都会显著减慢这一过程。肝脏还可耐受多次切除。

　　上述肝脏的特点使人们开始尝试进行肝切除术。然而，最初这一手术困难极多。其中，由于缝合肝组织很困难而引起的出血就是一个突出的问题。但是外科和麻醉技术的提高逐渐减少了术中出血。肝切除术对于切除原发性肝肿瘤也很重要，如肝细胞癌、胆管上皮细胞癌等胆道肿瘤，偶尔也因外伤损伤肝脏而行肝切除术。肝切除术也用于切除肝脏的良性肿瘤及肝囊肿（尽管开窗引流术也许更为合适），还用于活体器官供体肝脏移植。高位胆道损伤采用的肝空肠吻合术中可能也需要进行肝段切除术。但是，大多数肝手术患者术前均合并有一定的基础疾病甚至发生了肝功能不全或障碍，在中国绝大部分患者是在乙肝后肝硬化基础上发生的原发性肝癌。

　　肝脏具有极其复杂的生理生化功能，肝功能障碍患者的病理生理变化是全身性的。肝脏患者麻醉除了要充分了解其不同的病理损害阶段并进行恰当的术前肝功能的评估和必要的术前准备外，作为麻醉医师最需要了解的是两个方面的问题：①肝功能障碍时麻醉药物在体内过程的改变；②麻醉药物及麻醉操作对肝脏功能的影响。只有这样才能选择最佳麻醉方案实施最适宜的麻醉方法，做到最恰当的术中和术后管理。

二、术前肝功能的评估

　　肝脏的功能十分复杂，虽然检查肝功能的试验很多，但事实上并不能完全反映肝脏功能，而且，对于具体的患者来说，需要做哪些试验，应当有针对性地进行合理选择。

肝功能试验的临床价值：①协助诊断各种肝病，了解其肝损害程度、转归和预后；②辅助鉴别黄疸的性质和病因；③评价全身性疾病对肝脏的侵犯或影响；④了解各种毒物、药物、物理因素对肝脏的损害；⑤判断各种中西药物、针灸等对肝病的疗效；⑥术前评估肝功能做好术前准备。

现有肝功能试验的不足：①肝脏有较丰富的储备功能和代偿能力；②肝脏的功能是多方面的，每一种肝功能试验只能反映某一侧面；③肝功能试验大都是非特异性的，其他非肝脏疾病亦可引起异常反应；④肝功能试验的结果可受操作方法、仪器、试剂、pH 值、温度以及操作者的责任心和技术熟练程度等多种因素的影响。

因此，肝功能试验的解释必须与临床密切结合，如片面或孤立地根据肝功能试验做出诊断，常可能造成错误或偏差。

（一）病史和体格检查

对肝功能障碍患者进行完整的术前检查对于手术成功至关重要。和许多其他术前评估类似，疑有肝功能障碍时，须进行彻底的病史询问和体格检查。所有可能提示肝功能不全的病史和症状都应仔细询问。症状包括疲乏、恶心、呕吐（尤其是呕血或者咖啡色物质）、瘙痒、黄疸、任何凝血问题或者出血体质、腹胀、行为改变或精神状态改变、社会史也应问及以判断是否有肝炎发生的危险因素，如滥交、文身、吸烟、酗酒或吸毒。从家族史和疾病史也可以发现一些导致肝脏疾病的病因，如血色病、Wilson 病、α_1 抗胰蛋白酶缺乏及输血史等。列出现在与既往的用药情况，从中找出所有可能有肝脏毒副作用的药物。肝脏疾病的许多体征可以在体检中发现，如腹胀和腹腔积液、精神异常和扑翼样震颤、黄疸和巩膜黄染、蜘蛛痣、脐周海蛇头征、肝脾肿大、外周水肿等。尽管这些症状和体征可以提示肝脏疾病，但并不一定完全特异。

（二）实验室血液学检查

适当的实验室检查可以帮助确诊肝疾病及评估严重程度。最重要的检测是全血细胞计数，可以判断是否贫血或血小板减少。在手术当中，尤其是预计出血很多的大手术时，这些值可以评估患者止血的能力，以及输血前患者所能承受的最大失血量。凝血检查也很重要，包括 PT/INR、APTT 等，可以预计术中出血情况，也可以评估术前留置深静脉导管的出血风险，PT 是评估当前的肝功能和肝合成能力的最准确指标。电解质检测也很有必要，因为电解质紊乱会导致一系列不良后果，包括心律失常、凝血缺陷、加重血流动力学不稳定性、加重肝性脑病等。这对于肝肾综合征患者尤其重要，在纠正电解质紊乱时须极其谨慎，以免使体液电解质状态恶化。肝功能检查，如前所述，可以帮助判断目前肝细胞损伤的程度，但其指标并不具特异性。白蛋白水平和胆红素水平被应用于 Child 分级中，转氨

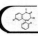

酶的水平也可以提示某些肝功能衰竭的病因。

1. 蛋白质代谢的试验

肝脏是人体新陈代谢最重要的脏器，它几乎参与各方面的蛋白质代谢。肝能合成大部分血浆蛋白、酶蛋白及凝血因子，血浆蛋白与肝内蛋白经常处于动态平衡状态，检测血浆蛋白可以作为评估肝功能的一项指标。

血浆蛋白的测定临床上常用的有化学法和电泳法两大类，前者可测出总蛋白、白蛋白和球蛋白的量，后者可将球蛋白区分为 α、β、γ 几种。大多数肝病患者，血浆蛋白的质和量均有一定程度的改变。

肝病患者测定血清总蛋白，主要用于判断机体的营养状态，因为病毒性肝炎早期，清蛋白降低与球蛋白升高相等，总蛋白正常，而营养不良者清蛋白与球蛋白均降低。有人报道：肝硬化者如总蛋白在 60g/L 以下，5 年生存率低于 20%；在 60g/L 以上者 5 年生存率为 54.8%。

肝病时，人血清蛋白发生改变比较慢，有人报道即使白蛋白合成完全停止，8d 后血内白蛋白浓度仅降低 25%，因此清蛋白测定不能反映急性期肝病的情况，测定白蛋白的主要价值在于观察肝实质的贮备功能及追踪治疗效果，治疗后白蛋白回升是治疗有效的最好指标。

肝胆疾病时 γ 球蛋白增多主要由于：肝内炎症反应，在组织学上有浆细胞浸润；自身免疫反应自身抗体形成过多；肠道内吸收过多的抗原，刺激形成过多的抗体；血浆清蛋白降低，γ 球蛋白相对增加。

2. 胆红素代谢的试验

正常人血清内总胆红素浓度为 3.4 ~ 18.8μmol/L（0.2 ~ 1.1mg/dL）。血清总胆红素测定的价值在于了解有无黄疸、黄疸的程度及动态演变，肝胆疾病中胆红素浓度明显升高反映有严重的肝细胞损害。如同时测定 1min 胆红素（正常值 0 ~ 4.3μmol/L）有助于判断：①在非结合胆红素升高的疾病时，1min 胆红素基本正常，1min 胆红素与总胆红素比值为 20% 以下；②血清 1min 胆红素增高，大于 6.8μmol/L 而总胆红素正常，可见于病毒性肝炎黄疸前期或无黄疸型肝炎、代偿性肝硬化、胆道部分阻塞或肝癌；③肝细胞性黄疸 1min 胆红素占总胆红素的 40% ~ 60%，阻塞性黄疸 1min 胆红素占总胆红素的 60% 以上。

各种试验中，血浆蛋白特别是白蛋白含量，是比较敏感的数据。白蛋白降低越多，肝脏损害越严重。胆红素的代谢在肝损害时影响也很明显。一般主张采用此两种试验，结合临床表现，作为术前评估肝损害程度的方法。

3. 肝脏和酶

肝脏是人体的重要代谢器官，含酶特别丰富，其酶蛋白占肝脏总蛋白的 2/3 左右。在病理情况下，肝脏的酶含量常有改变，并且可反映在血液内酶浓度的变化，临床上可根据血清内酶活力的增高或减少来了解肝脏病变的性质和程度，辅助诊断肝胆系疾病。

（三）进一步系统性检查

对于重度肝功能衰竭患者，或者准备进行危险大的临床处置时，进一步的系统性检查可以提供保证。最简单的就是心电图，对于循环高动力状态的肝功能衰竭患者，或者已发展为系统性功能不全的患者（如肝肺综合征），心电图检查可以发现室性肥大和 / 或右心劳损，也可以发现心律失常、电解质紊乱等问题，此外对于放置肺动脉导管的患者，可以借此排除左或右束支传导阻滞。

老年患者冠状动脉疾病较正常人群多见，一些导致肝功能衰竭的病因同样会促使心肌病的发生（如酒精中毒、血色病等）。对于这种病例，在进行大手术前最好进行超声心动图检查心功能。踏车试验或者药物激发试验（多巴胺丁酚）可以评估心功能、心脏储备、心肌氧供、肺内分流程度以及肺动脉—门静脉高压（PPH）。

对于通气困难或者需要慢性氧疗的患者，进一步的检查可以确定是否存在肝肺综合征、肺内分流以及严重程度。最简单的检查是动脉血气分析，可以判断低氧血症和高碳酸血症的程度，也可以评估肾脏的酸碱平衡调节能力。一些更复杂和有创检查可以直接评估肺功能，例如气泡对比超声心动图可以直接显示肺内分流，该检查还可以鉴别继发于肝功能衰竭的肺内分流和 V/Q 失调。肺内分流时气泡在三次心跳时间内即可从右心循环进入左心循环，而轻度的 V/Q 失调时气泡可以被肺泡吸收而不抵达左心循环。但是，气泡对比超声心动图并不能显示分流的严重程度。另一项检查是 V/Q 扫描，可以显示出由于 HPV 功能下降而"有血无气"的区域。肺血管成像可以显示继发于心排血量增高的肺血管扩张和肺高血流量。其实这些有创检查很少在围手术期应用，因为动脉血气分析已经可以提供足够的信息。

许多肝功能衰竭的患者有胃肠道并发症，特别是门静脉高压导致的食管静脉曲张。对于这些病例，术前内镜检查既可以诊断食管静脉曲张又可以治疗之。对于严重的病例，若不行曲张静脉结扎，其进行大手术的死亡率可能会很高，因为当患者多器官系统存在功能不全时，很难再代偿上消化道出血。

无论肝脏手术还是肝病患者的非肝脏手术，由于肝功能状态都会直接或间接地影响绝大多数麻醉药分布代谢与排泄，另外许多麻醉药也会直接或间接地影响肝脏各方面的功能，甚至还会造成肝损害，所以麻醉前、麻醉中、麻醉后肝功能的动态监测尤其重要。

（四）外科风险的评估

肝切除术是一项大级别手术，同时会造成较大的上腹部损伤。一般来说，肝切除范围越大则手术的损伤越大、越容易出血，钳夹血管时间越长，越容易引起肝功能衰竭。如果肿瘤位于大血管附近则更为复杂，可能造成更严重的肝组织血供障碍。因此，肝切除手术

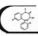

本身的创伤就非常巨大。

外科医师在术前评估时应首先确认疾病是否已经扩散到肝脏以外。虽然有时肝外只存在单一转移灶也可以进行姑息性手术，但由于总体预后很差，这类患者中接受手术治疗的数量不会太多。外科医师还应考虑转移灶的血供情况，手术是否可在避免损失过多肝血供前提下进行，从而增加须切除的肝范围。最多可切除 80% 的肝脏，但其肝功能衰竭和其他并发症风险很高。在动物模型中，肝极大部分切除（超过 90%）后会导致因门静脉压增高所致的肝窦直径失调，这是由于大量血流试图通过一个非常小的肝脏。当前的影像学方法可检测出直径为 0.5 ~ 1cm 的腹膜转移灶，因此，偶尔会发现患者存在比最初预想更为广泛的转移。如果大手术前仍不确定肿瘤转移情况，可先进行腹腔镜检查。

患者进入手术室前可能接受过化疗以缩小肿瘤，这在肿瘤位置靠近重要血管的病例中更为常见。有人提出化疗可能会使肝再生受损，尤其是在肝脏经受了一段时间缺血后更易出现。然而，尽管化疗可能延迟肝脏再生，但并不妨碍术中使用钳夹法阻断肝血供。在以奥沙利铂为基础的化疗后患者常见并发症为周围神经炎。这一点应予以记录，以避免与硬膜外阻滞的潜在副作用相混淆。

三、肝胆手术患者的麻醉与管理

（一）术前准备

术前准备取决于手术方式和患者的整体情况。两因素结合考虑以达到术前最佳状态。严重肝功能衰竭的患者进行相对简单的临床处理时，仅需要一条运行良好的外周静脉通路即可。凝血障碍患者行大手术时需要深静脉通路，但要输入新鲜冰冻血浆（FFP）和（或）血小板，以减免置管操作时可能的严重出血风险。之前存在低血压的患者须建立动脉监测以保证手术期间的器官灌注。通气困难的患者（如肝肺综合征）须检查动脉血气以保证足够的氧合和通气。对于可能大出血的手术，须监测患者电解质、血红蛋白 / 血容量水平以指导输血治疗和电解质补充。

外科医师对肝脏进行操作时常需要测量中心静脉压（CVP）。CVP 升高会导致肝静脉和肝血窦充血，这是肝切除术中出血的主要原因。研究显示，控制 CVP 在较低水平（2 ~ 5mmHg）可以显著减少术中出血。对轻到重度肝功能衰竭患者进行局部肝切除术时，标准的 7-French 三腔管可以提供足够的通道以监测 CVP、输血及用药（如使用硝酸甘油降低 CVP）。进行肝大部切除或预计出血较多的非肝脏手术时，需要更粗的中心静脉通道以备快速输液或输入多种血制品。

严重肝功能衰竭并发肝肺综合征或者肺动脉—门静脉高压的患者，或者预计行门静脉或下腔静脉阻断（如肝移植时），术中前后负荷可能有显著波动，这时就需要肺动脉导管（PA）来进一步监测血流动力学。PA 可以更详细地评估静脉血容量和大血管阻断时的心血管反应，也可以用于心内用药。

经食管超声心动图（TEE）与 PA 联合使用，可用于术中评估心肺功能状态，对于进行大血管阻断或者血流动力学波动显著的情况尤其适用。TEE 也可以用于严重肝功能衰竭并发肺动脉高压或心排血量过高的患者，以预估术中心功能不全或心力衰竭。然而这一监测对未经治疗的严重食管静脉曲张患者并不可行，因其可能导致上消化道出血。

除了有创监测外，术前准备还包括维持合适的室温（22～25℃）、防低体温的保暖垫等。在大手术时术野暴露范围大，体热流失严重导致患者低体温，对于存在凝血障碍的患者，低体温将阻碍凝血酶的作用，削弱机体形成血凝块，增加术中失血。因而维持患者正常体温很重要。

肝脏是人体内最大的实质性脏器，它有非常重要和复杂的生理功能。肝病及其本身的继发病，如门静脉高压症等须手术治疗时，特别是广泛肝切除术合并有肝硬化或须剖胸的患者，手术较复杂，创伤大，出血也多，术前必须有良好的准备，要安排足够时间改善患者的全身情况和肝功能。即使是急症手术，在病情允许的条件下，亦应力争准备得完善一些。肝功能不全的患者进行手术治疗，通常有两种情况。一是患有与肝病无关的一些疾病，如急性阑尾炎、创伤、胃肠道穿孔等，如一时难以进行较好的术前准备，应尽量采用对肝无害的麻醉药和麻醉方法。二是肝脏疾病本身的继发病须行手术治疗，则应积极进行以"保肝"为主的术前准备，包括：①加强营养，给予高蛋白、高碳水化合物、低脂肪饮食，口服多种维生素：因食欲缺乏，进食少者，必要时可经静脉途径补充，以求改善肝功能，糖的补充，不仅供给热量，还可增加糖原贮备，有利于防止糖原异生和减少体内蛋白质的消耗；②改善凝血功能，如维生素 K_3 口服，紧急情况下可以静脉注射维生素 K_1，其作用时间快、效果好，是多种凝血因子的必需原料；③血浆蛋白低者，尤应予以足够重视，如总蛋白低于 45g/L，白蛋白低于 25g/L 或白、球蛋白比例倒置，术前准备要积极，必要时应输给适量血浆或白蛋白；④贫血患者，必要时可多次少量输血，争取血红蛋白高于 120g/L 以上，红细胞在 $3 \times 10^2/L$ 以上，血清总蛋白 60g/L，白蛋白在 30g/L 以上；⑤对有腹腔积液的患者，应采用中西医结合治疗，待腹腔积液消退后稳定两周再进行手术治疗，必要时于术前 24～48h 内行腹腔穿刺，放出适量的腹腔积液，以改善呼吸功能，但量不宜过多，要根据患者具体情况，一般一次量不超过 3000mL 为原则；⑥根据手术切除范围，备好术中用血，一般镇静、镇痛药均经肝脏代谢降解，麻醉前用药量宜小，苯巴比妥钠、地西泮、异丙嗪、氟哌利多等均可使用，对个别情况差或处于肝性脑病前期的患者，术前仅给阿托品或东莨菪碱即可。

（二）肝脏手术的麻醉实施

选用麻醉药和麻醉方法需要了解：①所患肝脏疾病；②肝脏在药物解毒中的作用；③药物对肝脏的影响。麻醉者必须亲自了解肝病类型、肝细胞损害程度以及其他可使手术复

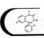

杂的因素，特别是那些促进出血的因素。不同的麻醉方法各有其优缺点，选用时应根据手术的类型，结合患者肝功能不全等具体情况做全面考虑。药物的选用应选择直接对肝脏毒性和血流的影响较小的药物，要了解给予麻醉药的技术和术中对患者的管理往往比个别药物的选择尤为重要，如术前用药、术中供氧、补充血容量、纠正酸中毒、维持循环稳定等。

肝功能障碍患者全身麻醉诱导和维持的用药选择受许多因素影响。最主要的是长期高心排血量造成血管扩张，可能导致相对的低血压。麻醉药物的选择和剂量须考虑维持血压稳定和保护器官持续灌注，因为肝、肾等器官功能不全时即使血压轻微下降也会造成不良影响。此外，某些药物可能会诱发或者加重肝性脑病，应予以避免。某些维持麻醉的药物，主要是氟烷，会对肝脏造成进一步损害，也应避免使用。

相比正常人群，肝功能障碍患者对许多药物的代谢、清除能力下降。另外，人血白蛋白水平下降、全身性体液转移（如腹腔积液）会改变许多药物的分布容积，从而会对不同药物的作用产生复杂而难以预测的影响，但有些基本的改变是共通的。

阿片类药物如吗啡、哌替啶等须完全经肝脏代谢，其血浆半衰期将延长，因此对于肝功能衰竭患者，这些药的使用频率应较正常减少 1.5 ~ 2 倍。芬太尼也完全经肝代谢但受肝脏影响较小，但长时间输注的影响尚不得知。瑞芬太尼是一种短而强效的麻醉药，其被血中或组织中酯酶分解，不受肝功能障碍的影响，可以持续输入，这一特性使得瑞芬太尼可以应用于肝移植等手术。总体而言，肝脏疾病患者对阿片类药物的耐受性良好，但仍应注意避免使用过量导致心排血量下降和低血压。

在催眠、诱导药物中，硫喷妥钠的清除模式相对固定，高脂溶性使其可以通过再分布而结束麻醉效应。美索比妥、氯胺酮和依托咪酯都完全靠肝代谢，在单次注射后其清除率并不改变，但由于分布体积扩大，相比对照组，它们的半衰期延长。类似地，丙泊酚在持续泵注时其清除率也无变化，但作用于肝功能障碍患者时，其消除半衰期和作用停止的时间将延长。丙泊酚应谨慎使用，因为在注射初会导致血压下降。苯二氮䓬类药物如咪达唑仑应用于肝功能障碍患者时其清除率下降，因此小剂量使用能带来较持久的抗焦虑和遗忘作用，而且其对血流动力学影响较小，可以作为诱导药的组成之一，但若存在肝性脑病时应禁用，因为其进一步刺激中枢 GABA 受体，会加重肝性脑病。

神经肌肉阻断药中，琥珀酰胆碱和米库氯铵对肝硬化患者作用时间显著延长，主要原因是突触间隙胆碱酯酶减少所致。维库溴铵、罗库溴铵经肝代谢或经肝原型排除，肝硬化时清除时间减慢、作用时间延长（除外酒精性肝硬化，因为此时清除时间不变）。阿曲库铵和顺式阿曲库铵不依赖肝肾代谢，很少受肝功能障碍的影响。因此二者成为肝功能衰竭患者的不错选择，而顺式阿曲库铵的无组胺释放作用更受青睐。

肝脏疾病患者行肝段切除术时，使用挥发性麻醉药维持全身麻醉时有很多选择。总体而言，大多挥发性麻醉药可减少门静脉血流（Portal Blood Flow，PBF）进而导致全肝血流（Totalhepatic Blood Flow，THBF）减少，但肝动脉血流（Hepatic Artery blood Flow，HABF）会反应性增加。过去一直选择异氟烷，因为动物实验和人类志愿者研究都发现，使用异氟烷全身麻醉时，肝动脉血流增加可以维持肝实质的正常灌注。氟烷是个例外，其破坏这一代偿性反应轴，使门静脉血流和肝动脉血流同时下降，肝灌注减少，加剧了肝损害。所以氟烷不推荐用于肝脏疾病患者。新型挥发性麻醉药如七氟烷代谢方式的独特性不产生肝毒性产物，极低代谢率的地氟烷比异氟烷更受欢迎，但除了考虑肝保护作用，还应结合其他因素对这3种药物进行选择。

肝功能障碍患者在手术过程中，常常难以维持正常血压以保证器官灌注，因此可以使用心血管活性药物。正性肌力作用药物如β激动剂、多巴胺丁酚或磷酸二酯酶抑制剂米力农，收益甚微，因为这些患者本就心排血量过度增加、动脉扩张严重。这种情况下，纯α激动剂苯福林对平均动脉压作用明显，因此常用于肝脏手术中。然而，苯福林带来的动脉收缩可导致器官终末血管血流下降，使组织的氧供不足。为尽量避免这种情况发生，可以检测混合静脉血氧饱和度、血气分析、血清乳酸水平。其他外周血管张力药物如去甲肾上腺素、垂体加压素等也可以使用，但同样应注意其内在的风险。

除小型的肝脏或胆道手术可在硬膜外阻滞麻醉下进行外，几乎所有HPB手术都应在全身麻醉下进行，并应使用气管插管和机械通气，3h以内的手术也可进行喉罩通气。吸入气体中一般不含有氧化亚氮，因为氧化亚氮具有引起肠胀气的不良反应。近年来，七氟烷或地氟烷全凭吸入、丙泊酚全凭静脉或者静吸复合麻醉已广泛应用于长时间的各种手术，使全身麻醉的选择更加灵活，适应范围也显著扩大。吸入麻醉有麻醉深度调节方便、麻醉作用全面、全身血流动力学控制平稳等优点。丙泊酚全凭静脉麻醉，其最突出的优点在于诱导快，麻醉过程平稳，无手术室空气污染之虑，苏醒也较快，是一种较好的麻醉方法。丙泊酚是新的快速、短效静脉麻醉药，除催眠性能外，适当深度短时间可以镇痛。丙泊酚非但无明显肝损害作用，由于其为外源性抗氧化剂，据报道其对肝缺血再灌注损害还有一定的保护作用，故用该药作为肝脏手术全凭静脉麻醉的主药尤为合适，术中辅助应用麻醉性镇痛药及肌松药定能达到术中满意的止痛肌松效果。丙泊酚用量为全身麻醉诱导 $1 \sim 2mg/kg$ 静脉注射，麻醉维持 $50 \sim 150 \mu g/(kg \cdot min)$ 静脉滴注，镇静 $25 \sim 75 \mu g/(kg \cdot min)$ 静脉滴注。主要值得重视的问题是对心血管的抑制，尤其是在初次应用时，对年老体弱者更应注意减量和缓慢静注。

对患者的术中监测项目取决于患者术前的一般状态和拟行手术的大小，还包括预计失血量的多少。除常规心电图、无创血压、氧饱和度和呼气末 CO_2 外，有创动脉监测可用于反复采集血液样本或监测可能发生的血流动力学的急剧变动（例如阻断腔静脉时）。中心静脉通路可用于输注药物和控制中心静脉压，后者与血液保护相关。我们发现，在使用低中心静脉压技术时，同时使用一些无创监测技术（例如食管超声多普勒和通过 FloTrac 导管的 Vigileo 监测）可在防止发生明显低容量的前提下有效帮助补液量最佳化。间断血液生化监测对 HPB 手术尤其有指导意义，可迅速发现贫血、凝血障碍、代谢异常和呼吸功能障碍。凝血弹性描记图（TEG）也有重要作用，可指导对凝血功能异常进行有针对性的纠正。TEG 还可减少 HPB 术中的输血。

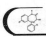

（三）术中麻醉管理

虽然行肝叶切除的患者大都存在肝硬化的基础，但临床肝功能检验一般均在正常范围，术前凝血状态、肝代谢功能以及麻醉药物与其他药物的药代动力学状态也接近正常。因此，术中管理的焦点主要是维持血流动力学的稳定，尽可能维持有效的肝血流以保持较好的肝氧供耗比，保护支持肝脏的代谢。

1. 保持肝脏血流量

肝脏血流量可在3种不同水平上发生改变：

（1）全身水平

心排血量的减少、血流再分布至重要器官，以及其他血管床血管阻力的改变可引起肝脏血流量的减少。与术中麻醉管理关系更为密切的情况是，当CVP升高超过门静脉的临界闭合压（接近3～5mmHg）时，肝脏血流量会显著减少。在血液保护策略中避免CVP过度升高也具有重要意义，但这也有引起有效循环血容量减少的风险。

（2）局部水平

肝脏血流量局部性改变可由激素、代谢和神经因素等引起。术中操作对局部肝血流量的主要影响在于手术应激和局部麻醉对肝脏区域自主神经的作用。然而，肝脏血流量可通过肝脏"动脉缓冲"反应来进行一定程度的自我调节。当门静脉血流量减少时，肝动脉血流量会增加以维持入肝血流量，即使是发生严重肝硬化的肝脏也可发生这种缓冲反应。目前尚未完全明确有关这一反应的机制，但已知其与肝脏腺苷清除有关。然而，这一血流量代偿机制并不是双向的，也就是说在肝动脉血流量减少时，门静脉并不会反过来增加入肝血流量。因此，当肝动脉压下降时，肝脏血流量也会随之下降。吸入麻醉药可不同程度地抑制肝动脉缓冲反应，但一般认为异氟烷和地氟烷的抑制程度小于氟烷。在试验条件下，人工气腹也会影响这一反应。大多数情况下的氧供量是大于需求量的，血流量轻度减少并不会造成很大的影响。然而，在某些情况下（例如败血症和肝脏储备功能下降，包括脂肪肝），氧供量与血流量的依赖关系较大，此时摄氧量增加，对氧供的需求量增加。

（3）微循环水平

微循环血管的改变受多种激素影响控制，包括一氧化氮、内皮素和代谢产生的一氧化碳，后者主要由肝脏血管内皮细胞产生。有人提出，必须维持血管收缩因子和血管舒张因子间的重要平衡，以维持微循环水平上血流量稳定。在实验研究中，所有吸入麻醉药都会引起微循环血管收缩，因而可能减少血流量。人们使用了多种药物来特异性促进肝脏血管扩张，例如多培沙明、前列环素和ET-1受体拮抗剂。然而，所有这些药物对于肝脏保护的临床意义都未得到验证。事实上，仅作用于单一调节通路不太可能具有对微循环血流量的保护作用，有人提出肝保护的目的在于试图重新建立新的血管活性因子间的平衡，而不是影响特定的反应通路。

2. 对现存肝细胞功能的保护

谷胱甘肽是重要的细胞内抗氧化剂，是维持正常肝细胞功能所必需的，在肝脏疾病时细胞内谷胱甘肽的储备量通常会减少。N- 乙酰半胱氨酸（NAC）是一种外源性谷胱甘肽，可能有助于维持现存肝细胞功能及防止再灌注损伤。发生胆管炎这种局部感染也会导致肝功能障碍，因此术中预防性使用抗生素是非常重要的。过量使用以淀粉为基础的胶体溶液可能具有削弱库普弗细胞活性的有害作用，从而增加患者发生感染的风险。当肝储备功能严重减弱时，可能需要外源性给予凝血因子（例如 FFP）。

在尽可能完整切除病变组织时，应以损失最小体积的肝组织来达到术中肝损伤最小化的目的，与此同时还要减少对残余肝组织的损伤，尤其是残余肝存在肝硬化时则更为重要。减少肝损伤可保证较好的术后肝功能，利于术后肝组织再生。

对残余肝组织的损伤主要与缺血再灌注损伤有关。缺血预处理是手术操作的步骤之一，人为造成先短期缺血以增强组织对随后可能发生的长时间缺血的耐受性，防止造成肝细胞损伤。缺血预处理的方法存在很大争议，但术中使用的方法一般是在切肝前夹闭肝动脉和门静脉 10min，再开放 10min。某些麻醉药（包括异氟烷和瑞芬太尼等）可能具有药理学上的预处理效果。不同的是，长时间持续性的肝缺血会最终引起肝细胞死亡，而短期缺血则可能具有保护长期缺血引起的肝损伤的作用。正常肝脏可以耐受较长时间的缺血（即60 ～ 90min）。然而，即使缺血期未出现肝细胞死亡，再灌注损伤也是肝脏手术过程中造成肝损伤的主要原因之一。再灌注损伤具有多种相关联的作用机制，再灌注时释放的短效氧自由基催化后续剧烈的炎性细胞因子反应，后者在加重局部肝损伤的同时也会对远处器官造成影响。

3. 术中的血液保护与管理

围手术期大量失血是手术潜在的即刻并发症，并且大量失血会增加围手术期并发症发病率。如存在结直肠转移灶，大量失血会缩短患者术后的无瘤生存期。因此，改善麻醉和手术技术以减少失血是非常重要的。

（1）手术技术

手术分离技术的进步有助于控制术中失血。Cavitron 超声刀是一种声学振动器，通过产生盐水介导的空化力并与热力作用联合来促进对肝实质的破坏。超声刀减少肝切除术的失血非常有效。也可使用水刀和超声切割刀。使用这些技术分离肝脏时不会损伤大血管，可将大血管分别结扎或夹闭。控制已切开肝表面的残余出血可使用氩离子凝血器或纤维蛋白胶喷射器。

对血液保护意义最大的手术操作在于阻断供应肝脏的血管。暂时性肝门阻断（Pringle法）是在肝门处阻断入肝血流，而全肝血流阻断除了阻断肝门外还阻断膈下腹主动脉、肝上下腔静脉和肝下下腔静脉。如阻断时间过长可能因肝缺血而对正常肝组织造成不良影响。尽管一般认为阻断 60min 以内对无肝硬化患者是安全的，术后短期内仍可出现肝功能不全和肝性脑病。对于肝硬化患者来说，阻断 30min（可能延长至 60min）对于处于疾病早期的患者来说也是安全的。间歇性阻断是指单次阻断 10 ~ 20min，每次阻断间隔时间为 5min，当需要长时间阻断时使用这种方法可能更为安全。因为那些血管阻断时间延长的患者术后并发症发病率增高、住院时间延长。近年来为了尽可能避免缺血损伤，很多医院也采用肝段或半肝血流阻断作为单一或多个肝段切除术的选择。全肝血流阻断虽可减少出血，但会显著增加术后并发症发病率（高达 50%）和死亡率（高达 10%）。全肝血流阻断这一技术的使用应限于以下病例：肿瘤靠近或累及肝后下腔静脉，或肿瘤位于肝静脉和下腔静脉交汇处。大约有 10% 的患者不能耐受阻断下腔静脉对血流动力学的影响，这类患者可能需要建立静脉、静脉旁路。

另外，为了控制出血，外科还采取了一些新的术式如原位低温液体灌注以及离体肝切除术等，这些可能更适合于肝实质分离困难的病例。目标在于提供无血区域并保护低温细胞，进而延长分离时间并使分离操作更为精确。这些技术多来源于肝移植术。原位低温液体灌注技术夹闭门脉三联管结构和下腔静脉（inferior vena cava，IVC），通过向门静脉或肝动脉灌注保存液以获取低温。同时在肝上和肝下阻断 IVC（必要时也包括右肾上腺静脉），在低位血管钳上方切开肝下 IVC。使用冷的肝脏保存液灌注，应在 IVC 端主动回抽静脉流出的灌注液，以防止机体过度降温。术中持续性慢灌注或每隔 30min 重复灌注以维持肝脏降温。离体肝切除术是在整体移除肝脏后离体切除肿瘤组织，再将残余肝脏植入体内。这一技术可用于所有 3 条肝静脉受累和门脉三联管结构也受累的情况。可使用假体移植物替代 IVC。

（2）麻醉技术

麻醉技术的进步是肝脏手术成功的一部分，最初的进步为使用低中心静脉压麻醉下行肝切除术，后又采取了一系列血液保护措施使需要输血患者的比例由 40% 降为 20% 左右。

①降低中心静脉压（CVP）：在肝切除术期间降低 CVP 可通过减轻肝静脉内淤血而显著减少术中失血。在全身麻醉基础上联合使用硬膜外麻醉或静脉内给予硝酸甘油可扩张血管，据报道这种方法可将 CVP 降至 $5cmH_2O$ 以下。由于这一技术的特征之一是要持续限制液体入量直到手术结束，因而可能造成术中低血容量，继而减少肾脏和肝脏等内脏器官的血流量。尤其是对左室或右室功能不全的患者，如体循环动脉压发生轻微下降则使用血管收缩剂可能会在低血容量的基础上进一步减少肠道灌注。许多麻醉医师使用改变心肌收缩力的药物或血管收缩剂来维持低 CVP 下的器官灌注，如小剂量多巴酚丁胺〔2 ~ 5μg/（kg·min）〕、去甲肾上腺素〔0.05μg/（kg·min）〕。由于多巴酚丁胺在扩张心肌血管的同时具有正性变时作用，在使用时要注意防止心率增加过多。有时使用利尿剂来降低 CVP，但一般并不必要，也可能增加术后器官衰竭的风险。然而，在已报道的使用低 CVP 技术的病例报道中，急性肾衰竭或器官衰竭的发病率似乎并没有增加。低 CVP 技术的另一个并发症为空气栓塞。一组病例报道 150 名患者中有 4 名存在可疑的小型空气栓子，还有 1 名患者因空气栓塞量大而引起显著血流动力学改变。必须密切监测患者呼气末 CO_2 的

突然变化，并且在灼烧肝血管时应小心谨慎。低 CVP 时突然的出血会迅速引起严重的低血压，因此必须预先准备好快速输液和加温装置。使用快速输液器可防止不慎注入空气。但还应强调不要补液过度，因其可导致 CVP 升高进而妨碍外科医师在恢复灌注后的再控制出血的能力。另外，观察外科医师的操作过程非常重要，因为外科医师和其助手可能会用手、拉钩、纱布等压迫到下腔静脉，这会严重减少静脉回流。

②纠正凝血功能障碍：与肝疾病相关的凝血功能障碍会显著增加围手术期出血风险。肝脏是产生所有凝血因子（除 von Willebrands 因子外）的场所，还产生许多凝血抑制剂、纤溶蛋白及其抑制剂等。凝血和纤溶过程中多种活化因子的障碍都与肝功能异常相关。另外，肝疾病患者因肝硬化和脾功能亢进引起的血小板异常和血小板减少也很常见。因而可以理解为何肝疾病患者可发生低凝状态、纤溶亢进、弥散性血管内凝血（DIC）和与蛋白 C 和蛋白 S 缺乏有关的高凝状态等各种凝血功能异常。因此，在术中应监测凝血功能，比较有价值的是 Sonoclot 和 TEG 的监测，因为它们均能及时监测凝血和纤溶的全过程，能明确诊断高凝状态或区分出由于凝血因子、血小板缺乏、纤溶亢进所导致的低凝渗血，从而进行更有针对性的治疗。

③自体输血：尽管我们尽最大努力来减少失血，在肝切除术期间仍然经常需要输血。不论是术前预存式自体输血还是术中使用血细胞回输机的方式，自体输血都是补充失血量的一种安全有效的方法，并且在非恶性疾病患者中得到广泛使用。虽然有证据显示，使用血细胞回输机对肝细胞癌患者进行自体输血与术后肿瘤复发无关，但由于恶性疾病患者不论使用哪种自体输血方式都存在恶变细胞污染血制品的风险，因此临床医师一般不愿对肿瘤患者使用自体输血。有的医院采用的方法是在肿瘤所在区域血供被阻断后再开始用血细胞回输机采集自体血。

第二节　肾功能与肾保护

肾脏是机体的主要排泄器官，其功能包括生成尿液、排泄代谢产物、维持体液平衡、体内酸碱平衡及内分泌功能。肾脏在维持机体内环境稳定方面发挥着重要的功能。麻醉和手术对病人的肾功能有不同程度的影响，特别是术前就存在慢性肾功能不全的患者，可能造成急性肾衰竭。因此麻醉医师了解肾脏的功能及在围术期采取保护肾功能的措施显得尤为重要。

一、肾脏的生理功能

肾脏对调节和维持人体内环境的体液容量及成分有重要作用。肾脏可分为皮质及髓质

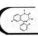

两部分，皮质中主要为肾小球，近曲和远曲小管及集合管的近端，髓质中主要为髓袢及集合管的远端。肾脏结构和功能的基本单位为肾单位，每个肾脏约有 120 万个，每个肾单位有肾小体 (由肾小球及肾小球囊组成) 及肾小管两部分。肾小球为血液过滤器，过滤膜可以分为 3 层：内层为内皮细胞，中层为比较致密均匀的基膜，外层为上皮细胞胞质组成。在肾小球小叶毛细血管之间还有系膜细胞，该细胞大致有 3 个功能：①通过刺激该细胞纤维丝收缩，可调节毛细胞血管表面积，从而对小球血流量有所控制；②能维护邻近基膜及对小球毛细血管起支架作用；③系膜细胞有吞噬及清除异物的能力。另外在入球及出球动脉与远曲小管毗邻的三角区又存在肾小球旁器，主要有 4 种细胞组成，即分泌肾素的颗粒细胞、对钠离子调节敏感的颗粒细胞、分泌肾素的致密斑细胞，以及功能还不太明确的球外系膜细胞 (又称 Lacis 细胞)。肾脏的主要生理功能包括以下几方面：

(一) 分泌尿液，排出代谢废物、毒物和药物

肾脏血液供应充沛，肾血流量占全身血流量的 1/5 ~ 1/4。肾小球滤液每分钟约生成 120mL，一昼夜总滤液量为 170 ~ 180L。滤液经肾小管时，绝大部分被回吸收，水分达 99% 左右，故正常人的尿量约为 1500mL/d。葡萄糖、氨基酸、维生素、多肽类物质和少量蛋白质，在近曲小管第一段几乎被全部回收，而肌酐、尿素、尿酸及其他代谢产物，经过选择后或部分吸收或完全排出。肾小管尚可排出药物及毒物。为维持正常排泄功能，肾血流量一般保持在恒定范围内 (肾血浆流量 600 ~ 800mL/min)，肾小球滤过率 120mL/min，滤过比例为 20% 左右。肾小球滤过率受血压、肾小球囊压，胶体渗透压及滤过系数的影响。

(二) 调节体内水分和渗透压

水的再吸收常与钠、其他盐类及溶液的再吸收同时进行，肾小管不同部位的吸收功能不同。近曲小管为等渗性再吸收，以前端 1/3 的作用为最强，为吸收 Na^+ 及分泌 H^+ 的重要部位。在近曲小管中，葡萄糖及氨基酸被完全回收，碳酸氢根回收 70% ~ 80%，水及钠的回收为 65% ~ 70%。且有肾小球—小管平衡现象，即当小球毛细血管内血压增高，肾小球滤液增多，滤过比例也升高，小管周围毛细血管血液的胶体渗透压相应上升，回收肾小管腔液增多；相反，肾小球滤过减少时，肾小管回吸收相对降低，此可调节小管液体流量。滤液进入髓袢后，通过逆流倍增机制而被浓缩。由于自皮质到髓质，存在一个渗透压梯度，髓袢各段的通透性不同而达到浓缩原尿的目的。当滤液进入远曲小管时其渗透压低，该段小管不透水，但能吸收部分钠盐。而皮质髓质集合管在抗利尿激素存在时，通透性迅速增加。总之，调节人体水及渗透压平衡的部位主要在肾小管，仅在肾功能严重减退、滤过率极度减少时，肾小球也可影响水的排泄。

（三）调节电解质浓度

肾小球滤液中含有多种电解质，当进入肾小管后，钠、钾、钙、镁、碳酸氢根、氯及磷酸盐等大部分均被回吸收，按人体的需要，神经—内分泌及体液因素调节其吸收量。由于钠在体液平衡中很重要，有几种机制参与调节，如体液容量改变时机体可借肾小球—小管平衡机制、肾素—血管紧张素—醛固酮系统及利钠激素（心房钠尿肽，能抑制 Na^+、K^-、ATP 酶的利钠激素，可能由下丘脑释放）调节尿钠排泄量，其他激素如皮质素、雌激素、生长激素均可调节尿钠的回吸收，对钙、镁的排泄也有影响，但对钠不及前述者重要。钾在近曲及髓袢回吸收量和钠相似，分别为 70% 及 20%～30%；远曲小管及集合管能分泌及回吸收钾，取决于食物，钾的摄入量、血钾浓度、盐类皮质激素分泌水平及肾小管中尿流速度，当钠排泄增多时浓度相应增加。

二、肾功能不全患者的麻醉

急性肾功能不全(Acute Renal Failure，ARF) 的病因可以分为肾前性、肾性和肾后性 3 种类型。①肾前性肾功能不全。主要原因是由于低血容量、心功能不全、血管床容积扩大等导致肾血流量急剧减少，常发生于休克、大面积烧伤、急性腹膜炎等病症。②肾性肾功能不全。各种肾实质病变所致，主要包括肾小管、肾小球、肾间质及肾血管疾患。临床上以严重挤压伤、烧伤、持久低血容量性休克、严重感染、误输异型血等引起的肾性肾功能不全常见。③肾后性肾功能不全。主要是肾以下尿路梗阻引起的肾功能不全，源于肾结石、神经源性膀胱或前列腺疾病等。

急性肾功能不全的典型临床表现可以分为 3 期。①少尿期。主要表现为水电解质紊乱、代谢性酸中毒和氮质血症。肾脏排尿量急剧减少，体内水钠潴留，容易导致水肿；严重者可并发脑水肿、肺水肿和心功能不全。电解质紊乱主要表现为高血钾、低血钠、低血钙、高血磷和高血镁，其中高血钾的危害最大。氮质血症容易引起中枢抑制和出血倾向。②多尿期。当尿量≥ 400mL/d 时，标志患者进入多尿期，是肾功能恢复的信号。但是由于大量的水电解质随尿液排出，可出现脱水、低血钾、低血钠等电解质紊乱。③恢复期。恢复期为 6～12 个月，患者的肾功能逐渐恢复。

（一）麻醉前评估

1. 病史与体检

询问病史应该注意 3 个方面：①肾功能不全患者是否有多尿、烦渴、水肿、排尿困难、呼吸困难等情况；②仔细询问患者所服用的相关药物，包括利尿剂、抗高血压药、钾剂、洋地黄制剂，并且注意有无接触肾毒性物质，如氨基糖苷类抗生素、重金属和放射性物质等；③详细了解患者是否接受过透析治疗，以及透析的时间安排、方式和效果等。对病人

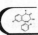

的泌尿系统及其他相关系统进行完整的体格检查，是术前评估的重要方面。另外，注意观察行动静脉瘘透析的患者其瘘口的感染情况，并注意在对侧开放静脉通路和测量血压。

2. 检查

主要包括血浆电解质、血液学检查、血气分析、胸部 X 线摄影和心电图等，在必要时应同时检查。

3. 围术期发生急性肾功能不全的危险因素

单一的危险因素很少会引起急性肾损伤，急性肾损伤常是由多种复杂因素相继相互作用引起的结果。

①患者因素。患者因素包括年龄、高血压、糖尿病、心室功能不全、脓毒症、肝衰竭及慢性肾病等。随着年龄的增长，肾功能储备和肾小球滤过均逐渐下降，且年龄越大，围术期发生急性肾功能不全的危险越大。尽管慢性肾脏疾病有多种定义，术前慢性肾疾病和术后的急性肾功能损伤之间的关系很难精确量化，但是两者的因果关系非常密切。内生肌酐清除率 $\geqslant 50mL/min$，不需要特殊处理；内生肌酐清除率在 $25 \sim 50mL/min$，要引起一定的重视，在围术期应注意调整好病人各个方面的生理情况，保持肾脏有充足的血液供应；内生肌酐清除率 $\leqslant 20mL/min$，则表明患者的肾功能已经有较为严重的损害，通常需要透析。

②术中因素。术中因素包括手术操作造成的肾脏缺血—再灌注损伤、炎症以及高血糖，均是造成急性肾损伤的危险因素。肾动脉以上腹主动脉钳夹能产生肾脏缺血—再灌注损伤和自限性的急性肾小管坏死，一般至少需要 48h 才能恢复。肾动脉下腹主动脉钳夹可能是通过反射性肾血管收缩机制明显减少肾血流。动脉粥样斑块性肾动脉栓塞可以在非常微小的刺激后发生，造成肾脏的局部或者大面积栓塞。主动脉和肾动脉造影，近端肾动脉钳夹或人造血管植入都可能造成肾动脉损伤，发生片状的或融合性的肾梗死，这一般是不可逆的。手术操作本身和术中胃肠道内毒素的迁移是造成围术期炎症反应的重要原因。炎症因子进入肾实质可引起肾损伤。

术中急性炎症反应和围术期使用大剂量激素可以造成血糖水平明显升高，但是这种高血糖是不是肾脏预后急性恶化的一个标志或是一个可道的、可治疗的和独立的影响因素还不明确。

③肾毒性药物。具有肾脏毒性的药物包括：肾素—血管紧张素系统阻滞药如血管紧张素转化酶抑制剂和选择性的血管紧张素 II 受体拮抗剂、抑肽酶、非甾体抗炎药、神经钙调蛋白抑制剂，如他克莫司 (tacrolimus) 及放射造影剂。血管紧张素的释放引起的肾小球出球小动脉收缩在肾血流减少或灌注压降低时具有重要的保护作用，而血管紧张素转化酶抑制剂和血管紧张素 II 受体阻滞剂影响此自我保护机制，具有一定的肾脏毒性。

抑肽酶可有效地减少体外循环后的出血，具有抗纤溶和血小板稳定作用。但是，抑肽酶可引起肾内血流动力学的改变而导致术后血清肌酐升高。

非甾体抗炎药 (NSAIDS) 可以抑制环氧化酶，从而抑制应激状态时内源性的前列腺素引起的肾小球小动脉扩张。在肾血流正常时使用非甾体抗炎药能引起的损害很小，但当肾处于低血流状态或合用其他肾毒性药物时，NSAIDS 会加重肾损伤。

神经钙调蛋白抑制剂包括环孢菌素 A 和他克莫司都具有一定的肾毒性。放射造影剂具有直接的细胞毒性，高渗使红细胞变为圆锯齿状而导致微循环的堵塞。渗透负荷增加造成即时急性血管收缩损害肾髓质血流灌注，而导致肾髓质的氧耗供需失去平衡。对于肾功能已经有损伤的患者，应尽量避免或者减少造影剂的应用。

（二）麻醉前准备

①血液透析。血液透析能够纠正术前患者的大部分代谢紊乱，如高血钾、代谢性酸中毒、钠潴留等，心血管状态和高血压也能得到一定的改善。如果有透析指征而没有透析则会增加麻醉和手术的风险。术前一般要求达到：血肌酐 (Cr) < 130.20mmol/L，尿素氮 (BUN) < 35mmol/L。

②控制感染。选用对肾功能影响较小的药物能有效地控制感染。

③稳定循环。补足血容量，纠正贫血，控制心律失常，可适量输入新鲜全血或红细胞悬液。

④维持血钾平衡。术前血钾 > 7mmol/L 应使之下降到 5mmol/L 以下。可以采用输入高渗糖、胰岛素、钙剂、碳酸氢钠或者透析等方法。

三、围术期肾保护的措施

（一）术前准备

术前应详细了解病史，明确有无 ARF 的高危因素，如术前即有肾功能不全时，应详细了解其病因、分级、全身状态及治疗情况等。对于既往有心衰病史或术前体检时被发现有心衰的患者，应行胸片检查和超声心动图；若确实存在左心室功能不全，术前应尽可能行药物治疗。接触造影剂后 24 ~ 48h 可出现氮质血症，3 ~ 5d 达峰值，此期间手术则围术期 ARF 率显著增高，故择期手术可酌情推迟，并适量输液和应用甘露醇，直至造影剂全部排出。

（二）围术期肾功能评估

术前肾功能状态是预见术后 ARF 的最主要的因素。术前肾功能的准确评估能确定高危患者，并据此区分肾前性氮质血症和早期急性肾小管坏死 (ATN)，预测可能发生的 ARF。血肌酐和尿素氮水平是判断术前肾功能不全的良好指标，但其对 GFR 减低的反应较慢。尿量、尿比重和尿渗透压也不是判断肾功能的准确指标。有尿排出说明有血流经过肾脏，但尿量减少并不能特异地反映肾灌注不足，尿量正常也不能保证肾功能正常，没有

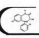

现代临床麻醉学精要

文献支持少尿是评判肾功能障碍的可靠指标。钠排泄系数可较好地区分肾前性氮质血症和ATN，但并不能预测早期ARF。到目前为止，肌酐清除率(CrCI)是临床最常用的可单独预测ARF的诊断指标。

（三）麻醉管理

合理选择麻醉方法和麻醉药，控制应激，并避免肾毒药物的应用。脊麻和硬膜外麻醉等局部阻滞可抑制交感肾上腺应激反应，保持一定的RBF和GFR，但须依赖适宜的肾灌注压。老年人，伴广泛动脉硬化及心脏病者不能耐受交感阻滞，易出现低血压，同时RBF和GFR也降低。全麻药和方法有降低GFR和尿量的趋势，有些还可减少RBF。多数麻醉药有扩张血管、降低肾血管阻力的作用，即使血压下降，RBF仍能维持。虽然大部分麻醉药并不会直接损害肾脏，也不影响肾脏对应激的神经体液反应，但可以和某些病理状态，如低血容量、休克、肾毒性物质及一些引起肾血管收缩的因素等共同作用而导致肾功能不全。如果所选用的麻醉技术可引起持久的CO减低或低血压，同时又伴有较强的肾血管收缩，就可导致急性肾功能不全或衰竭。这种情况在全麻或局麻时均可发生，目前还没有对比性的研究来论证全麻或局麻的肾保护作用的优越性。

（四）循环调控

CO和血容量降低时，RBF也减少，尤以髓袢升支为更容易严重缺氧。维持有效的血管内容量是预防肾脏低灌注的基础。肾脏缺血时，如果肾灌流恢复迟缓，超过了肾小球耐受低血氧的阈值，即使应用各种血管扩张药也不能改善GFR。对高危患者应全面监测血流动力学，包括中心静脉压、肺动脉楔压、心脏指数和外周血管阻力以指导围术期补液，维持血流动力学稳定。创伤患者血流动力学不稳定时尤应避免造影剂等肾毒性物质，对此类患者在血流动力学未纠正稳定之前不建议早期应用速尿和甘露醇。

第三节　糖尿病患者麻醉和围术期处理

一、糖尿病主要病理生理

（一）代谢紊乱

糖尿病由胰岛素绝对或相对不足引起，胰岛素缺乏导致机体失去促糖原合成和抗分解作用。糖尿病代谢紊乱主要包括糖、脂肪、蛋白质代谢紊乱。

1. 糖代谢紊乱

高血糖是糖尿病患者最常见的表现，糖尿病患者糖利用障碍导致高血糖、糖尿、组织脱水、血浆渗透压增高。由于应激反应时儿茶酚胺、皮质醇、胰高血糖素均可明显升高，进一步对抗和抑制胰岛素的释放和作用，所以围术期血糖控制更加困难。血糖严重升高以及机体脱水可导致高渗性非酮症昏迷，多见于 NIDDM 患者，尤其是老年患者，其口渴反应差，容易发生脱水。高渗性非酮症昏迷患者有严重高血糖、血浆高渗透压，可表现为癫痫、昏迷，由于血液浓缩静脉血栓发生率增高，但常无酮症酸中毒的表现。

低血糖也是糖尿病患者常见的并发症。糖尿病患者体内糖原储备差、术前禁食、术中应用胰岛素而补糖量不足是低血糖的常见原因。糖尿病手术患者若肾功能减退，胰岛素和口服降糖药的代谢和排泄受到影响，作用时间延长，也容易诱发术中低血糖。患者术中低血糖引起的交感神经兴奋表现常被误认为麻醉过浅，低血糖引起的神经症状容易被麻醉药物的作用掩盖，从而贻误治疗。

2. 脂肪代谢紊乱

没有足够的胰岛素阻止脂肪酸代谢，脂肪大量分解而氧化不全，会引起丙酮酸、乙酰乙酸、β 羟丁酸聚积，严重者发生酮症酸中毒。表现为代谢性酸中毒、高血糖、脱水、低钾、骨骼肌无力等。脱水多由于渗透性利尿和呕吐所致，低钾常发生于酸中毒纠正后，骨骼肌无力系纠正酸中毒后的低磷血症所致。

3. 蛋白质代谢障碍

分解代谢增强，表现为负氮平衡、尿氮排出增加，同时加重脱水。

（二）继发性改变

长期高血糖可造成组织细胞损害，产生一系列并发症，但并发症的原因尚不完全清楚，可能与高血糖引起的山梨醇产生过多和蛋白质、胶原糖化有关。常见的并发症如下：

1. 血管病变

动脉硬化和微血管病变，引起高血压、冠心病、脑血管病、下肢坏疽等。糖尿病患者血糖增高使肝脏合成巨球蛋白增多，增加血液的黏稠度，并生成一些有害的大分子如山梨醇，导致细胞肿胀而阻碍微循环血流。血管病变和血液黏稠度增高均可损害重要器官的血流自身调节功能。

2. 肾小球病变

可出现肾功能不全，最终导致肾衰竭。

3. 自主神经病变

胃肠道自主神经病变可引起胃轻瘫、胃排空减慢和胃内容物潴留，麻醉期间反流误吸

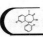

危险增加。心脏自主神经病变可导致静息心动过速、心率变异性减小，还可发生无痛性心肌缺血、心肌梗死甚至心搏骤停。

4. 感染

糖尿病患者白细胞趋化作用减弱，粒细胞吞噬活性受损，容易发生继发感染。糖尿病患者中有 2/3 会出现围术期感染，感染是术后死亡的常见原因之一。

二、麻醉前准备

（一）术前血糖控制

1. 围术期控制血糖的必要性

（1）血糖控制不佳，IDDM 患者易导致酮症酸中毒。

（2）血糖控制不佳，NIDDM 患者高血糖使血浆渗透压升高，可造成脱水，血容量减少，细胞内脱水，出现神经精神症状，甚至高渗性昏迷。

（3）围术期有发生低血糖的可能，而且全身麻醉状态下，低血糖症状会被麻醉作用掩盖。围术期严重低血糖可造成生命危险。

（4）血糖 > 11.1mmol/L 会促进糖基化反应，产生异常蛋白，从而降低组织的弹性和延缓伤口的愈合。组织弹性降低可导致关节强直，寰枕关节固定造成插管困难。

（5）高血糖破坏了白细胞的吞噬性、调理性、趋化性，另外高血糖环境有利于细菌生长，因此糖尿病患者围术期感染发生率增高。

（6）血糖水平对广泛性颅内缺血后神经系统的恢复有重要影响。发生卒中时高血糖患者神经系统的短期和长期预后较差，但局灶性脑缺血时的情况可能不完全相似。

（7）有研究发现，体外循环心脏手术患者心肺转流期间低体温和应激反应会使胰岛素作用降低，血糖明显升高，复温以前给予胰岛素降血糖的作用有限，此时正性肌力药物无法维持有效的心室搏动，造成脱机困难和心肌缺血的危险性增加。体外循环心脏手术患者如心脏复跳后，大剂量正性肌力药物无法维持循环，但心脏的充盈压、节律、血气和电解质正常时，须考虑高血糖可能。静脉给予胰岛素后，心肌收缩力可明显恢复，有助于迅速脱离体外循环。

2. 糖尿病患者术前血糖控制目标和药物准备

择期手术前应尽量使血糖得到良好控制，如术前检查发现糖化血红蛋白 > 9%，或空腹血糖 > 10.0mmol/L，糖耐量试验 2h 血糖 > 13.0mmol/L，择期手术应推迟。由于担心围术期低血糖的风险和危害，麻醉医师通常希望将患者的血糖控制在轻度升高状态。但有研究认为严格的血糖控制可明显延缓微血管病变，严格的血糖控制对合并妊娠糖尿病的孕妇更有好处，也能改善体外循环心脏手术患者和中枢神经系统缺血患者的预后。

术前已经常规使用胰岛素的糖尿病患者，行小手术可维持原治疗。但行中型、大型手术或有感染等明显应激时，因长效胰岛素可能导致延迟性低血糖，故应在术前几日停用，改用胰岛素或中效胰岛素代替。有研究认为手术前晚中效胰岛素应停用，以防止空腹低血糖，但应激可引起胰岛素不敏感，手术前晚停用胰岛素可能导致手术当日早晨高血糖，酮体增加。

（二）术前评估

无论急诊手术或择期手术，术前应详细了解患者的糖尿病分型，有否低血糖、酮症酸中毒和高渗性非酮症昏迷的病史，糖尿病慢性并发症状况，术前使用胰岛素的剂型、剂量，或口服降糖药的种类、剂量及最后一次用药时间，过去麻醉和手术史。

评估糖尿病慢性并发症情况和器官代偿功能，包括肾功能不全、感觉神经和自主神经病变、冠状动脉和外周动脉粥样硬化、缺血性心脏病等。糖尿病慢性并发症对麻醉处理影响很大，明显会增加麻醉风险。统计表明有严重肾功能不全、心力衰竭或自主神经病变的患者行冠状动脉旁路移植术，糖尿病患者的危险性比非糖尿病患者增加 5 ~ 10 倍，而无心、肾、神经病变时仅为非糖尿病患者的 1 ~ 1.5 倍。

糖尿病患者发生自主神经功能紊乱的可达 50%。自主神经病变导致的胃麻痹可引起误吸，在术前应用甲氧氯普胺可使胃加速排空。自主神经病变使心率变异性发生改变，心脏对调节自主神经功能的药物，例如麻黄碱、阿托品的作用不敏感。由于自主神经病变，糖尿病患者可能发生隐匿性冠心病，冠状动脉狭窄明显但无心绞痛等症状，围术期心律失常、心搏骤停可能也与此有关。

寰枕关节强直或脱位也是糖尿病患者慢性组织损害的表现，可能影响到颈部活动，导致气管插管困难。患者表现为颈部疼痛，X 线检查可明确诊断。

糖尿病患者因创伤或感染而需要急诊手术时，常有明显的代谢紊乱，如酮症酸中毒，通常不允许有足够的时间去纠正代谢紊乱。即使用很短时间纠正水和电解质紊乱，但试图完全消除酮症酸中毒，然后再开始手术是不可能的，也没有必要为了完全纠正酮症酸中毒而延期急诊手术。代谢紊乱可使术中发生心律失常、低血压等，应迅速补充容量和进行胰岛素治疗，治疗电解质紊乱，纠正酸中毒，围术期风险会相应减少。

（三）术前用药

患者在手术和麻醉前精神过度紧张，可导致血浆儿茶酚胺升高，引起反应性血糖升高，术前给予镇静药可减轻应激反应。老年人或心功能差的患者应减量使用地西泮、苯巴比妥钠。吗啡易致血糖升高，并有致吐作用，应避免使用。使用阿托品或东莨菪碱可降低迷走神经张力，但不宜用于并发青光眼的患者。

三、糖尿病患者的麻醉处理

糖尿病患者的麻醉选择和实施非常重要，血糖浓度的监测和糖尿病慢性并发症的诊断治疗也同样重要。术中必须要有快速血糖浓度监测，尿糖监测不够精确，但导尿标本可做酮体测定。

（一）麻醉手术对血糖和代谢的影响

麻醉手术会使手术患者血糖升高，血糖升高的程度和手术创伤的程度、麻醉方法的不同、葡萄糖输入速度等有关。虽然影响因素较多，但引起高血糖的主要原因归根结底是胰岛素分泌不足和胰岛素抵抗。胰岛素抵抗的机制不明，有研究认为是拮抗胰岛素作用的激素水平升高和胰岛素受体敏感性降低引起。发生应激反应时，血中儿茶酚胺、促肾上腺皮质激素（AL、TH）和皮质醇、生长激素水平明显升高与应激程度正相关，而胰高血糖素水平升高、降低、正常都有报道。这些拮抗胰岛素作用的激素引起的血糖升高在非糖尿病患者中是有限的，而 IDDM 患者因胰岛素的绝对缺乏高拮抗激素水平会导致代谢紊乱，甚至发生酮症酸中毒，NIDDM 患者由于胰岛素敏感性下降会导致高胰岛素血症、高血糖，造成严重脱水、高渗性昏迷。应注意的是，IDDM 患者有的血糖仅中等程度升高就发生了酮症酸中毒。有报道在诊断酮症酸中毒的患者中 17% 血糖 < 16.7mmol/L。血糖 < 5.6mmol/L 的患者发生酮症酸中毒的也有报道，这一现象称为正常血糖酮症酸中毒。所以，糖尿病患者围术期应经常监测血糖、电解质和尿酮，以防严重的代谢紊乱。

全身麻醉对代谢的影响较大，会使血糖升高。研究体外分离的胰岛，发现异氟烷会抑制胰岛素的分泌。硬膜外阻滞麻醉时，血糖、乳酸、丙氨酸、游离脂肪酸、甘油、酮体无明显改变。有研究发现用丁卡因进行硬膜外阻滞麻醉，高胸段阻滞能抑制胰岛对高血糖的反应，而低胸段阻滞对胰岛素分泌无影响。

（二）麻醉选择

根据糖尿病病情和并发症严重程度，结合手术部位、类型，手术操作和创伤对机体的影响，尽可能选用对代谢影响较小的麻醉方法。

椎管内麻醉的优点是能阻断手术时交感神经兴奋，保持胰岛素释放，有利于血糖调控，但必须注意操作时应有严格无菌要求，防止感染。对有周围神经病变、末梢感觉异常的糖尿病患者，操作尤应细致，麻醉药浓度不宜过高，以免损伤神经组织。对伴有动脉硬化、高血压的糖尿病患者，麻醉药应分次逐渐追加。与非糖尿病患者相比，糖尿病患者椎管内麻醉药的起效时间可能延迟，阻滞平面可能较广，血压下降的程度也较大。

合并周围神经病变患者应尽量避免神经阻滞。必须选择神经阻滞麻醉时，注意避免操作引发的神经损伤，局部麻醉药应适当降低浓度，不应加用肾上腺素，以免神经滋养血管过度收缩，局部缺血造成神经缺血水肿损伤。

（三）术中胰岛素的应用

胰岛素的主要作用是预防高血糖和抑制脂肪分解代谢，避免酮体大量生成。

胰岛素依赖性糖尿病（IDDM）和非胰岛素依赖性糖尿病（NIDDM）在病因和病理生理学上有很大不同。IDDM 患者因胰岛素的绝对缺乏，术中必须应用胰岛素。NIDDM 患者血糖控制较好的，施行小手术，术中可不用胰岛素治疗，但要严密监测血糖变化。如果行中型、大型手术，术中仍须使用胰岛素。NIDDM 患者常伴胰岛素抵抗，手术应激会增加胰岛素抵抗，多数患者虽然本身有高胰岛素血症，术中仍须使用大剂量胰岛素来防止高血糖，而应用胰岛素的效果不如 IDDM 患者。

1. 胰岛素皮下注射

胰岛素的吸收受许多因素的影响，研究发现手术对皮下注射胰岛素的吸收没有影响。

2. 胰岛素间歇静脉注射

方法简单且不需要特殊装置。有报道认为用这一方法控制血糖的效果比皮下注射胰岛素好。但胰岛素间歇静脉注射不符合生理要求，会使血糖不稳定，高血糖或低血糖的发生率增加，酮症的发生率也会升高。

3. GIK 液

GIK 液是葡萄糖、胰岛素和氯化钾按一定的比例配制而成，无论输液速度快慢，液体中胰岛素和葡萄糖的比例是不变的，可避免单一胰岛素或葡萄糖过多输入而造成的严重低血糖或高血糖，使用较方便，适用于大多数患者。缺点是手术应激强度、持续时间、麻醉类型、药物种类和体温等会影响每单位胰岛素代谢葡萄糖的量，术中血糖有波动，因此 GIK 液中胰岛素和葡萄糖配制比例应在术中不断按血糖监测结果进行调整。配制 GIK 液一般每克葡萄糖需胰岛素 0.32U。手术开始时常用的 GIK 液配制方法是在 10% 葡萄糖 500mL 中加胰岛素 16U 和氯化钾 10mmol/L。术中监测患者血糖维持在 5 ~ 10mmol/L 时，无须增减胰岛素用量；监测血糖＞ 10mmol/L 时，应增加胰岛素 4U；监测血糖＜ 5mmol/L 时，则应减少胰岛素 4U。

（四）术中补充葡萄糖

以往认为，糖尿病患者术中应补充足够的葡萄糖以提供基础能量，防止低血糖。术中如小补充葡萄糖，机体就会分解脂肪、蛋白质。脂肪分解，易发生酮症，手术患者游离脂肪酸水平升高会增加心肌氧耗。但最近的研究表明，非糖尿病患者即使行中型、小型手术，围术期血糖也会有所增高，糖尿病患者血糖增高更加明显，术中给予含糖液体，血糖会进一步增高。糖尿病患者存在胰岛素绝对缺乏或者胰岛素抵抗，所以要让机体能够利用血糖，

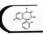

并且蛋白质和脂肪的分解，应给予胰岛素治疗，根据血糖监测的结果判断是否给予葡萄糖，避免发生低血糖，而不是常规给予含糖液体。

第四节　肥胖及特殊肥胖患者麻醉

一、肥胖患者的围术期处理

（一）术前访视要点

1. 常规评估插管困难

颜面畸形，如小下颌畸形、下颌后缩畸形、舌体位置异常等，上呼吸道解剖异常，如口咽腔狭小、扁桃体腺样体肥大、舌体肥大等，颈围的大小、头后仰度、枕寰活动度、颞颌关节活动度、舌体大小、张口度等。有条件可以利用超声在声门水平对皮肤和气管前壁之间的软组织厚度进行定量。

2. 肺功能检查、动脉血气检查以及屏气试验

以判断患者的肺功能及其储备能力。术前常规动脉血气基础值的测定有助于判断患者 CO_2 清除能力，有利于指导术中和术后的通气治疗。

3. 心血管疾病

有无高血压、肺动脉高压、心肌缺血等病史或症状。除常规心电图和胸片检查外，必要时可行动态心电图、心彩超检查等。

4. 询问患者入院前 6 个月内及住院期间的用药史

尤其须询问是否服用减肥药物以及采用过的减肥治疗措施等。部分新型减肥药具有一定的拟交感作用或（和）内源性儿茶酚胺耗竭作用，使患者在麻醉诱导和维持中，其循环功能的变化难以预料，出现严重低血压或高血压的可能性增加。若患者既往有外科手术史，注意询问其困难气道、静脉通路、ICU 停留时间及外科手术预后等情况。

（二）术前准备和用药

1. 肥胖患者监测的特殊要求

周围静脉置管困难者考虑在超声引导下放置中心静脉导管以减少穿刺引起的并发症。

如无法找到合适的袖带测量无创血压，则是进行动脉置管的指征，同时便于动脉血气分析。

2. 事先要准备合适大小的手术床

将患者安全地绑缚于手术床上，防止跌落。特别要在所有可能的受压点放置弹性凝胶垫或吃重的软垫，防止皮肤破损、组织坏死感染，甚至因长时间受压后引起的横纹肌溶解导致肾衰竭或死亡。

3. 避免麻醉前用药

包括镇静药和麻醉性镇痛药。必要时可缓慢静脉注射小剂量的咪达唑仑，但应注意保持呼吸道通畅，术前应尽量避免镇痛药的使用，并严密监护。

4. 预防误吸、静脉或肺栓塞

饱胃、食管裂孔疝或合并 II 型糖尿病的肥胖患者，必须使用 H_2 受体阻滞剂或质子泵抑制剂。也可考虑在清醒状态下行纤维支气管镜气管插管。应用低分子肝素预防静脉或肺栓塞。

5. 体位与麻醉诱导

肥胖患者的麻醉诱导阶段要比体形偏瘦者复杂得多，除了患者的体位、诱导药物及插管设备等准备外，还须具备困难气道处理的相关知识和设备。重度肥胖患者的适当体位是将患者的肩背部和头部垫高，以使其头部高于前胸壁水平线或高于胸骨切迹至外耳道连线的水平。这种体位不仅能改善患者的呼吸力学，而且能更好地暴露口腔至声门的通路。

（三）全身麻醉实施

1. 全身麻醉诱导

肥胖患者颈短、脖粗、舌体大及明显过多的咽部软组织，常导致插管困难及面罩通气困难。有研究报道，BMI > 35kg/m² 时发生困难插管的概率可达 15%，肥胖并伴有 OSA 患者的插管失败率可高达 5%，在诱导期发生既不能插管也不能面罩通气的危险亦显著上升，为 0.01% ~ 2%。在诱导期至少应有 2 人协助托下颌、压面罩、挤压呼吸囊及压迫环状软骨等操作，以保持呼吸道通畅，防止误吸。除常规直接喉镜外，备用纤维支气管镜、喉罩、可视喉镜及紧急气管切开等器械。BMI > 26kg/m² 的患者中面罩通气困难的发生率可增加 3 倍。面罩通气困难的 5 项独立危险因素包括：年龄 > 55 岁、BMI > 26kg/m²、缺齿、缺胡须以及打鼾史。病态肥胖患者中，与插管困难相关的风险因素只有两个，即 Mallampati 分级 > 3 级和颈围 > 40cm，而绝对体重和 BMI 的增加都不与插管困难直接相关。对术前评估面罩通气和气管插管均有困难者，考虑在一定镇静及表面麻醉下行清醒气管插管。

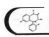

2. 预给氧

肥胖患者的 FRC 是降低的，且平卧位的潮气量低于小气道闭合容积，导致出现肺不张以及氧合障碍，因此，预给氧对于此类患者诱导期间插管非常重要。诱导期间面罩给予 100% 纯氧，停止通气后，肥胖患者氧饱和度跌至 90% 的时限 < 3min，而正常 BMI 人群则可达 6min。

延长肥胖患者无通气时间的方法包括：面罩通气时使用 $10cmH_2OCPAP$ 或 PEEP，并有利于减少插管后的肺不张；25° 或 30° 头高位，或同时头高脚低位，对肥胖患者施行快诱导气管插管应尽量在 2min 内完成。

3. 全身麻醉药的代谢

肥胖影响麻醉用药物的分布、蛋白结合和排泄。肥胖患者血容量、心排血量和肾小球滤过率增多，肌酐清除率正常或增加。亲脂性药物在肥胖患者的分布容积改变，特别是常用的麻醉药物苯二氮䓬类和巴比妥类。但地高辛、普鲁卡因胺和瑞芬太尼例外，尽管是高度脂溶性，其特性和分布容积却没有关系。在使用药物时，主要根据临床效果调整剂量达最佳状态。若按实际体重给药，则咪达唑仑、芬太尼或舒芬太尼的剂量较大，而丙泊酚则须减小剂量。但咪达唑仑持续输注剂量应按理想体重计算。对于水溶性骨骼肌松弛药维库溴铵或罗库溴铵及顺阿曲库铵，剂量应根据理想体重计算，再按肌松阻滞的程度调整。肥胖患者的假性胆碱酯酶和细胞外液量增多，琥珀胆碱须根据实际体重给药。吸入麻醉药的选择取决于其组织溶解度，以血 / 气分配系数或脂 / 气分配系数表示。七氟烷、地氟烷的脂溶性较异氟烷低，恢复基本类似。但有研究认为，地氟烷是肥胖患者最好的吸入麻醉药，比七氟烷或丙泊酚更稳定、恢复更迅速。肥胖患者应避免使用氧化亚氮（N_2O），因 N_2O 会进入空气腔隙，在减肥治疗手术，特别是腔镜手术，会增加腹内气体容积，给外科手术操作增加难度。

4. 术中通气维持

由于肥胖患者腹内压升高，引起 FRC，肺顺应性及氧合降低，全身麻醉诱导后会出现与此相关的肺萎陷及肺不张（从 1% 增加到 11%），因此需要有良好的通气策略，预防发生肺不张。一般设定潮气量 8 ~ 10mL/kg，也可用小潮气量 6mL/kg。如伴有低氧血症，除提高吸入氧浓度外，可加用 5 ~ $10cmH_2O$ PEEP 改善氧合。对于每个特定的肥胖患者要考虑正负影响的综合效应。减肥手术时应用压力控制通气较容量控制通气能更好提高氧合。

5. 术中液体管理

据报道、术前充分水化（饮水至术前 2h）和较大量的术中补液（20mL/kg）可以减少术后体位性低血压、头晕、嗜睡、恶心和疲倦的发生率。此外，肥胖患者的绝对液体需要量也应该更大。由于病态肥胖的患者发生横纹肌溶解的风险较高，术中予以大量液体可减少潜在的肾衰竭的可能性。但应根据实际情况和血流动力学监测确定实际输液量。

（四）部位麻醉

部位麻醉用于肥胖患者的优点：①可以避免全身麻醉时的困难插管和反流误吸；②提供术后安全有效的镇痛方法，减少术中和术后阿片类药物的用量；③降低呼吸系统相关并发症。

注意事项：①大量脂肪堆积和骨性标志不明显，使得神经阻滞和椎管内麻醉的实施非常困难，$BMI > 25kg/m^2$ 是阻滞失败的独立危险因素，阻滞失败概率随 BMI 增加而增加，往往需要辅助全身麻醉；②神经阻滞时采用周围神经刺激仪或超声引导定位，可以提高阻滞的成功率和麻醉效果；③硬膜外麻醉坐位穿刺是较佳的体位，采用加长的 15cm 穿刺针；④肥胖患者腹内压较高，硬膜外腔静脉丛怒张，穿刺时易致硬膜外腔出血；⑤肥胖人群脑脊液体积减小，无论是蛛网膜下隙还是硬膜外腔注射常规剂量的局部麻醉药都会产生比正常人更广泛的阻滞，因此椎管内阻滞局部麻醉药用量只需正常人的 2/3。

二、特殊肥胖患者的麻醉

（一）肥胖患者施行常见手术的麻醉特点

减肥手术主要是胃减容术及腹部脂肪抽吸。目前最常施行的减肥手术是腹腔镜缩胃手术，又名袖状胃切除手术。该手术在腹腔镜下施行，由于气腹对肥胖患者呼吸和循环功能的影响更加明显，全身麻醉过程中必须加强监测和及时处理。头低位和术后肺不张更易发生低氧血症，手术结束，应尽量张肺。该类患者术后，尽早活动和特殊护理，防治低氧血症。

（二）OSA 患者麻醉

61% ~ 90% 的 OSA 患者为肥胖者，可明显增加患者气道处理和麻醉管理的难度。80% ~ 95% 的患者并未能得到确诊，因而更进一步增加了麻醉的风险。术前访视肥胖患者时，都应该排除是否伴有 OSA。

1. 术前准备

术前最好使用便携式睡眠监测、夜间血氧饱和度监测及鼻罩 CPAP 治疗。术前鼻罩 CPAP 治疗 1 周可以改善咽部的塌陷，增加咽部横断面上的空间，也利于术后 CPAP 的呼吸支持治疗。

2. 下肢或下腹部的手术

如果患者能耐受手术体位对呼吸的影响，做好了气道的充分准备，手术时间又不长，

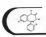

而且麻醉实施又没有技术困难，可考虑采用神经阻滞麻醉。

3. 全身麻醉

须充分考虑到肥胖及 OSA 是诱导时面罩通气困难及插管困难的高危因素。患者体位最好保持嗅花位或半卧位下抬高躯干和头部的倾斜位。这样的体位可降低咽部封闭压，改善咽部解剖结构的失衡，增加肺容积，改善直接喉镜下咽部的视野。确保良好面罩通气，托好下颌，必要时置通气道，防止气道梗阻，去氮时至少吸入纯氧超过 3min。也可结合 CPAP 或 BiPAP 机械通气改善氧合。当严重肥胖 OSA 患者存在困难气道时，必须考虑清醒纤维支气管镜气管插管。

4. 气管拔管

OSA 患者手术结束后，由于咽喉部水肿和血液或分泌物积聚等原因，气管拔管后须高度警惕气道梗阻发生。术后即刻是否保留气管导管，须根据插管难度、术中情况、OSA 严重分级以及是否合并心肺疾病来决定。拔除气管内导管指征：①意识清楚，定向力完全，对指令有反应；②呛咳和吞咽反射恢复；③拔管前充分骨骼肌松弛药拮抗使其作用充分消退；④充分吸尽咽喉部的分泌物和残留血，确保术野无活动性出血。此类患者应常规做好再次气管内插管的准备。因此，拔管须进行如下准备：①合适的口咽或鼻咽通气道，以及面罩或喉罩；②拔管无把握时，应预先插入气管导管换管引导导管，拔管后如有呼吸困难可立即引导再插管；③必要时使用 CPAP 辅助呼吸。

5. PACU 复苏

手术结束时，OSA 患者苏醒期的躁动和激惹是非常危险的，对于心血管疾病的 OSA 患者在苏醒期和拔管时可使用 β 受体阻滞剂或抗高血压药物。根据 ASA 指南，对 OSA 患者应尽量避免使用术后镇痛。必须使用的患者，加强呼吸监护 24h 以上。患者苏醒后应保持坐位或侧卧位，或垫枕头保持嗅花位，防止出现咽部梗阻。在 PACU 或病房就可通过鼻罩 CPAP 供氧。此外，关于 OSA 的新指南建议，患有睡眠呼吸暂停的患者在拔管和恢复时不应处于仰卧位，同时预诊断为 OSA 或高危的未诊断 OSA 患者应该在恢复室观察 3h。如果一个患者的血氧饱和度下降到 90% 以下，或呼吸频率降到 8/7min 以下，或呼吸暂停发作持续时间 ≥ 10s，那么就应该进入 ICU 进行术后 CPAP 或者 NIV（无创通气）。

6. 术后处理

OSA 患者术后并发症较多，包括气道梗阻、低氧血症、二次插管以及高血压、心律失常等患者进入 PACU 后，若可能均应保持半直立体位（30° 头高位）。尽管辅助吸氧有益于大多数患者，但在给氧时须注意，吸氧可能降低缺氧性呼吸驱动力，增加呼吸暂停事件的发生。严重的 OSA 患者上气道手术气管拔管后很容易发生咽部水肿导致窒息。即使没有响亮的鼾声，也要充分警惕咽部梗阻的发生。

（三）小儿肥胖患者的麻醉

我国肥胖儿童的年增长率为 0.5%。儿童已经与成人肥胖者一样存在与肥胖相关的并发症。实际 3MI 超过 BMI 曲线下百分位数的 85% 为超重，超过 95% 为肥胖，超过 99% 为超级肥胖。

小儿肥胖患者，哮喘发病率增加到 30%，而 OSA 的发病率至少为 17%。这些小儿往往伴有心率加快、血压升高、心排血量和血容量的增加。严重肥胖的青少年，由于长期的氧耗增加加剧心脏负荷，会处于心肌劳损的风险中。严重肥胖的青少年还伴有胰岛素抵抗和代谢综合征。肥胖儿童 50%～61% 存在非酒精性脂肪性肝病，是导致小儿慢性肝脏疾病的最常见病因。

小儿肥胖者麻醉处理原则和方法基本参照成人肥胖者。熟悉并掌握小儿肥胖者病理生理的特点，也是成功应对的关键。

第十三章 儿科麻醉

第一节 与麻醉有关的小儿特点

一、解剖生理特点

（一）呼吸系统

婴儿头部及舌相对较大，颈短。鼻孔大小约与环状软骨处相等，气管导管如能通过鼻孔，一般均能进入气管。婴儿鼻腔较狭窄，易被分泌物或黏膜水肿所阻塞。由于婴儿主要经鼻腔呼吸，因此鼻腔阻塞可产生呼吸困难。鼻咽部淋巴组织丰富，腺样体增大，但不影响经鼻腔气管插管。婴儿喉头位置较高，位于第 3 ~ 4 颈椎平面（成人第 5 ~ 6 颈椎平面），且较向头侧及向前，其长轴向下向前，而会厌软骨较大，与声门呈 45° 角，因此会厌常下垂，妨碍声门显露。婴儿有时须用直型喉镜片做气管插管。近半个世纪的传统观念认为，婴儿喉头呈漏斗形，最狭窄部位是环状软骨处，该处呈圆形，气管导管通过环状软骨后行控制呼吸或肺脏扩张时，可无明显漏气，故婴幼儿一般无须用带套囊的气管导管；但 6 岁以后的儿童，喉头的形状更接近于成人呈圆柱状，最狭窄部位在声门，而声门并不呈圆形，为防止控制呼吸或张肺时漏气，应该用带套囊的导管。但近 10 年的研究显示，全身麻醉状态下的小儿，喉部的形状如同成人一样更类似于圆柱状，最狭窄的部位在环状软骨开口处；此处并非呈圆形，而是呈横径更窄的微椭圆形。这就意味着稍紧的，甚至是尺寸正合适的不带套囊的气管导管，即使泄漏压合适，也会对环状软骨环处的横向黏膜产生更大的压迫。因此，目前在小儿麻醉中有使用带套囊气管导管取代不带套囊导管的趋势。婴儿气管短，仅长 4.0 ~ 4.3cm，直径小，新生儿气管直径为 3.5 ~ 4.0mm（成人 10 ~ 14mm），环状软骨处的黏膜如水肿 1mm，气管直径即减少 50%。根据 Poiseuille 定律，呼吸阻力与呼吸道半径的 4 次方成反比，故直径减少 50%，阻力增加 16 倍。婴儿气管支气管分叉高，在第 2 胸椎平面（成人在第 5 胸椎平面）。气管支气管分叉处所成角度在小婴儿两侧基本相同，如气管导管插入较深，导管进入左侧支气管的机会与右侧相等。婴儿支气管的平滑肌较儿童少，小婴儿哮喘时，用支气管扩张药治疗常无效。

婴儿肋骨呈水平位，胸壁顺应性高，而肋骨对肺的支持少，难以维持胸内负压，因此，每次呼吸均有功能性呼吸道闭合。新生儿及婴儿肋间肌及膈肌中Ⅰ型肌纤维少，直到2岁才接近成人水平。Ⅰ型肌纤维可提供重复做功的能力，当Ⅰ型肌纤维缺少时，任何因素所致的呼吸做功增加，均可引起呼吸肌早期疲劳，导致呼吸暂停、二氧化碳蓄积和呼吸衰竭。婴儿胸式呼吸不发达，胸廓的扩张主要靠膈肌。如腹腔内容物增加，可影响膈肌活动，也即影响呼吸。

新生儿出生时支气管树虽完整，但肺泡数目少，出生后肺泡数继续增长直至8岁，此后肺体积的增加主要是肺泡的扩大。新生儿每一终末肺单位含340个肺泡，总数约24×10^9个；成人每一终末肺单位含3200个肺泡，总数约300×10^9个。新生儿肺泡面积约为成人的1/3，但代谢率约为成人的2倍，故新生儿呼吸储备有限。

新生儿时期即存在功能性余气，足以保持对吸入气的缓冲。婴儿功能残气量（FRC）及余气量（RV）与肺总容量（TLC）之比较成人为高，提示呼气后肺部存在较大量的余气。

新生儿总呼吸顺应性的绝对值很小，仅$5mL/cmH_2O$（成人$170mL/cmH_2O$），但比顺应性（specific compliance）即总呼吸顺应性与肺总容量或功能性余气量之比在新生儿和成人相同。同样，虽然新生儿呼吸道小，对气流的阻力大，达$2.8kPa/（L \cdot s）$〔成人为$0.2kPa/（L \cdot s）$〕，但如联系肺容量测定气流阻力，新生儿与成人相仿。故人工呼吸时新生儿所用的压力与成人差别不大。与成人不同，婴幼儿外周（远端）呼吸道阻力占总阻力的百分比较多，且阻力分布不均匀。呼吸道阻力增加时，呼吸做功也增加，小气道易患疾病，导致呼吸困难。

新生儿血气分析显示有轻度呼吸性碱中毒及代谢性酸中毒，血浆HCO_3^-低。出生时卵圆孔及动脉导管未闭，心排血量中有20%～30%的分流，PaO_2较低，仅8～10.7kPa（60～80mmHg）。

总之，婴儿呼吸系统的特征是呼吸节律不规则，各种形式的呼吸均可出现。胸廓不稳定，肋骨呈水平位，膈肌位置高，腹部较膨隆，呼吸肌力量薄弱，纵隔在胸腔所占位置大，容易引起呼吸抑制。而头大、颈短、舌大、鼻腔、喉及上呼吸道较狭窄，唾液及呼吸道分泌物较多，均有引起呼吸道阻塞的倾向。婴儿有效肺泡面积/kg是成人的1/3，耗氧量/kg是成人的2倍，说明换气效率不佳，故小儿麻醉时应特别重视呼吸的管理。

（二）循环系统

新生儿由于卵圆孔和动脉导管未闭合，心室做功明显增加，尤以左心室更为明显，处于超负荷状态。与成人相比，新生儿的心肌结构，特别是与收缩性有关的心肌群发育差，心室顺应性较低，心肌收缩性也差，每搏量较小，心功能曲线左移，心脏储备较低。心脏对容量负荷敏感，对后负荷增高的耐受性差，在心室正常充盈的情况下，心排血量较少依赖Frank-Starling机制，而更多依赖心率。虽然小儿的基础心率比成人高，但在副交感兴奋、麻醉药过量或组织缺氧时均会导致心动过缓，心排血量严重减少。同时，小儿交感神经系

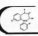

统和压力感受器反射发育不完善，心血管系统中儿茶酚胺储备低，外源性儿茶酚胺用于婴儿的效果差。血管床对低血容量不能进行有效的血管收缩反应。新生儿和婴儿不能通过心动过速缓解血管内容量减少导致的低血压。小儿由于肌浆网发育不成熟致心肌内钙储备降低，小婴儿特别是新生儿更依赖于外源性（离子）钙，对于已有钙通道阻滞作用的强吸入性麻醉剂更敏感。

正常新生儿收缩血压是 8 ~ 10.7kPa（60 ~ 80mmHg），脉搏 120 ~ 140 次 /min；随着年龄增长，血压逐渐升高，脉搏亦渐下降。小儿麻醉时应测量血压，但袖套的选用应合适，袖套过宽，血压读数偏低；袖套过窄，血压读数偏高。正确的袖套宽度应是上臂长度的 2/3。

（三）神经系统

小儿脑血管生理与颅骨的成熟状态与成人有着显著的差异。在小儿 2 岁内，其中枢神经系统经历了显著的结构和生理上的变化。正常的颅内压在早产儿略低，足月产儿为（2 ~ 6mmHg），儿童及成人（0 ~ 15mmHg）略高。一旦卤门和颅骨缝线闭合，儿童较成年人颅腔容积更小，颅内顺应性更低。小儿与成人相比，脑内容物含液体比例更高、脑脊液容量更小、脑内容物较颅内容量比例更大，因此更易发生脑疝。随着年龄的增长及神经发育，脑血流量、脑血流速度、糖和氧气的脑代谢率在儿童期达到峰值。由于血压随着年龄增长，低龄儿童特别是新生儿，由于血压的自我调节范围窄，对低血压的储备较差，发生脑缺血的风险增大。因此，对新生儿低血压时应采取更积极的措施提高血压以减少脑缺血新生儿已有传导痛觉的神经末梢，外周神经与脊髓背角有交通支，中枢神经系统髓鞘已发育完全。胎儿及新生儿大脑皮质已有功能，怀孕 28 周可记录到胎儿有脑电活动变化。发育中的胎儿脊髓后角细胞含有 P 物质、降钙素基因相关肽、生长抑制素等与痛觉传递有关的递质，同时也存在 β - 内啡肽，婴儿存在精细的感觉通路和皮质内联系。新生儿对疼痛性刺激有生理及生化反应。现已确认：新生儿能感知疼痛，对伤害性刺激有应激反应，故新生儿应和成人一样，手术时要采取完善的麻醉镇痛措施。

（四）肝肾功能和胃肠系统

新生儿肝功能发育未全，与药物代谢有关的酶系统虽已存在，但药物的酶诱导作用不足。随着年龄的增长，肝血流增加，酶系统发育完全，肝脏代谢药物的能力迅速增加。新生儿对药物的结合能力差，导致新生儿黄疸，对药物的降解反应减少，以致药物清除半衰期延长。

早产儿肝脏糖原储备少，且处理大量蛋白负荷的能力差，故早产儿有低血糖和酸中毒倾向，当喂养食物中蛋白含量太高时体重并不增加。新生儿比婴儿血浆中蛋白和其他与药物结合的蛋白含量低，清蛋白浓度低时蛋白结合力低，血浆中游离药物的浓度高。

新生儿肾灌注压低且肾小球滤过和肾小管功能发育不全，按体表面积计，肾小球滤过率是成人的 30%。肾功能发育很快，出生 20 周时，肾小球滤过率和肾小管功能已发育完全，至 2 岁时肾功能已达成人水平。新生儿吸收钠的能力低，易丧失钠离子，输液中如不含钠盐，可产生低钠血症。肾对葡萄糖、无机磷、氨基酸及碳酸氢盐的吸收也少，且不能保留钾离子。此外，新生儿对液体过量或脱水的耐受性低，输液及补充电解质应精细调节。

刚出生时，新生儿胃液呈碱性，出生后第二天胃液 pH 值与年长儿呈相同的生理范围。吞咽与呼吸的协调能力在出生后 4 ~ 5 个月才发育完全，故新生儿胃食管反流的发生率高。当有胃肠道畸形时，常在出生后 24 ~ 36min 出现症状，上消化道畸形时有呕吐和反流，下消化道畸形有腹胀和便秘。

（五）体液平衡和代谢

小儿细胞外液在体重中所占比例较成人大，成人细胞外液占体重的 20%，小儿占 30%，新生儿占 40% ~ 45%。小儿水转换率比成人大，婴儿转换率达 100mL/（kg·d），故婴儿容易脱水。婴儿脱水 5d，细胞外液间隙即空虚，成人脱水 10d 才达同样水平。细胞外液与细胞内液比率出生后逐渐下降，2 岁时与成人相近。

小儿新陈代谢率高，氧耗量也高，成人氧耗量 3mL/（kg·min），小儿 6mL/（kg·min），故小儿麻醉期间应常规吸氧。新生儿及婴儿对禁食及液体限制耐受性差，机体糖及脂肪储备少，较长时间禁食易引起低血糖及代谢性酸中毒倾向，故婴儿手术前禁食时间应适当缩短，术中应适当输注葡萄糖。

小儿基础代谢高，细胞外液比例大，效应器官的反应迟钝，常须应用较大剂量的药物，易于出现用药过量及毒性反应。麻醉时应考虑麻醉药的吸收和排泄，从而控制用药剂量。

（六）体温控制

新生儿体温调节机制发育不全，皮下脂肪少，而体表面积相对较大，容易散热，故体温易下降。人体体温调节可承受的外部环境低温值在成人是 0℃，在新生儿则是 22℃。新生儿无寒战反应，只能通过褐色脂肪以化学方式产生热量。褐色脂肪由交感神经支配，交感神经兴奋，释放去甲肾上腺素，刺激脂肪代谢，使三酰甘油水解而产热。体温下降时全身麻醉容易过深，引起呼吸循环抑制，同时麻醉苏醒延迟，术后肺部并发症增加，并易并发硬肿症，故新生儿麻醉时应采取保温措施（保温毯、棉垫包绕四肢），维持手术室内温度超过 27℃。

6 个月以上小儿麻醉期间体温有升高倾向，其诱因有术前发热、脱水、环境温度升高、应用胆碱能抑制药、术中手术单覆盖过多以及呼吸道阻塞等。麻醉期间体温升高，新陈代谢及氧耗量相应增高，术中易缺氧，体温过高术中可发生惊厥。

术前如有发热，应先行输液，应用抗生素、冰袋降温等措施，待体温下降后再手术。

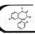

如系急诊手术，可先施行麻醉，然后积极降温，使体温适当下降后再进行手术，可减少手术麻醉危险性。

二、生理特点

小儿对药物的反应与许多因素有关，包括身体组成（脂肪、肌肉、水含量）、蛋白结合、体温、心排血量的分布、心脏功能、血脑屏障、肝肾功能的成熟度以及是否伴有先天性畸形。生长发育中的变化都会显著影响药物的临床反应，确立年龄相关的药物治疗学尤为重要。

人体的组成（脂肪、肌肉和水的含量）随着年龄增长而变化，人体总水含量早产儿明显高于足月儿，而足月儿也显著高于成人；脂肪和肌肉含量随着年龄增长而增加。这些人体构成的改变使小儿临床药理呈现以下主要变化：①应用水溶性药物时，由于小儿分布容积较大，按体重给药须以较大剂量达到需要的血液药物浓度（如大多数抗生素和琥珀酰胆碱）；②应用依赖再分布至脂肪而终止其作用的药物时（如硫喷妥钠），小儿由于脂肪含量较少，临床作用时效较长；③同样，小儿肌肉含量少，应用再分布至肌肉的药物（如芬太尼），其作用时间也延长。

年长儿童往往肝肾功能发育成熟，蛋白、脂肪和肌肉的含量接近成人。年长儿童较新生儿，进入肝肾的血流占心排血量的比重更大。因此，大于2岁的小儿多数药物的半衰期较成人短或相当。总体而言，早产儿或足月新生儿药物消除延迟，超过2岁至10余岁的小儿药物半衰期缩短；小儿随着年龄接近成人，药物半衰期也逐渐延长至成人水平。

肝脏是药物代谢的主要器官，药物的代谢速率取决于肝脏的大小和肝微粒体酶系统的代谢能力。肝脏的大小（体积）与体重的比例从出生到成年逐渐缩小。药物代谢大部分经两个主要途径，即第Ⅰ相或降解反应（氧化、还原及水解），第Ⅱ相或合成反应（结合）。大部分Ⅰ相反应依靠肝微粒体酶进行。新生儿体内与药物代谢有关的酶系统发育不全，氧化药物的能力最差，而水解药物的能力与成人相仿。

新生儿血液及血浆酶的活力和血浆蛋白含量低，血浆酶活力随着年龄的增长而增加，并与血浆蛋白的增加一致，1岁时达成人值。总体而言，肝脏对药物生物转化的活性从胎儿期至成人呈双曲线式的变化：肝脏的代谢和清除在胎儿期至出生后1月为低值，至1岁达到成人水平，在青春期达高峰，随后再缓慢下降至成人水平。

大多数药物及其代谢产物最终都经肾脏排泄。新生儿肾小球滤过率低，约为成人的30%，影响药物的排泄。随着年龄增长，肾小球滤过率增高，在1～1.5岁达到成人水平。

除上述基本因素外，以下因素影响新生儿对药物的反应：①分布容积增大致药物排泄延迟；②肝肾功能发育不成熟；③与血浆蛋白结合降低致药物排泄变化。其他影响新生儿药代动力学和药效学的因素还包括：过早产、脓毒症、充血性心力衰竭、腹内压增加、控制通气和营养不良。这些因素都导致新生儿的药代动力学和药效学通常是因人而异的。

近10年来学者们致力于研究生长发育伴随的药代动力学和药效学的改变，制定了合适的儿科用药指南，特别是通过成人剂量推算小儿用药尺度。临床上为了便于应用，可根据小儿的体形和年龄，依据成人用药剂量推算小儿的使用方法。更有学者提出可简便地将1个月、1岁、7岁、12岁的小儿用药量分别设定为成人的1/8、1/4、1/2和3/4。但值得注意的是，这些方法只是根据药物在体内的分布做出了相应的调整，而未把年龄相关的药效学变化考虑在内。

有关年龄相关的药效学特点，目前研究的较为详尽的是吸入麻醉药，而对常用的静脉麻醉药则知之甚少。小儿吸入麻醉药最低肺泡气浓度（MAC）随年龄而改变，早产儿麻醉药需要量比足月新生儿低，新生儿比3个月婴儿低，而婴儿则比年长儿和成人麻醉药需要量大。小儿呼吸频率快，心脏指数高，大部分心排血量分布至血管丰富的器官，加上血气分配系数随年龄而有改变，故小儿对吸入麻醉药的吸收快，麻醉诱导迅速，但同时也易于过量。

第二节　麻醉前准备与麻醉前用药

一、麻醉前准备

小儿由于住院，离开家庭及父母，麻醉医师术前必须对患儿进行访视，与患儿建立感情，并取得小儿的信任。对小儿手术而言，术前访视与准备比术前用药更为重要。对患儿不当的麻醉前处理会增加患儿的分离恐惧，使术后不合作状态概率增高，导致术后治疗更加困难。同时，还可能导致患儿的术后行为障碍等不良后果。术前应对麻醉操作过程、手术的必要性和可能出现的问题对家长进行解释和交流，因为家长感觉焦虑可能会影响患儿。术前放映录像或利用含图片的小册子介绍手术室设备、麻醉机、面罩等使小儿熟悉手术室环境，可消除其恐惧不安心理，减少精神创伤，从而避免术后产生抑郁、焦虑、夜梦及其他行为改变。术前访视时家长和患儿从麻醉医师处获得的相关信息越多，越利于他们应对手术和住院的压力。

麻醉前访视除了解患儿心理状况外，还应从家长处了解现病史及既往史，有无变态反应史、出血倾向、肾上腺皮质激素应用史以及麻醉手术史。家族中有无遗传性缺陷病或麻醉后长期呼吸抑制（可能血浆假性胆碱酯酶不足或有神经肌肉疾病）病史。应注意患儿体重，并与预计体重〔年龄（岁）×2+8kg〕比较，可了解患儿发育营养情况，有无体重过低或超重。体格检查时注意牙齿有无松动，扁桃体有无肿大，心肺功能情况以及有无发热、贫血、脱水等情况。脱水程度可从皮肤张力、卤门、眼球、神志、血压等体征来估计。如有脱水，应在麻醉前纠正，每脱水1%须输液10mL/kg。

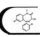

应注意实验室检查资料，了解有无低血糖、低血钙以及钾钠情况，有无凝血障碍。凡肛温 38℃ 以上、血红蛋白 80g/L 以下，严重心肺功能不全、严重水电解质紊乱等，除急诊外，择期手术均应延期，待病情改善后再行手术。此外，还应了解拟施手术的范围和体位、手术创伤程度以及可能的出血量。

二、术前禁食

术前禁食是择期手术的常规，以避免胃内容物引发的呼吸道并发症。然而，有许多研究证实，健康小儿和青少年禁食达 8h 与麻醉诱导前 2 ～ 3h 仍口服液体的小儿相比较，其残存的胃容量及胃液均无明显不同。此外，缩短禁食时间可提高患儿的舒适度，减少水分的丢失，这对婴幼儿十分重要。因此，现代小儿麻醉的趋势，是允许口服清流质直到麻醉前 2 ～ 3h，这些液体可以为橙汁、软饮料或水；而对于母乳喂养的婴儿，禁食时间为麻醉前 4h；非母乳喂养（如牛乳或配方奶粉）者，术前禁食时间与固体食物相似，应在 6h 以上。

生理学研究表明，正常情况下胃对液体的负荷排空很快。在第 1h 内，胃排空 80% 以上的液体负荷。胃的生理学研究支持缩短禁食时间，但这种情况只适合于非急诊手术，且不伴有食管或胃肠功能紊乱等危险因素的患儿。对于存在吞咽困难、胃食管反流、中枢神经系统受损或尿毒症的患儿，还应针对具体情况进行个体化考虑。

三、麻醉前用药

麻醉前用药的目的在于镇静与消除不安，使麻醉诱导顺利、减轻情绪障碍、抑制口腔和呼吸道分泌物、抑制异常反射、减轻疼痛、预防吸入性肺炎等。

麻醉前用药应根据小儿的生理状况、预计的手术时间、麻醉诱导方式等而个体化制订方案。6 个月以下的婴儿麻醉前用药并不是必需的，而 10 ～ 12 个月的小儿离开父母会有明显的恐惧感，术前用药则必不可少。在美国，口服咪达唑仑（0.25 ～ 0.33mg/kg，最大剂量 20mg）是最常用的麻醉前用药方案，5 ～ 10h 产生镇静效果，能成功将患儿与父母分离的最短时间是 10h，药效高峰在 20 ～ 30h，45h 内镇静作用消失。对于不能配合口服用药的小儿，可采用中等剂量的氯胺酮（2 ～ 4mg/kg）加用阿托品（0.02mg/kg）和咪达唑仑（0.05mg/kg）肌内注射；既往有小剂量咪达唑仑口服给药效果不佳病史的小儿，可使用氯胺酮（4 ～ 6mg/kg）并用阿托品（0.02mg/kg）和咪达唑仑（0.5mg/kg，最大剂量 20mg）口服，给药，15h 后起效，可达到较深程度的镇静。对于预计可能静脉置管困难或诱导前必须有静脉通路的小儿（如先天性心脏病的婴儿），可采用大剂量氯胺酮（约 10mg/kg）和阿托品、咪达唑仑混合肌内注射以提供良好的静脉置管镇静条件。

糖果形状的口服透黏膜芬太尼具有舒适的口感，易透过口腔黏膜迅速吸收，吮吸糖棒后 15 ～ 30h 血药浓度达到峰值，10 ～ 20μg/kg 就可以产生足够的镇静作用。但是咀嚼或吞服会降低药效及其生物利用度。镇静、抗焦虑作用不如咪达唑仑强，并可发生皮肤瘙痒、增加恶心呕吐发生率及呼吸抑制的风险等。

肌内注射抗胆碱能药物会引起注射部位疼痛，对于麻醉诱导时的咽反射抑制效果也并不明显，在小儿并不应作为常规使用。但对于小于 6 个月的婴儿，强效地吸入麻醉剂诱导前 45min 肌内注射或口服阿托品（0.02mg/kg）可显著降低低血压的发生率。

可乐定是一种 α 肾上腺素能受体激动剂，通过激活中枢神经系统内的突触后 α 肾上腺素受体产生镇静和降低交感神经张力作用，导致外周血管扩张和血压下降、心率减慢。作为小儿麻醉前口服镇静药，镇静作用与口服咪达唑仑相当，镇痛作用机制尚不明确。术前 30 ~ 40min 口服 2 ~ 4μg/kg 的可乐定可产生足够的镇静和抗焦虑作用，作用时间可大于 90min，常常需要辅助给氧。

右美托咪定比可乐定有更强的 α 受体亲和力。口服后吸收较好，镇静作用与可乐定相似。患儿在术前 30 ~ 50min 口服 1pμg/kg（推荐 3 ~ 4μg/kg）的右美托咪定后，具有良好的镇静作用，神经性行为障碍的患儿也能顺利地接受静脉置管，无不良并发症发生，患儿父母满意度高。单次静脉注射 0.5 ~ 1.0μg/kg 的右美托咪定（缓慢注射 5 ~ 10min），持续静脉输注 0.5 ~ 1.0μg/（kg·h）可产生有效的镇静作用，并维持自主呼吸，降低突发躁动的发生率。右美托咪定作为严重不合作儿童的术前用药，已取得令人满意的效果。

第三节　麻醉方法和麻醉流程管理

一、麻醉方法

全身麻醉是小儿麻醉最常用的方法，除小手术可采用面罩紧闭法吸入麻醉、静脉或肌内麻醉下完成外，较大手术全身麻醉均应在气管内插管麻醉下进行。此外，区域麻醉（蛛网膜下隙阻滞、硬膜外阻滞及其他神经阻滞）在国内外的应用有增多趋势。

（一）全身麻醉

1. 常用药物

（1）吸入麻醉药

吸入麻醉药的最低肺泡有效浓度（MAC）在小儿随年龄而改变。对照研究显示，早产儿吸入麻醉药需要量比足月新生儿低，新生儿比 3 个月婴儿低，而婴儿的 MAC 则比年长儿和成人要大。小儿由于呼吸频率快、心脏指数大、心排血量向血管丰富的器官分布的

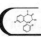

比例更大，吸入性麻醉药的摄取更为迅速。血液中吸入药物浓度上升迅速而心血管功能发育不完善，易致小儿特别是婴儿和幼儿用药过量。由于其在小儿安全边界较窄，在吸入诱导气管插管时过度追求足够的麻醉深度易使小儿处于药物过量、心血管不稳的危险边缘。在静脉通路开放前避免使用吸入麻醉药控制通气，快速降低吸入麻醉药的浓度，特别是在使用肌松药进行控制通气后，这些措施都可提高小儿使用吸入诱导的安全性。

①氟烷：氟烷是目前仍在使用的唯一一种烷经结构的非醚类吸入性麻醉药，具有无刺激性，不燃烧爆炸，全身麻醉药效强，早期抑制咽喉反射，使呼吸道分泌物减少，便于呼吸管理，价格低廉等优点，是小儿常用的全身麻醉药。麻醉期间易出现心肌抑制、心排血量下降、低血压、心动过缓、心律失常等心血管抑制作用，与其他吸入性麻醉药相比更易发生过量。氟烷抑制呼吸，使肺泡通气量减少，为避免二氧化碳蓄积，麻醉期间应进行辅助或控制呼吸。氟烷的肝脏毒性作用并不比其他全身麻醉药高。小儿"氟烷肝炎"全世界报道不足 20 例，与小儿已应用数百万例氟烷相比，其发生率很低，因此是安全的。对小儿短小手术、诊断性检查、吸入麻醉诱导、气道管理困难及哮喘患儿，氟烷是很好的吸入麻醉药。氟烷的缺点是血/气分配系数较高，脂肪/血分配系数也高，因此起效慢、维持时间长，再加上其麻醉效能强，目前所有的挥发罐能输送的最大吸入浓度 5%，对小儿而言较其他吸入性麻醉药更易引起过量，引发心血管及呼吸系统抑制。在肥胖小儿、使用酶诱导药、近期接受过氟烷麻醉以及对氟烷"敏感"的小儿，应相对禁忌使用氟烷。氟烷麻醉下散热较多，且使心肌对内源性或外源性儿茶酚胺应激性增加。氟烷麻醉下小儿出现心律失常往往与高碳酸血症和麻醉深度不足有关，最大剂量 $10\mu g/kg$ 的肾上腺素可降低其在小儿使用时发生心律失常的风险。

②异氟烷：血/气分配系数为 1.4，麻醉诱导及苏醒快，代谢降解产物仅 0.17%，因此肝肾毒性小。异氟烷对呼吸道有刺激性，可引起咳嗽、屏气，甚至出现喉或支气管痉挛，不宜单独用于小儿麻醉诱导。可先用静脉麻醉，待小儿入睡后再吸入 0.5% ~ 1% 异氟烷，以后将吸入浓度逐渐增至 2% ~ 3%，维持麻醉用 1.5% ~ 2%，常与氧化亚氮—氧合用，异氟烷较氟烷对循环抑制较轻，不增加心肌对儿茶酚胺的敏感性，可显著降低脑对氧的代谢率。血容量不足的小儿用异氟烷容易引起血压下降。在吸入浓度骤增或从吸入七氟烷突然改为异氟烷的情况下，偶可出现高血压，特别是在 10 余岁的小儿，这可能是由于刺激肺部受体导致交感活性的增加及激活了肾素—血管紧张素系统。

③七氟烷：血/气分配系数 0.66，诱导及苏醒迅速，其 MAC 比氟烷及异氟烷高，新生儿 MAC 是 3.3，1 ~ 6 个月的是 3.2，6 ~ 12 个月的是 2.5，1 ~ 3 岁的是 2.6，3 ~ 12 岁的是 2.3 ~ 2.5。与其他吸入性麻醉药合用氧化亚氮时不同，七氟烷的 MAC 值不随着混合吸入的氧化亚氮浓度成比例地降低。在 1 ~ 3 岁的小儿，混合氧化亚氮 60% 浓度吸入，七氟烷的 MAC 仅降低 25%。

七氟烷气味比异氟烷好，易为患儿所接受，对呼吸道无刺激性，特别在未使用术前用药的小儿更有优势。吸入诱导时浓度即使最高达 8%，发生屏气、咳嗽、喉痉挛及氧饱和度降低的概率亦低，目前已取代氟烷成为小儿麻醉吸入诱导的首选药物，在美国，七氟烷吸入诱导更是小儿麻醉最常用的简单有效的诱导方法。常用的七氟烷吸入诱导方法包括潮气量吸入法和单次肺活量吸入法。研究显示这两种方法在大于 5 岁的小儿，吸入 7% 的七氟烷，达到适当的麻醉深度（BIS 值 40 ~ 60）的时间和不良反应的发生率相似，但应用单次肺活量法小儿睫毛反射消失更快，且更易于被小儿接受，更值得推荐。而传统的潮气量吸入法，可在吸入纯氧的基础上混合七氟烷，逐步将浓度由 2% ~ 6% 再提高至 8%；或纯氧加 8% 七氟烷直接吸入；抑或 8% 七氟烷加氧气和氧化亚氮 1 ：1 混合吸入，三者差别微小。

在小儿，七氟烷能较好地维持心血管系统的稳态性，不影响心率、心脏指数及心肌收缩性，也不使心肌对肾上腺素致敏，与其他吸入性麻醉药相比，发生心律失常更少见。小儿吸入 1MAC 七氟烷，即使术前不使用阿托品，心率也能维持平稳。偶有报道在吸入超过 1MAC 时，出现心率降低的情况对发绀型先天性心脏病的小儿，吸入七氟烷较氟烷出现低血压和氧饱和度降低的概率更低。在吸入浓度超过 1.5MAC 时，七氟烷比氟烷更能造成对呼吸的抑制，婴儿吸入 1MAC，分钟通气量及呼吸频率均降低，但只轻度升高呼气末二氧化碳水平；吸入浓度 8% 七氟烷的小儿可引起呼吸暂停，使用咪达唑仑等术前用药能加重这种抑制作用。七氟烷在小儿进行吸入诱导时，偶有报道出现癫痫样发作或脑电图出现相关表现。

七氟烷体内代谢率为 2.9%，比异氟烷高，但用药后肝肾功能仍正常。七氟烷与钠石灰相互作用可产生在动物实验中证实有肾毒性的代谢产物 A，在小儿低流量紧闭麻醉应予注意，且该产物的浓度在闭合回路中随着小儿年龄的增长而增加。在个别极端案例中已有报道，大剂量的七氟烷和干燥的二氧化碳吸收剂产生大量热量导致吸收罐着火。

虽然七氟烷苏醒迅速，但与氟烷相比，患者苏醒期疼痛评分明显升高，往往需要早期使用其他镇痛药物。近期的研究发现，七氟烷比氟烷发生苏醒期躁动的可能性更高，治疗和预处理的方法包括使用右美托咪定、芬太尼或丙泊酚（1mg/kg），在小儿也有报道使用 α2- 肾上腺素能受体激动剂可乐定、5- 羟色胺受体阻滞剂托烷司琼（0.1mg/kg）、氯胺酮（0.25mg/kg）或纳布啡（0.1mg/kg）有效。

（2）静脉诱导和维持药物

①氯胺酮：氯胺酮于 20 世纪应用于临床以来，曾一度是全身麻醉的必选药物，尽管有苯环己哌啶的精神不良反应，但对呼吸循环影响较小，故仍有使用的价值，是目前仍在使用的唯一的苯环己哌啶类药。在小儿麻醉，特别是手术室外麻醉中应用广泛。单独注射氯胺酮时不呈类自然睡眠状，而呈木僵状。麻醉时眼睛可睁开，各种反射如角膜反射、咳嗽反射与吞咽反射可依然存在，对麻醉与手术失去记忆，神志完全消失，但肌张力增强、眼球呈凝视状或震颤，外观似浅麻醉，但镇痛效果好，尤其体表镇痛明显。近年来对其的深入研究发现氯胺酮除了麻醉性镇痛作用外还具有抗炎、脑保护、促进细胞凋亡、解除支气管痉挛和对抗由阿片类药物引起的痛觉过敏等作用。

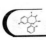

现代临床麻醉学精要

氯胺酮静脉注射 2mg/kg，注射后 60 ～ 90s 后入睡，维持 10 ～ 15min，肌内注射 5 ～ 6mg/kg，2 ～ 8min 入睡，维持 20min。氯胺酮使唾液及呼吸道分泌物增加，麻醉前必须应用抗胆碱类药物。氯胺酮适用于浅表小手术、烧伤换药、诊断性操作的麻醉以及全身麻醉诱导。氯胺酮诱导时有暂时性心血管兴奋作用，使血压、心排血量、脉搏均升高，中心静脉压及外周血管阻力也增加。

早期曾认为氯胺酮安全而无并发症，甚至提出饱食患儿可选用氯胺酮麻醉。研究发现，氯胺酮麻醉时反射有抑制，故饱胃患儿不能用氯胺酮。新生儿或 6 个月以下婴儿用氯胺酮后可发生呼吸抑制，应严密观察、及时处理。休克及低心排量小儿用氯胺酮后，由于其负性心肌肌力作用，可引起血压下降，甚至心搏骤停。国内外文献均已有报道，故休克患儿不宜用氯胺酮麻醉。

氯胺酮无肌松作用，也不抑制内脏反射，腹部手术不宜单独应用。氯胺酮增加脑血流及脑氧耗，增高颅内压，神经外科麻醉时应慎用。其缺点是：氯胺酮麻醉后恶心呕吐发生率高（33% ～ 44%），术后苏醒延迟，有时呈烦躁不安，术后幻觉及噩梦在小儿少见，如与咪达唑仑或地西泮同用，发生率还可下降。

②丙泊酚：是具有高度亲脂性的静脉麻醉药，静脉注射后快速分布至血管丰富的器官，麻醉起效快而平顺，能在一次臂脑循环内发挥作用，呛咳、呃逆发生率低。麻醉强度是硫喷妥钠的 1.8 倍，代谢清除率快，是硫喷妥钠的 10 倍。由于小儿中央室分布容积大，且清除率快，故小儿丙泊酚剂量按公斤体重计比成人大，需 2.5 ～ 3mg/kg 方能达到诱导效果。由于清除快，分布广，须连续静脉输注才能达到预计的稳态血药浓度，维持镇静催眠效果。丙泊酚有呼吸抑制作用，其发生及持续时间与剂量有关，2.5mg/kg 静脉注射时 20% 患儿有呼吸暂停，故麻醉时须吸氧和加强呼吸道管理。使用丙泊酚后收缩压、舒张压、平均压、心排血量和体循环阻力有不同程度下降，但不引起心率增快，故可减轻气管插管的血流动力学反应。丙泊酚可直接抑制心肌，心肌氧耗量下降。丙泊酚可降低颅内压，脑氧耗量、脑血流及脑代谢率均有下降，眼内压也有降低。丙泊酚麻醉恢复时间早，患儿清醒迅速，脑功能如精神活动、认知能力恢复完善，麻醉后恶心呕吐发生率低。丙泊酚的缺点是注射部位疼痛，发生率高达 33% ～ 50%，应选择肘前大静脉注射，药液中加入利多卡因 0.2mg/kg 可减轻甚或消除注射痛。小儿用丙泊酚诱导时可发生不自主运动，其原因不明，因此在须绝对镇静的情况如 CT、MRI 检查时不宜用丙泊酚。丙泊酚无镇痛作用，手术时必须辅用其他麻醉药及镇痛药。由于诱导平顺，起效迅速，麻醉深度易控，苏醒快且脑功能恢复完善，术后恶心呕吐发生率低，故丙泊酚适于小儿门诊手术及某些诊断性检查的麻醉。由于市售丙泊酚制剂中含有鸡蛋和大豆成分，用于对这两种物质过敏的小儿要慎重。

2. 气管内插管麻醉和麻醉装置

（1）气管导管

气管插管可保证呼吸道通畅，减少呼吸道无效腔，便于呼吸管理及应用肌松药，优点较多。因此，小儿麻醉中以气管内插管麻醉最为常用，尤以重危患儿、婴儿、头颈、胸部手术以及腹部大手术、俯卧位、侧卧位手术全身麻醉时均应选用气管内插管麻醉，以策安全。气管插管的并发症包括插管损伤、喉水肿、导管扭曲、导管阻塞、呼吸阻力增加、拔管喉痉挛等。预防气管插管后喉水肿的措施有：①选用合适大小及优质的导管；②导管严格消毒；③麻醉期间避免导管与气管黏膜摩擦；④疑有喉水肿者，喉头局部用麻黄碱及地塞米松喷雾，同时静脉注射地塞米松。施行气管内麻醉期间须严密观察病情，注意预防上述并发症，但总的说来，气管插管优点远远超过其缺点，应尽量选用。

气管导管现多以对组织无刺激性的聚氯乙烯制成，导管以内径（mm）编号，管壁应薄，导管大小以 1.53 ~ 2.04kPa（15 ~ 20cmH$_2$O）加压时有轻度漏气为合适，如以 1.0kPa（10cmH$_2$O）加压时漏气明显，应更换气管导管。导管上有长度（cm）标志，经口腔插管时其长度为 12 + 年龄 /2。固定导管时应了解插入长度，可避免插管过深。气管导管连接管的口径应与导管内径相等（可用塑料外套管将二者连接），并应紧密连接，不留间隙，以免连接处屈曲。插管后应做两侧肺部听诊，两肺呼吸音相等才可固定导管。侧卧位或俯卧位翻身后再进行两肺听诊，以及时发现导管滑出气管或误入一侧支气管。

在小儿麻醉中，究竟是选用带套囊的还是不带套囊的气管导管近年来仍存在广泛争议。在低龄儿童中使用无套囊的气管导管被广泛认为是安全的，而传统观念认为带套囊的气管导管应对 6 岁以上的小儿使用。而近年来，小儿麻醉中机械通气常规使用，压力支持通气机随之应用，由气管导管引起的阻力增加的问题在小儿就不那么显著了，气管导管引起的局部组织损伤更多的是因为气囊过度充气或在 ICU 中长时间带管。多项研究也证实，在小儿使用肌松药的麻醉中，带套囊的与不带套囊的导管术后并发症的发生率并没有差别，须重复插管的概率更低，因此可能更适合。同时随着小儿喉头部解剖结构的研究进展，气管导管设计制作技术不断发展进步，如新近研发使用的微套囊导管，套囊以聚氨酯为材料，更为柔软，充气后压力更均匀，位置更朝向环状软骨水平远端。因此，近年来即使在婴儿，使用带套囊的气管导管也较为常见。在住院患儿中，带套囊的气管导管与无囊导管一样能安全地用于婴儿和儿童（新生儿除外）。但所有的气管导管都与气管黏膜的局部损伤程度有关，在婴儿和低龄儿童风险最高，损伤后最严重的后果是声门下狭窄。虽然在临床操作中，很多情况下有套囊的导管要比无套囊的导管更有益处，但两种导管无疑都会造成气管损伤，并给小儿带来更加严重的后果。有套囊的导管是否存在其他方面的不良反应，需要更多的使用和报道加以深入探讨。关于这一问题争论可能还将继续，但是，无论是有套囊的还是没有套囊的，对气管导管的仔细选择以及置入气管内的正确方法都是最重要的，这取决于临床医师的判断和技术以及患儿的指征。使用带套囊的导管应比不带套囊的导管小半号，且气囊内的压力应小于 25cmH$_2$O（18.4mmHg）。

在小儿，还有一系列特殊设计的气管导管用于不同的手术用途。异形管方便应用于头颈外科手术，可避免导管发生折叠、闭塞，减少意外拔管的危险。柯尔导管是一种上粗下细的、不带套囊，适用于新生儿的口插管，导管的气管部分比其他部分细，推荐用于新生

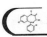

 现代临床麻醉学精要

儿复苏和短时间通气，但也有一些机构成功用于新生儿ICU。加长管适用于一些需要补偿导管额外长度的状况，在一些气道严重缩窄的患儿（如哮鸣、气道软化）应用常规的导管不合适时，可能需要使用加长管。增强型气管导管特别适用于小儿头颈部手术，如纵隔肿瘤、胃镜、经食管超声检查等，不易受到外力的影响使导管折屈或压扁。激光导管专门为激光手术中保护气管导管和患儿避免受激光伤害而设计。

（2）喉罩（LMA）

与气管插管比较，喉罩刺激小，不引起呛咳，特别适用于自主呼吸下进行眼科、耳鼻喉科短小手术。喉罩插入和拔出时心血管系统反应小，可避免血压和眼压的波动。对有先天性小颌、舌下坠、腭裂的Pierre-Robin综合征患儿，气管插管困难，可用喉罩通气道维持麻醉。对须频繁施行麻醉的患儿（如烧伤换药、放射治疗），用喉罩通气道保持呼吸道通畅，可避免反复气管插管。小儿喉罩充气囊的压力推荐是 60cmH$_2$O 以下，有学者建议小儿喉罩内压应低于 40cmH$_2$O，以减少小儿喉痛及喉罩周围漏气的概率，并建议在使用喉罩时常规使用校订后的测压计测喉罩内的压力。

近年来小儿使用LMA时用纤支镜观察及MRI成像研究显示，小儿放置LMA位置不正的概率更高，在纤支镜下评价喉罩的位置分为5级，小儿置入喉罩后1级理想位置的比率只有70%，且导致并发症的风险与小儿的年龄成反比。LMA用于小儿，气道梗阻的发生率高于成人近2倍。因为小儿舌体大，声门位置偏高偏前，会厌大且松软，常会遮盖咽部，造成气道阻力大，特别在小于1岁的婴儿中。小儿置入LMA，除标准的Brain置入法，可采用逆转法提高小儿置入的成功率。LMA用于更小的患儿会发生更多的气道梗阻、通气压力高、呼气末CO$_2$分压升高、喉罩漏气及气道并发症，因此在婴儿和新生儿使用LMA需要麻醉医师有更娴熟的技术并更为谨慎。术前用药及术中麻醉肌松药的应用、麻醉医师有更娴熟的技术并更为谨慎。术前用药及术中麻醉肌松药的应用、手术操作和并发症的影响等，可明显减低食管上、下端括约肌张力和正常生理保护反射（咳嗽、屏气等反射），存在潜在的反流、误吸风险。由于小儿胃液的容量相对较多、胃内压较高、pH值低，因此在麻醉中反流误吸的危险性相对较大。为此，凡遇胃内容量加大、喉功能不全等反流误吸高危因素的患儿，全身麻醉、急救复苏时不宜选用LMA。LMA是一个声门上的通气装置，所以对于张口困难、声门和声门上梗阻（咽喉部肿瘤、脓肿、血肿等）的患儿应用是有局限性的。

（3）呼吸回路

小儿应用循环紧闭法麻醉近年来逐渐得到推广，虽然没有特意为小儿应用设计的麻醉机，但成人麻醉机部件考虑到小儿特点经适当改进，小儿应用成人麻醉机进行循环紧闭麻醉是完全可行的。衔接管无效腔要小，用15mm塑料螺纹管替代麻醉机上的22mm橡胶螺纹管，储气囊改用750~800mL容量，麻醉呼吸器内的呼吸风箱改用小儿风箱，同时麻

- 266 -

醉期间进行控制呼吸，可以代偿呼吸阻力及无效腔的增加。

(二) 区域麻醉

在过去的 30 年中，区域麻醉已逐步增多，并成为小儿患者手术或非手术治疗的主要疼痛处理方法。随着特别针对小儿的穿刺针和导管的发展，区域麻醉应用于小儿也更为安全和便捷。近 10 余年里，许多大样本的小儿研究涵盖了包括新生儿至青春期少年的各年龄段，评价了各种神经阻滞方法的适应证、禁忌证和不良反应。随着神经刺激仪的广泛应用，周围神经阻滞可安全地应用于未使用肌松药的全身麻醉小儿。同时，超声引导技术为部位阻滞带来了重大的变革。超声技术的优势在于可将局部麻醉药的扩散可视化，在穿刺针定位至药物扩散不佳时可做调整，在局部麻醉药对神经形成完整圆形包裹时也可实时停药以减少用药量。

1. 骶管麻醉

骶管麻醉通过骶裂孔实施，是小儿尤其是婴幼儿最常用的硬膜外麻醉方式。小儿骶管裂孔相对较大，体表标志明显，且骶骨背面平、骶角突出易扪及，穿刺成功率较高，而且小儿骶管容积小，蛛网膜囊位置较低，局部麻醉药物浸润完全，能够满足下腹部、会阴部以及下肢大部分手术的要求，并且连续骶管麻醉的应用，也可满足长时间手术的要求。小儿骶管内蛛网膜囊位置较低，如穿刺过深，亦有误入蛛网膜下隙造成全脊髓麻醉的可能。骶管麻醉应使用短斜面穿刺针以免刺破硬脊膜。随着年龄增长，小儿骶骨轴线偏离腰椎中轴，骶裂孔更难定位，甚至可能闭锁。

婴幼儿骶管腔充满脂肪和疏松的网状结缔组织，这使得局部麻醉药很容易扩散。6~7岁儿童硬膜外间隙脂肪变得更紧密，局部麻醉药不易扩散。脂肪内含许多无瓣膜的血管，意外的血管内注药可立即导致局部麻醉药全身扩散，引起中毒症状。骶管腔与腰骶部神经丛周围间隙相通（特别是腰骶干），所以有必要注入足够剂量的局部麻醉药以补充流失量才能获得满意的感觉阻滞平面。

骶管麻醉能满足多数低位手术要求（主要是脐以下），包括疝囊结扎术、泌尿道、肛门、直肠手术、骨盆以及下肢手术等。骶管麻醉主要用于 AS Ⅰ~Ⅱ级的婴儿和幼儿，并通常复合浅全身麻醉。也可用于孕后 50~60 周以内婴儿以及早产儿（怀孕 37 周以前出生的婴儿）麻醉。因其硬膜外间隙脂肪呈液态，导管置入很容易，能提供持续时间较长的无痛感。包括美国在内的许多国家都常采用骶管麻醉，但穿刺部位接近肛区，括约肌功能失调的患儿有细菌感染的可能，因此一些国家对使用骶管麻醉有顾虑。经骶管可放置导管直达腰部和胸部硬膜外间隙，而无须选用经腰椎或胸椎棘突间隙硬膜外阻滞。骶管麻醉的禁忌证主要有骶骨畸形、脊膜突出和脑脊髓膜炎。

骶管麻醉的同时可将镇痛药加入局部麻醉药中进行术后镇痛，所以容易被患儿及其家长接受。可单次给药或连续给药，选用低浓度的长效局部麻醉药如 0.1% 或 0.125% 布比卡

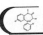

因或 0.2% 罗哌卡因，二者都具有长效的优势。如果所需局部麻醉药超过 1mL/kg，则不宜采用骶管麻醉，最好选择更高位硬膜外麻醉。可联合的镇痛药有氯胺酮、曲马朵、可乐定、阿片类药等，但应注意术后的监护。

2. 蛛网膜下隙阻滞

蛛网膜下隙阻滞适用于大部分手术时间较短的婴幼儿下腹部和下肢手术。与在成人中的应用效果一样，它起效迅速、镇痛效果确切、肌松良好。蛛网膜下隙阻滞尤其适用于容易引起术后呼吸系统并发症的高危婴幼儿，包括早产儿、低体重儿、支气管发育不良、患有慢性呼吸道疾病等的患儿。这些患儿全身麻醉术后发生呼吸系统并发症的概率明显增加，而应用蛛网膜下隙阻滞对呼吸功能几乎无影响，又能大大减轻全身麻醉的不良反应，术后镇痛良好，对生理功能影响少，操作简单，患儿术后恢复迅速。蛛网膜下隙阻滞也适用于孕后 60 周以下早产儿，尤其是那些发生过新生儿呼吸窘迫和贫血症（血细胞比容低于 30%）的早产儿，这些患儿全身麻醉（包括七氟烷吸入麻醉）后更易发生延迟性呼吸暂停。饱胃也是蛛网膜下隙阻滞的适应证。蛛网膜下隙阻滞不影响保护性气道反射，发生误吸的风险很低，对那些有较高术后恶心呕吐风险的患儿是一个不错的选择。蛛网膜下隙阻滞还可用于那些有明显肺部疾病和神经肌肉疾病的患儿，以避免全身麻醉而使原有的呼吸功能不全恶化。区域麻醉不会诱发恶性高热，因此蛛网膜下隙阻滞还可用于那些恶性高热的易感患儿。

对于大于 5 岁的小儿应用蛛网膜下隙麻醉表现与成人相似，但更年幼的小儿常会出现血流动力学不稳，虽然并不会出现显著的低血压或心动过缓，但可有一过性的、可通过快速输液纠正的平均动脉压的下降或脑血流的降低。

小儿蛛网膜下隙常用局部麻醉药有丁卡因、布比卡因、左旋布比卡因及罗哌卡因，剂量可按体重、年龄或脊柱长度（第七颈椎棘突至骶裂孔距离，简称椎长）计算。临床应用中，某些单位常根据脊柱长度用药，下腹部手术用布比卡因 0.15mg/cm，下肢及会阴部手术用 0.12mg/cm，注药后 2min 起效，麻醉可维持 1.5 ～ 2h。

小儿蛛网膜下隙阻滞操作虽简单，但麻醉管理不能忽视，麻醉期间应吸氧，并常规监测血压、呼吸及氧饱和度，并应有麻醉机及急救物品准备在侧，以便随时处理。小儿特点是当下肢麻木或有内脏牵拉反应时，常难以忍受而出现哭闹，应及时应用辅助药物。小儿循环时间快，腰椎穿刺后损失的脑脊液易于恢复，故小儿蛛网膜下隙神经阻滞后头痛发生率低。

3. 硬膜外阻滞

小儿硬膜外阻滞的应用指征，尚无一致意见。有些单位小儿腹部手术常规应用硬膜外阻滞，有些单位则仅在下腹部及会阴手术中应用。单次硬膜外阻滞已可满足大多数儿科手术麻醉，在可导致术后长时间疼痛的大手术则可放置硬膜外导管连续麻醉并用于术后镇痛。小儿施行硬膜外阻滞时，辅助药的用量必须控制，如大量应用多种辅助药物，反而使麻醉管理复杂化，亦易于引起呼吸循环并发症，故对适应证的掌握必须慎重。为解决小儿硬膜外阻滞内脏牵拉不适和阻滞平面高影响呼吸的问题，目前应用硬膜外阻滞与气管内全身麻醉复合麻醉，这样硬膜外阻滞的优点可以保留，而牵拉不适可以消除，复合麻醉便于呼吸管理，可进行控制呼吸，可不必顾虑阻滞平面引起呼吸抑制。硬膜外与全身麻醉复合，全身麻醉药及肌松药用量可以减少，应激反应也减少，术毕可早期拔管，术后并发症少，术后可通过硬膜外导管进行硬膜外术后镇痛治疗。全身麻醉与硬膜外阻滞复合应用使小儿硬膜外阻滞的应用指征扩大至胸腹部大手术，取得了良好效果，并在国内外获得推广。

小儿硬膜外腔含脂肪组织、淋巴管及血管丛较丰富，腔内间隙相对较小，而脂肪组织较为疏松，有利于药液扩散，但椎间孔通畅，药液由此漏至椎旁间隙的量也相对增多，故小儿硬膜外脊神经阻滞节段的数量并不完全按药液量的增加而呈比例地增加。小儿硬膜外腔脊神经细，鞘膜薄，故麻醉作用较成人出现早，药物浓度也可相应降低。随着年龄增长，小儿脊神经由细变粗，神经鞘膜由薄到厚，局部麻醉药的有效浓度也和成人相似。

二、麻醉期间的监测及管理

小儿麻醉期间情况变化快，应严密监测病情。监测项目根据病情及手术大小而有区别。现代化的监测仪器给临床提供很多方便，但任何仪器都不能代替麻醉医师的临床观察。目前公认的中等以上手术麻醉监测项目如下：

1. 麻醉过程中麻醉医师必须始终在场。

2. 血压及心率心前区放听诊器可听心率、心律及呼吸音。

3. 脉搏、氧饱和度（SpO_2）监测。

4. 呼气末 CO_2（$ETCO_2$）监测，使用无重复吸入装置时为保证通气量足够，无 CO_2 蓄积，监测 $ETCO_2$ 很有帮助。

5. 体温。

6. 尿量。

7. 呼吸环路内氧浓度及吸入呼出麻醉药浓度。

当然有条件时还可监测潮气量、分钟通气量、气道内压、胸肺顺应性、呼吸道阻力、肌肉松弛程度以及血气酸碱分析。

听诊器使用方便，应随时在麻醉期间做心前区听诊，可评估小儿心率、心律、心音强弱以及呼吸音性质，有经验的麻醉医师可通过心音强度的改变而估计心血管功能的改变。对非胸部手术听诊器可放置在心底部或胸骨切迹处，开胸手术可应用食管听诊器，插入食管后可清晰闻及心音及呼吸音。

血压由心肌收缩力、血容量及外周血管状态等因素组成。间接法测血压时，血压表袖套大小对测定数值的正确性有重要影响。无创自动血压计测血压，数值比较正确，即使新生儿也可测得血压。任何小儿手术均应测定血压，尤其是出血多的手术，血压测定对输血

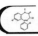

输液有指导意义。

小儿采用有创动脉穿刺置管的适应证包括：循环不稳的小儿，可引起大量失血〔失血总量超过估测血容量（EBV）50%〕、急性血液丢失>10%EBV、大量体液转移（第三间隙损失量>10%EBV）的重大手术，控制性降压，心肺转流，气体交换显著异常的小儿或可引起气体交换异常的手术（如开胸术），偶尔也可用于无创测量法无法监测血压的小儿。在小儿，桡动脉由于表浅及易于置管是首选，其他常用的位置包括尺动脉、足背动脉、胫后动脉及股动脉。肱动脉穿刺由于可损伤正中神经并影响肘部侧支血流应尽量避免；相较于肱动脉，腋动脉由于侧支循环丰富可能更有优势。在新生儿，也可通过脐动脉行主动脉和下腔静脉置管。如动脉扪及困难，可予多普勒超声协助定位；经皮穿刺困难或失败的情况下可考虑外科手术切开。

脉搏氧饱和度仪是小儿麻醉监测中最大的进展，由于该仪器无创伤性，可连续测定，应用方便，数据可靠，为早期发现去氧饱和血症及低氧血症提供可靠的监测手段，提高了小儿麻醉的安全性。早期低氧血症患儿往往不出现心率、心收缩力和呼吸变化，也无发绀或心电图改变，单凭临床体征难以诊断，而氧饱和度仪可早期发现低氧血症并报警，提供早期诊断。除麻醉期间监测外，氧饱和度仪可监测全身麻醉无通气期的氧合程度，提高了气管插管时的安全性。对全身麻醉期间应用呼吸机可监测其氧合效果，用SpO_2还可指导吸氧浓度及气管拔管时机。目前氧饱和度仪监测已广泛应用于麻醉监测、诊断性检查术中麻醉、术后转送途中、重症监护病房、呼吸机治疗等，提高了安全性。

麻醉期间吸入及呼出气麻醉气体浓度的监测使麻醉的安全性提高。低流量紧闭麻醉时，必须监测吸入及呼出气氧及麻醉药浓度，以确保麻醉期间安全。大手术时应进行血气分析，除了解PaO_2及$PaCO_2$外，并可对全身酸碱情况进行分析，并做出相应处理。

小儿麻醉期间体温变化很大，体温增高或降低均可能发生，麻醉期间监测体温很有必要。除普通温度计测口腔及肛门温度外，为连续测定体温，现常用半导体测温计测量，使用很方便。现已明确，小儿麻醉期间体温应与血压、脉搏、呼吸同时测定，并记录于麻醉单上。

尿量的测定很有临床意义，大手术应放置导尿管，测定每小时尿量。正常尿量为每小时1~2mL/kg。小儿每小时尿量>20mL，婴儿>10mL，提示肾功能无明显异常。

小儿中心静脉置管的适应证包括：外周静脉置管困难，中心静脉压监测，须输注高渗或致血管硬化的液体及可引起显著静脉气栓致循环不稳的手术。中心静脉压结合动脉血压可提供很多循环系统的信息，如能配合肺毛细血管楔压及心排血量测定，对保证大手术患儿的安全很有帮助。小儿中心静脉穿刺置管可通过颈内静脉、颈外静脉、锁骨下静脉、脐静脉和股静脉。小儿颈内静脉穿刺并发症较多，而颈外静脉穿刺便捷，虽穿刺针较难进入上腔静脉，但颈外静脉压与颈内静脉压相差不大，也可用颈外静脉做中心静脉压测定。新生儿可通过脐静脉置管行液体复苏，但要注意因导管可进入门静脉分支，输注致硬化的或高渗液体发生永久性肝损伤的概率较高。在小儿，也可使用二维超声辅助颈内静脉穿刺定位，提高中心静脉穿刺的成功率。

小儿麻醉期间肌松药的应用日益广泛，肌松监测在小儿也得到推广。通过刺激尺神经拇内收肌的收缩反应记录，有助于正确掌握肌松药剂量、是否需要加药，手术完毕根据4个成串刺激（TOF）的比值决定是否可以拔除气管导管。对手术结束呼吸迟迟不恢复，肌松仪监测可鉴别呼吸暂停的原因而便于治疗。

目前，小儿麻醉大部分采用多种药物的复合麻醉，给判断麻醉深度带来一定困难，与以往单纯根据某一药物的麻醉分期并不符合。而麻醉深度是对镇静水平、镇痛水平、刺激反应程度等指标的综合反映，而这些指标的中枢反应区域又不尽相同，所以麻醉深度必须是多指标、多方法综合检测的结果。在近几十年，出现了BS（脑电双频指数）、AAI（听觉诱发电位指数）等多种麻醉深度监测方法。BIS监测是研究最多、应用最广的。对于成人而言，BIS值85～100代表正常状态，65～85代表镇静状态，40～65代表手术麻醉状态，低于40可能呈现爆发抑制。虽然对于小儿目前尚无统一标准，但BIS作为一种能持续和可靠地测定镇静、催眠药物作用的方法，已被广泛应用，它可以同步、定量地反映患儿的镇静程度。BIS监测与目前临床常用的镇静评分方法有良好的相关性，BIS也可作为小儿镇静程度的监测指标。研究表明BIS值与小儿呼气末七氟烷、异氟烷浓度成负相关。最近也有研究证明了BIS与丙泊酚浓度间存在相关性，通过BIS可指导丙泊酚的诱导剂量，不但减少了丙泊酚的使用量，而且能够维持血流动力学的稳定。BIS用于小儿麻醉深度监测时，随着药物浓度的增加，BIS值也相应地降低并呈一定的量效关系。BIS值同样会受神经阻滞的影响，研究表明骶管阻滞可以降低幼儿全身麻醉时的BIS值，而腰麻则降低婴儿的BIS值。但是，BIS值主要源自对成人EEC的资料分析，这一针对成人的设备和BIS运算法则是否同样适用于小儿，尚没有明确的定论。由于小儿在生长发育过程中，随着年龄的增长，自身的EEC形式存在着显著的差异，这种较大的个体差异将可能影响BIS监测在小儿麻醉中的应用。

第四节　麻醉期间输血输液

小儿麻醉手术期间输血输液是保证手术安全的重要措施。麻醉和手术期间的液体治疗虽然历经50多年的发展，取得了很多共识，但是在诸如"开放性输液或限制性输液策略""胶体液或晶体液"以及"血容量监测和判断"等方面仍然存在较大的分歧，而关于小儿围术期最佳液体治疗方案至今也无定论。但麻醉手术期间液体需要量应包括以下5方面：①每日正常生理需要量；②术前禁食所致的液体缺失量或手术前累计缺失量；③麻醉手术期间

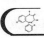

的液体再分布；④麻醉导致的血管扩张；⑤术中失血量。

一、正常生理需要量

液体的正常生理需要量与热卡消耗有关。目前一般体重 3 ~ 10kg 的小儿热卡消耗量为 100kcal/（kg·d），体重 10 ~ 20kg 的小儿每日热卡消耗量为 1000kcal+50kcal/kg，体重 > 20kg 的小儿每日热卡消耗量为 1500kcal+20kcal/kg。正常情况下，每消耗 100kcal 热量，因氧化而产生 17mL 液体，同时需要 67mL 液体以排出代谢产物，另有 50mL 液体自皮肤及呼吸道丧失（不显形失水），故每消耗 100cal 热量须补液 100mL。

同时，小儿每日钠和钾的需求量分别是 3mmol/kg 和 2mmol/kg，这种组合成分的电解质液是低张性电解质液。但目前认为，围手术期液体治疗的一个关键点是维持适当的血管内液体容积而不引发低钠血症。围术期多种原因可导致低钠血症，包括输注低渗液体、恶心呕吐、疼痛、术中和术后应激诱发的非低血容量性刺激引发抗利尿激素释放；但最主要还是使用低张液体引起。急性低钠血症导致神经元水含量过多（脑水肿），可引起头痛、恶心、呕吐、肌无力等亚临床症状。小儿由于脑组织体积对脑腔容量的比值更大，更易罹患严重的低钠性脑病。因此，围术期液体输注应以等张液体为主。

术中生理需要量的计算应从患儿进入手术室开始计算，直至手术结束送返病房，即每小时维持量 × 在手术室停留的小时数。

二、术前禁食所致的液体缺失量或手术前累计缺失量

术前液体缺失量和脱水状况的评估各有不同，择期手术患儿没有或者只有慢性进行性的液体丢失，而急诊手术或严重外伤患儿却处于动态的血液或肠液丢失状态，很难评估他们的液体平衡情况。

择期手术的术前液体缺失通常由术前禁食所致。禁食缺失量的计算方法是：每小时维持量 × 禁饮小时数。考虑到较小儿的细胞外液丢失较多，因此，婴幼儿在麻醉后第一小时的补液量比较大儿的量多。≤ 3 岁小儿，术中第一小时补液量为 25mL/kg；而 ≥ 4 岁小儿第一小时补液量为 15mL/kg。须注意的是，以上两种补充术前缺失量的方案都是基于过去的"午夜后禁食"，即禁食达 6 ~ 8h 的患儿。根据新的禁食禁饮指南，如果患儿在术前禁食时间较短，或术前已接受静脉输液，则第 1h 的补液量可以减少，临床上应视具体情况而做适当调整。

三、麻醉导致的血管扩张

麻醉药物和麻醉方法均会引起血管扩张，使循环血容量相对减少，通常在麻醉开始即

应遵循个体化的原则及时输注晶体液或胶体液，以维持有效循环血容量。全身麻醉时血管扩张所致的缺失量一般为 5 ~ 7mL/kg。

四、术中失血量

手术失血主要包括红细胞和凝血因子丢失及血容量减少，须进行有针对性的处理。目前公认的输注红细胞悬液的指征是：增加携氧能力或避免出现携氧能力受损，用于地中海贫血或镰形细胞病患者抑制或稀释其内源性血红蛋白。临床实践中，近 20 年里已有若干个小儿输注红细胞及其他血制品的指南发布。小儿输注红细胞悬液的明确指征是血红蛋白 < 60g/L，特别是急性发生的贫血；血红蛋白 > 100g/L 的小儿不应输注红细胞；而血红蛋白 60 ~ 100g/L 的小儿应结合临床是否有氧合不良的风险综合考虑；简单地使用血红蛋白的多少作为是否输血的唯一标准并不合适。传统上也有专家建议：手术中失血 < 10% 血容量，可不输血而仅输平衡液；失血 > 14% 血容量，应输红细胞混悬液，同时补充平衡液；失血 10% ~ 14% 血容量，应根据患儿情况决定是否输注血液制品。

无论遵循何种输血标准，临床医师应该认识到输注红细胞的目的是为了确保组织充足的氧供，小儿的临床征象与血红蛋白水平对判断是否须输血同样重要。例如，需要积极观察患儿是否存在心动过速、呼吸急促、尿量减少、四肢冰凉等表现。有条件可以进行酸碱平衡及乳酸水平的监测，甚至可监测混合静脉血氧饱和度。而新生儿（< 4 个月）由于促红细胞生成素对机体低氧供的反应不同于大龄儿，且体液系统排除异源性红细胞抗体的反应不足，输血时更应慎重权衡其效益与风险比。

一旦决定输注红细胞，估计患儿的血容量（Estimated Blood Volume，EBV）十分重要，这与血制品和其他液体的输入量密切相关。此外，麻醉医师还要在开始输入 RBC 悬液之前计算允许失血量。患儿的 EBV 一般与年龄和体形部分相关，新生儿血容量 85mL/kg，小儿 70mL/kg，肥胖小儿 65mL/kg。估计完患儿的循环血容量后，可以进一步简单地计算最大允许失血量（Maximal Allowable Blood Loss，MABL）。简单的计算公式是：

MABL =（初始 Hct－目标 Hct）/ 初始 Hct × EBV

此出血量可以按 3：1 的平衡盐溶液（如乳酸钠林格液）补充，即约 2200mL，或 1：1 的 5% 白蛋白或 1：1 的胶体补充，即 730mL。当估计失血量达到这个目标容量时应当开始输入 RBC 悬液。由于 RBC 悬液的 Hct 大约是 60%，每输入 100mL RBC 悬液提供的 RBC 约为 60mL。在上述的例子中，如果失血量超出 MABL 150mL，并且预计目标 Hct 为 30%，那么应当从下列公式计算补充量：

补充的血容量（150mL）× 目标 Hct（30%）= 45mL 100%RBC，而 RBC 悬液的 Hct 约为 60%，那么，45mL/0.60 = 75mL RBC 悬液，即 75mL RBC 悬液（Het60%）相当于 30%Hct 全血 150mL。

通常可以简化计算，超出 MABL 的每 mL 失血可以输入 0.5mL RBC 悬液，这会导致比

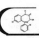

目标 Hct30% 稍高的 Hct，但是由于所有这些计算都是估计的，最终的结果通常很接近目标水平。

在大量出血输血时（通常定义为失血量超过 EBV）往往需要使用新鲜冰冻血浆（FFP）补充凝血因子。对于已知有凝血因子损害的小儿，如大面积烫伤或凝血病，在失血量超过 1 倍 EBV 之前就应输注 FFP。而术前无凝血因子损害的健康小儿在失血量超过 1 ~ 1.5 倍 EBV 前则不需要使用 FFP。该原则适用于失血后输注浓缩红细胞的小儿，输注全血的小儿即使失血量超过血容量数倍也不需要 FFP。值得注意的是，即使失血量超过血容量 1 倍，PT（凝血因子时间）和 PTT（部分凝血活酶时间）也只会轻度延长。

当失血量超过血容量的 1 ~ 1.5 倍，并以浓缩红细胞、晶体、清蛋白或其他非血制品替代容量后，往往需要输注 FFP。当然，是否须输注 FFP 还须结合凝血情况及 PT 和 APTT 的实验室结果。目前并没有小儿的相关研究清楚地界定 PT 和 APTT 的阈值来代表病理性出血需要输注 FFP 以补充凝血因子。一般而言，PT > 15s 或 APTT > 60s（超过基础值的 1.5 倍）并伴有异常渗血可作为输注 FFP 纠正凝血功能障碍的指征。而实验室检查异常，但无异常渗血，且手术区域对血肿形成的后果又相对较安全（如整形外科手术而不是神经外科手术），则可继续观察，延迟输注 FFP。

需要输注的 FFP 容量取决于凝血因子缺乏的严重程度和是否存在消耗性凝血病。一般而言，至少须输注小儿血容量 30% 的 FFP 才能纠正 PIT 和 APTT 的延长。在小儿，若输注 FFP 的速度超过 1.0mL/（kg·min），常会伴有严重的低钙血症及心脏抑制并低血压，特别是在使用强效吸入麻醉剂的小儿。因此，在快速输注 FFP 时须补充外源性氯化钙（2.5 ~ 5mg/kg）或葡萄糖酸钙（7.5 ~ 15mg/kg）。婴儿输注 FFP 时更易发生低钙血症，可能是由于其游离钙和代谢柠檬酸盐的能力较低；而肝移植小儿、肝功能或肝血流灌注受损小儿也因为代谢柠檬酸盐的能力受损而发生低钙血症的风险增大。

疾病因素（如特发性血小板减少性紫癜、化疗、感染或弥散性血管内凝血）或大量失血导致的血液稀释均可导致血小板减少。疾病因素导致血小板减少的小儿即使对血小板计数 ≤ 15×10^9/L 也有较好的耐受性而无须输注血小板，而大量失血所致血小板减少的小儿当血小板计数 ≤ 50×10^9/L 时就必须补充外源性血小板。有学者认为，可经验性地根据术前血小板计数估计术中失血所致的血小板需求。术前血小板计数升高的小儿在失血量超过 4 倍血容量前无须输注血小板；而术前血小板计数较低的小儿（约为 ≤ 100×10^9/L），在失血量达 1 ~ 2 倍血容量时就需要补充血小板；术前血小板计数正常的小儿（150 ~ 350）× 10^9/L 则在失血量 ≥ 2 倍血容量时需要输注血小板。另外，除了那些出血倾向至关重要的重大手术（如神经外科手术、心脏手术或器官移植手术），临床渗血情况应作为是否需要输注血小板的标准指征。初始的输注剂量约为 0.1 ~ 0.3U/kg。输注该剂量后血小板计数能上升多少取决于是否存在血小板抗体和血小板损耗的速率。

五、小儿术中是否须输注葡萄糖液

在过去的 20 年中，对于是否使用含糖液作为小儿术中维持液体一直是争论的焦点。众所周知，特别是在新生儿，低血糖可引起脑损伤。为避免小儿在围术期出现低血糖，过去提倡在术中常规应用激素，但是当时的人们却低估了高血糖的风险。大量研究已证实，尽管术前禁食，由于对麻醉和手术的应激反应使血糖增加，多数患儿的血糖水平仍属正常。即使延长禁食时间，在术前发生低血糖的风险也很低（1% ~ 2%）。因此，大多数患儿没必要在围术期使用含糖液，也没必要去监测血糖。

围手术期高血糖也是临床上广泛关注的问题。高血糖可引起渗透性利尿、继发性脱水和电解质紊乱，高血糖还可增加缺氧 / 缺血性脑病或脊髓损伤的风险。我们通常使用的 5% 葡萄糖液，其含糖浓度约为正常人血糖的 50 倍，其能量供应对能量需求较高的早产儿或新生儿可能较为合适，但对较大小儿可造成高血糖的概率为 0.5% ~ 2%。这种高血糖的发病率在区域阻滞的小儿由于应激反应小，概率则较低。也有研究发现，行日间手术的患儿存在无症状性低血糖风险；还发现有少数患儿在术中输入无糖液体，其血糖的实际表现为降低。

新生儿和早产儿对葡萄糖有特殊需要，可能是由于葡萄糖储备不足和胰岛素经胎盘从母体转移至胎儿所致。对这些小儿至少应输入 5% 葡萄糖液，而母亲患糖尿病的新生儿应接受 10% 葡萄糖液。对这些患儿应测定术前血糖水平，并通过经常测定血糖水平以指导葡萄糖的输入。除糖以外，液体中还应含有足量的电解质，可应用 1/4 ~ 1/2 浓度的生理盐水。新生儿可通过增加尿量排出多余的水，因此，对稍超负荷容量的调节能力胜过对低钠溶液的耐受。由于新生儿的远曲肾小管对醛固酮缺乏足够的反应力，尿中极易丢失钠，所以新生儿手术中应予补充。如使用不含电解质的 5% 葡萄糖溶液，容易引起低钠血症，尤其当血钠低至 120mmol/L，可引起水中毒并导致脑水肿和抽搐。

六、胶体液在小儿麻醉中的使用

目前可用的胶体液分为天然的蛋白质胶体（清蛋白）和合成胶体（羟乙基淀粉、右旋糖酐类和明胶）。

白蛋白是天然血液制品，5% 白蛋白的渗透压为 2.67kPa（20mmHg），接近于生理性胶体渗透压，能够维持血压和血浆胶体渗透压，因此是小婴儿比较理想的胶体液。已证实，未足月儿在低血压时使用 4.5% 的清蛋白比 20% 的清蛋白更加有效，这说明清蛋白的容量治疗在维持或重建心血管稳定性方面比浓度更重要。虽然其仍然是新生儿和小婴儿的扩容治疗时使用的金标准胶体液，但由于其价格昂贵，促使不少国家转向其他胶体液，如英国和爱尔兰更愿意使用明胶，而法国及不少欧盟国家更偏好羟乙基淀粉。

明胶是由生胶原制成的一种多肽，小儿使用明胶已有多年的历史，小婴儿也可使用明

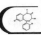

胶。国际上的指南对于明胶的生产过程有特殊的要求，以尽量减少其传播疯牛病的风险。明胶的扩容效力明显低于清蛋白或羟乙基淀粉，仅相当于输入量的 70%～90%。肾脏的快速排除作用使其扩容效果持续时间较短，仅与晶体液相当。输入明胶后可能发生对动物蛋白及其交联物质的过敏和类过敏反应。明胶基本对凝血功能无不良影响，且无剂量限制。明胶液为轻度低张液。

羟乙基淀粉（hydroxyethyl starch，HES）：HES 溶液是由玉米淀粉加入等张盐溶液中制备而成的。有多种 HES 溶液，其物理及化学特性与溶液浓度、平均分子量、取代级及 C_2 与 C_6 的比值有关。。高分子量（如 450kD）、高取代级（如 0.7）的 HES 溶液可以有明显的蓄积作用及不良反应，包括容量超负荷、干扰凝血功能及瘙痒。在脓毒症或脓毒症休克患儿中应用 HES（200/0.6）作为血浆扩容剂，是导致急性肾功能衰竭的一项独立危险因素。HES（200/0.5）用于脑死亡的肾移植供者的容量恢复时，可导致肾移植受者的肾功能损害。目前最新的第三代 HES 有更低的分子量及取代级，因此其在体内的蓄积更少、不良反应也更少。可快速代谢的 HES 溶液即使在围手术期大量应用也不会增加肾损害的风险，用于脑外伤患儿也是安全的。由于 HES 以生理盐水作为溶液，HES 也可能导致高氯性酸中毒。类过敏反应虽罕见，但仍可能发生。许多国家的医疗官方限定了 HES 的日允许输入量和持续输注的时间。大多数小儿麻醉医师和儿科医师已认识到 HES 的不良反应，因此，在未足月儿和新生儿都不使用 HES，新生儿胶体液的选择只有明胶或清蛋白。

目前，尚没有证据表明在围术期选择胶体液还是晶体液会影响到病死率或发病率，也没有发现病死率与某种液体的使用有关。在这种情况下，如何选择液体并没有一个通用的原则。综合考虑术中体液丢失的性质（水或血浆），替代的胶体对于血管内容积、凝血的连锁效应、微循环和可能导致的过敏反应及费用，小儿术中的液体治疗应先选用晶体液（生理盐水或乳酸林格液）。其优点包括经济、对凝血影响小、无过敏、无输血引起的传染性疾病的风险。通常，乳酸林格液 15～20mL/kg 在 15min 以上时间输注可重建心血管稳定。输注总量 30～50mL/kg 的晶体液后，为维持血管内渗透压稳定应该使用胶体液（白蛋白或合成胶体）。而综合分析这些胶体液的过敏反应、价格、须使用血制品的概率及患儿使用的长期愈后，并没有哪一种胶体更有优势。

第五节　麻醉并发症及其处理

小儿对麻醉的代偿能力有限，根据多年来临床资料分析，小儿麻醉并发症的发生与下列因素有关。①麻醉前准备不足：术前未认真地询问病史，未做必要的体格检查和生化检查，对术前高热、上呼吸道感染、严重水电解质紊乱（脱水、低血钾、低血钙）、低血糖等未做适当处理，情况未改善即进行手术，因而麻醉期间并发症明显增多。目前认为即使急诊手术也应做适当术前准备后再进行手术。②麻醉器械准备不足：小儿不论施行何种麻醉方法，均应准备氧、吸引器、小儿适用的面罩加压吸氧装置、麻醉机、螺纹管、咽喉镜、小儿气管导管，以便随时应用。不要待麻醉过程中病情发生剧变时才临时寻找麻醉抢救器械，以免延误病情的及时处理。③麻醉方法选择不当或药物逾量：应根据小儿不同病情及手术部位而选择合适的麻醉方法，不应过分信赖一种麻醉方法来配合各种小儿手术。如对时间冗长的小儿手术，过度依赖氯胺酮麻醉，氯胺酮常明显超量，可引起麻醉苏醒延迟，严重的可导致呼吸循环抑制；小儿硬膜外阻滞时局部麻醉药或辅助药用量过多，常引起局部麻醉药毒性反应或辅助用药过量导致呼吸循环抑制；对饱食、肠梗阻患儿，为预防麻醉期间呕吐误吸，应及时施行气管插管，以免术中呕吐物误入呼吸道，造成严重后果。④麻醉期间观察及监测不够：小儿麻醉期间机体生理状况改变很快，如麻醉医师对麻醉期间出现的危象如呼吸费力、呼吸抑制、皮肤苍白或发绀、脉搏细弱、血压下降、心率变慢、体温过高或过低等未能及时发现和处理，可造成严重后果。⑤输液输血不当：小儿细胞外液在体液中所占比重比成人显著增加，细胞外液的转换率也大，手术中对细胞外液和血液的丧失如未及时补充，可造成血容量不足、休克、少尿等并发症，临床上曾有门诊小手术因麻醉苏醒延迟又未及时输液，造成严重脱水休克的教训。小儿血容量绝对值小，如输液过多，可引起心力衰竭、肺水肿，也应避免。临床上因输血输液逾量引起的并发症比输液不足更多见。

从以上因素可以看出：只要术前做好充分准备，配备必要的小儿麻醉器械，麻醉期间使用监测仪器（特别是脉搏—氧饱和度仪和呼气末 CO_2 监测）并严密观察患儿，及时发现及处理各种异常情况，麻醉并发症是可以减少至最低限度的。

一、呼吸系统并发症

随着麻醉技术和监测设备的进展、新的全身麻醉药和控制呼吸技术的应用，严重呼吸系统并发症已较以往减少，但呼吸系统并发症仍是小儿麻醉最常见的并发症，主要由于呼吸抑制、呼吸道阻塞及氧供应不足所致，可发生于术中及术后。

（一）低氧血症

与成人相比，小儿（尤其新生儿）代谢率高（肺泡通气量与 FRC 比值大和需氧量多），使之在呼吸暂停或上呼吸道失去控制时发生快速的缺氧导致低氧血症。引起小儿低氧血症的原因很多，若无导管脱出或支气管痉挛等问题，健康小儿最常见的导致氧饱和度逐渐降低的原因是由肺不张引起的右向左分流。小儿气道失去控制也是常见的原因。患儿苏醒期经常出现屏气，会导致腹内压和胸内压升高及声门关闭，也可能引起血氧快速大幅度地下降。

如果是由肺不张引起的低氧血症，此时关注的重点是肺复张，单纯提高吸入氧浓度和

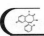

增加新鲜气体流量，不能明显改善低氧饱和度。单次手动肺膨胀至 $30cmH_2O$ 保持 30s，或者能够接受的相近设置可使脉搏氧饱和度数值很快恢复至正常。如果该方法不能纠正低氧饱和度，则应寻找低氧饱和度的其他原因。

气道失去控制最容易发生在麻醉诱导中和诱导后即刻。麻醉诱导时，解剖上较窄的上气道直径会进一步减小。肿大的扁桃体和增殖体会增加小儿气道梗阻的概率。如果气道出现阻塞（观察到三凹征和膈肌过度运动），可以闻及由于声门部分关闭引起的吸气音异常（喘鸣音）。随着气道关闭的加重逐渐出现无声。为了纠正这种恶化的情况，应当紧扣面罩，呼吸回路预充纯氧（和七氟烷），关闭泄气阀给呼吸回路加压，维持 5 ~ $10cmH_2O$ 的压力。必要时，可使用口咽通气道、鼻咽通气道、提下颌和持续正压通气。屏气的最佳治疗方法是吸入纯氧和持续正压通气。

（二）喉痉挛

喉痉挛是由于各种原因致甲状舌骨肌缩短，声带合拢，假声带及声门上皱襞的软组织涌阻于声门口造成，吸气及呼气因而阻塞。发生喉痉挛主要触发因素是喉部、胸腔、腹腔或盆腔的内脏神经受刺激而引起的正常反射。除了小儿易发生这一因素外，上呼吸道感染、浅麻醉也是常见的易发因素；喉头的异物刺激，如分泌物、血液、口咽通气道、拔管过程是主要的诱发因素。发生在拔管后即刻的喉痉挛常是由于浅麻醉下拔除气管导管或异物（血液、胃液或黏液）刺激喉部所致。

不管何种类型的喉痉挛，处理的第一步都是用双手托下颌，同时用纯氧面罩加压通气。通气时不要与闭合的声门对抗，否则只会把气体压入胃内。如果小儿存在微弱的自主呼吸，应当与小儿自主呼吸同步以增强呼吸作用。

如果喉痉挛持续不缓解，有胸部呼吸运动而依旧没有声带发声，则给予阿托品 $20\mu g/kg$ 和丙泊酚 1 ~ 2mg/kg。使用阿托品应当宁早勿晚。阿托品将维持心搏且延缓或防止心动过缓。预防性静注丙泊酚可以防止喉痉挛，而治疗性给药则可以起到缓解作用。

如果上述操作仍无法有效通气，则可能发生完全性喉痉挛，或者是喉远端的气道发生梗阻。对于完全性喉痉挛，应迅速给予琥珀酰胆碱，静注 1.0 ~ 2.0mg/kg 或者肌内注射 4.0mg/kg。不要等到心动过缓发生后才给予这些药物。如果某些对应用琥珀酰胆碱为禁忌的患儿（如大面积烧伤患儿等），可以给予维库溴铵或罗库溴铵。由于环糊精可在 3min 内逆转罗库溴铵的作用，不久后罗库溴铵可能取代琥珀酰胆碱成为喉痉挛的治疗选择之一。

（三）术后呼吸暂停

所有婴儿特别是早产儿，容易出现术后呼吸暂停。呼吸暂停是指不能解释的呼吸停止时间超过 15s，或者呼吸停止时间未超过 15s，但伴有心动过缓（心率< 80bpm）、发绀、苍白或者明显的肌张力下降。婴儿特别是早产儿中枢神经系统发育不全，对 CO_2 反应能力

下降、对缺氧反应异常，不引起高通气反应而导致呼吸暂停。其他影响因素包括：肋间肌和膈肌发育不全、气道易于塌陷等。呼吸暂停可分为 3 种类型：中枢性、梗阻性和混合性。中枢性呼吸暂停的特点是缺乏呼吸驱动；梗阻性呼吸暂停是有呼吸驱动，但没有气流；混合性是两种机制同时存在。

小儿术后呼吸暂停的危险因素与孕龄和孕后龄（孕后龄＝孕龄＋出生后年龄）成较强的反比关系，术前即存在的持续性的呼吸暂停和贫血（血细胞比容小于 30%）也是危险因素。早产儿全身麻醉后的呼吸暂停尤应注意。在术后恢复室的非贫血婴儿呼吸暂停的发生率，孕龄 32 周的早产儿直到孕后龄 56 周才小于 1%，而孕龄 35 周的患儿在孕后龄 54 周就可小于 1%。全身麻醉药和镇静催眠药均可降低呼吸驱动力，导致婴儿在孕后龄 56 周之内发生中枢性呼吸窘迫。吸入麻醉药还可以松弛咽部肌肉，增加了新生儿梗阻性呼吸暂停的发生率。最近的荟萃分析认为，如果排除术前给予镇静药物的患儿，腰麻术后呼吸暂停的发生率较低。

对于术后呼吸暂停的高危患儿，必须在麻醉后住院观察 24 小时，其间监测心肺功能。目前一些麻醉学者更倾向于孕后龄 48 周或 52 周作为安全界限。何时、如何实施半择期手术（如腹股沟疝修补术，尽管被认为是择期手术，但仍有嵌顿危险，不能将其作为真正的择期手术对待），对早产儿仍是有争议的问题。对此类早产儿实施腰麻可有效降低患儿术后呼吸暂停的发生率与减少机械通气的时间。对于真正的择期手术，最好延期至孕后龄 52 周以后，但这仍存有争议。有研究认为咖啡因（10 ~ 20mg/kg）能降低早产儿全身麻醉后呼吸暂停的危险，但由于样本数少，其作用还须做大样本研究加以明确。

二、循环系统并发症

小儿麻醉期间，心率、心律及血流动力学改变较呼吸系统少见。正常婴儿应用阿托品后心率可增快达 180bmp，一般情况下并无不良后果。麻醉期间心率减慢可因低氧血症、迷走神经刺激或心肌抑制所致。心动过缓在小儿麻醉时提示有危险性因素存在。婴儿依靠心率维持心排血量，当心率减慢时，心排血量随之降低。术前阿托品剂量不足，氟烷麻醉时可引起明显心动过缓，静注琥珀酰胆碱也可引起心动过缓。心脏手术中心率变慢可能因房室传导阻滞引起，可用异丙肾上腺素静脉泵注或安置心脏起搏器治疗。小儿对缺氧、失血等代偿能力差，如未及时治疗，可导致心搏骤停。

心搏骤停是麻醉期间最严重的并发症，围手术期心搏骤停的危险因素。心血管因素中最常见的可识别的唯一原因是失血相关的低血容量，大多数发生于脊柱融合术或开颅手术。喉痉挛导致的气道阻塞是最常见的呼吸道原因，更常见于术后而非麻醉诱导时。药物相关的心搏骤停 ASA Ⅰ ~ Ⅱ级患儿比 ASA Ⅲ ~ Ⅴ级患儿更常见，多数与氟烷或七氟烷的心血管抑制相关，少数与使用琥珀酰胆碱后高血钾相关。操作和设备相关的心搏骤停多是中心静脉穿刺的并发症，与损伤（即气胸、血胸或血气胸）或心动过缓和低血压有关。麻醉引

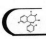

起心搏骤停的死亡率约为 28%，其先兆因素为 ASA 分级和急症手术。

因此，在麻醉期间须加强心电图监测，可早期发现各种心律异常，及时诊断心搏骤停。发现心搏骤停时应立即停止麻醉，进行胸外按压，静脉注射肾上腺素，非气管内插管麻醉者应立即做气管插管，并用纯氧做过度通气。小儿胸壁弹性较好，胸外挤压效果满意，与成人有所不同。

三、反流、呕吐和误吸

麻醉期间的反流、误吸是小儿麻醉期间死亡的重要原因之一。呕吐主要发生在诱导期及苏醒期，小儿由于贲门括约肌发育不全，胃排空时间较长，故麻醉时呕吐可能性较大。出生 6 个月内的婴儿由于食管腹腔段发育不全，食管下端括约肌收缩力不足，进食后发生反流是正常的。30% 的婴幼儿直至 4 岁仍存在这种反流现象。麻醉时面罩下加压供氧常使胃充气，致胃内压增高造成反流。多数麻醉药具有降低食管下端括约肌收缩力的作用，从而增加胃、食管反流的可能性。

麻醉期间引起呕吐的原因较多。饱胃、术前禁食时间不足、麻醉药物的影响、麻醉及手术操作刺激、术后疼痛及缺氧和低血压，均可触发呕吐。围麻醉期发生呕吐、反流的严重后果在于胃内容物的误吸。误吸可发生在麻醉诱导时、术中以及术后的任何阶段，清醒患儿由于存在咳嗽反射，呕吐时很少发生误吸。婴幼儿误吸的发生率高，可能与婴儿神经系统发育不完善、保护性反射能力较弱、腹部膨隆、胃液相对量较多以及呼吸管理难度大有关。

对于误吸应以预防为主。氯胺酮麻醉后喉反射受到抑制，饱胃患儿易致呕吐、误吸。急诊饱胃患儿，腹胀明显者应行有效的胃肠减压，麻醉前先用吸引器抽吸胃内容物后，再开始麻醉。诱导过程应尽量减少咽喉刺激的发生。一旦发生呕吐或反流，应立即将患儿头偏向一侧，并置于头低位，充分吸引口腔、咽喉部位的反流物，防止误吸。对发生严重误吸者，应迅速行气管内插管控制呼吸道，并立即行气管内冲洗。必要时应用呼气末正压通气（PEEP）纠正低氧血症，避免和（或）减轻肺部损害所致的并发症。适当应用抗生素预防和治疗误吸后的肺部感染。

四、体温异常

小儿年龄越小，基础代谢率越高，体温中枢发育不完善，极易受外界环境的影响而发生异常体温。与成人相比，小儿体表面积相对较大，热量丢失快。另外，婴幼儿代谢产热功能尚不健全，主要是通过棕色脂肪产热，而非寒战方式产热。麻醉和交感神经阻滞可抑制这种产热方式。输入冷的库血，也会引起低体温。如果不采取保温措施，所有患儿围术期都会出现体温过低。低温可导致多种并发症，包括：苏醒延迟、肌松恢复延迟、凝血功能障碍、苏醒期氧耗增加和感染率增高等。

围手术期往往需要使用多种方法来维持患儿的体温：

1.增加手术室室温：可以减少手术开始时的热量流失，室温每升高1℃，患儿热量损失约减少7%。

2.尽量减少患儿暴露的时间：患儿一旦脱掉衣服体温即开始下降，因此不到必要时刻不要脱掉患儿的衣服。

3.在身体暴露部位覆盖毯子：可以使热量损失减少约30%。婴儿的头部是热量丢失的主要部位，应注意加以包裹。

4.静脉液体加温：可以预防需要输入大量液体的患儿发生低体温。

5.加热灯、红外加热器以及预热输注液体都可能有一定作用。

6.循环加温水毯：作用有限，因为它只能减少背部热量丢失，而背部热量丢失本来就很少。

7.空气加温毯：是一种常用的预防术中低温的方法。使用时应注意避免弄湿空气加温毯。因为潮湿的加温毯不仅不能加温，反而会在短时间内使患儿体温下降。

很多麻醉医师为了防止患儿体温降低过度使用保温设备，结果导致体温过高。在进行头面部手术时，体腔未打开，整个身体被覆盖，即使有热量的丢失也非常有限。术前使用阿托品会减少出汗，使散热减少。夏季室温过高，患儿禁食时间过长、脱水都可能引起体温升高。

五、神经系统并发症

中枢神经缺氧可因麻醉期间缺氧造成，由于麻醉技术的进展，目前已很少发生。一旦发生脑缺氧，患儿术后昏迷，甚或有抽搐，必须及时低温、脱水治疗，并加强氧疗，有抽搐者可应用地西泮或硫喷妥钠治疗，如治疗不及时，即使患儿清醒，也可能造成智能低下、痴呆等后遗症。麻醉期间惊厥常因局部麻醉药中毒或高热所致。恩氟烷及氯胺酮麻醉时可发生肌震颤，减浅麻醉后很快消失，通常无后遗症。周围神经损伤常因体位不当所致，上肢外展过度可造成臂丛神经损害，腓总神经也可因体位压迫而损伤，均应注意避免。

六、其他

肝肾功能改变与麻醉期间缺氧及低血压有关。小儿"氟烷肝炎"虽极少见，但已有肝病的小儿以不用为宜。婴儿尤以新生儿吸氧时间长、浓度高，可引起氧中毒，表现为眼晶状体后纤维增生，应引起注意。其他并发症如药物中毒、变态反应、输血反应等。

第十四章　老年患者的麻醉

第一节　老年人各系统的解剖生理改变与药理学

老年人，即使年龄相仿，但由于种族、地区、衰老或老化速度的不同，其差异很大；同一个体老年人机体的不同器官，其生理功能的变化情况也存在很大差异，皮肤、肌肉、软骨及骨骼等衰老较早，心、肺、肝、肾和脑的衰老较晚。但机体自身可对各个系统和器官功能进行协调，使生理功能维持在一个平衡状态，从而提高麻醉手术的耐受力，但合并其他疾病的老年人，各系统及器官间无法达到平衡状态，可减弱对麻醉手术的耐受力。因此在麻醉手术前除参考实际年龄之外，必须根据其病史、实验室检查、体格检查等对全身各个脏器功能做出评估和处理。

一、老年人各系统的解剖生理改变

（一）机体组成

随年龄增长老年人体内水分逐渐减少，到 80 岁时体内总水分减少 10% ~ 15%，尤其是细胞外液。由于老年人运动量减少，肌肉组织萎缩，体内脂肪组织相应比例增加，男性肌肉组织与脂肪组织的比率由 25 岁时的 4 ∶ 1 降至 70 岁的 2 ∶ 1，女性则由 2 ∶ 1 降至1 ∶ 1。由于机体脂肪的增加，多出现老年肥胖，老年肥胖常导致其他疾病的发生。从生理学的角度来说，肥胖使老年人的各器官负担加重，耗氧增加。由于腹部脂肪的堆积，使膈肌抬高，肺活量明显减少，机体耐受能力进一步减弱。同时老年人的代谢能力降低，骨质相对疏松，肥胖使得脊柱及四肢关节负荷加重，容易引起腰背疼痛、关节变形。对于老年患者麻醉来说体内脂肪比例增加，使脂溶性麻醉药的分布容积增大，排泄延缓，使苏醒延迟。

老年人骨骼肌约减少 10%，流行病学调查结果显示，60 岁以上的老年人约 30% 罹患肌肉衰减综合征。随着我国步入老龄化社会，老年肌肉衰减征已成为威胁老年人健康的重要公共卫生问题。另外，肥胖、脊柱畸形、棘间韧带和黄韧带钙化，使硬膜外穿刺和气管插管困难，影响麻醉的实施。

(二) 神经系统

中枢神经系统的老化首先是神经元的消耗。整个生命过程中约有 100 亿个神经元，每天约消耗 5 万。进化程度最高的皮质和合成神经递质的皮质下区，神经元消耗最严重。人脑重量 20 岁时平均 1400g，80 岁时减至 1100 ～ 1200g，20 岁时人脑灰质重量占全脑的 45%，80 岁时减至 35%，同时枕部皮质神经元密度降低 48%。随着神经元的减少，神经元之间的突触连接也进行性地断裂而松散。

1. 脑

衰老和退化主要表现为记忆力的下降，传统的观点认为脑功能减退主要的结构改变是以脑神经元减少为主的脑萎缩，而今的研究发现，脑神经元数量的减少并未如以往观察的那么严重，而神经元退行性改变，如脂质神经鞘膜的退变可造成冲动传导中电压的变化从而影响神经功能，在白质中也观察到神经纤维的减少，推测可能与老年人认知障碍有一定关系。

老年人脑血流和脑氧耗降低，且与神经元减少相平行。健康的老年人维持脑电活动及调节大脑代谢和脑血流的机制尚完好，脑血流对灌流压或呼吸改变的反应仍保持正常。80 岁老人比 20 岁青年的脑血流量约降低 20%，但脑血流的减少与年龄所致的神经元密度改变成比例下降，即单位脑组织的血流供应无明显改变。但对于伴随脑血管病变的老年人如有脑卒中或动脉粥样硬化的患者，脑血管的调节功能减弱，尤其对低氧的反应性降低。

在神经组织中，与合成神经递质有关的酶如酪氨酸羟化酶、多巴脱羧酶、胆碱乙酰化酶等，随年龄增大而逐年减少，同时合成递质的神经元也进行性减少，因此脑内多巴胺、去甲肾上腺素、酪氨酸、5-羟色胺等普遍减少。老年人脑内激素和药物的受体数量减少，亲和力减弱，特别是多巴胺受体对神经递质分子的亲和力降低。例如自主神经系统的药理特性改变，产生同样作用所需的去甲肾上腺素血浆浓度，老年人比青年人高。大脑和小脑中 β 受体的数量和亲和力也减低。

单纯的年龄增长所引起的神经系统退行性改变并不妨碍神经系统的正常功能。但老年人常并发其他中枢神经系统疾病如脑动脉硬化、脑梗死等，这些疾病常导致脑功能减退，甚至阿尔兹海默症。据统计全球阿尔兹海默症患者为 1700 万 ～ 2500 万，65 ～ 85 岁老年人好发，85 岁以上的老年人患病率达 25% ～ 30%。

衰老的大脑在生化和解剖上存在较大改变，对麻醉药物的敏感性增加，全麻药、镇痛药和镇静催眠药的需要量减少，各种吸入全麻药的 MAC 随增龄而降低。围术期谵妄和术后认知功能障碍的风险增加。

2. 脊髓和周围神经

30 岁以后脊髓的重量逐年减轻，至 70 岁脊髓的神经细胞大部分出现退行性变，后索及后根变性明显。与此相关，周围神经系统传导速度随年龄增加逐渐减慢，深部腱反射减弱，

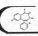

甚至消失，如老年人的跟腱反射及腹壁反射消失者较多。而病理反射增多。根据定量检测，触觉及温觉的两点辨别觉及振动觉的阈值随年龄增加逐渐升高，尤以深部感觉更为明显。

老年人周围神经纤维也有退化和萎缩。神经束中的纤维数量减少，轴索中髓质减损。因而感觉和运动神经传导速度随增龄而延缓，局麻药需要量相应减少，压力反射及控制激素和酶释放的反馈功能减弱。

3. 感觉器官

老年人感觉器官呈现退行性改变，包括视觉、听觉、触觉、关节位置觉、嗅觉、外周痛觉、温度觉等阈值均增高，这与周围神经系统和脊髓的退行性改变有关，周围感觉及运动神经的神经纤维数量减少，神经轴突减少，神经胶质增生，传导速度减慢。传入传导通路的传导速度约每年减慢 0.16m/s，周围运动神经的传导速度约每年降低 0.15m/s。

4. 自主神经系统

老年人自主神经系统同样也经历着退行性改变的过程，出现神经元和神经纤维数量减少，传导减慢，受体和神经递质在数量和功能方面发生改变。自主神经反射的反应速度减慢，反应强度减弱，不易维持血流动力学的稳定。因此硬膜外阻滞过程中，老年人血压和心率波动较大，而相比之下，低位硬膜外的阻滞对交感神经活性的影响较小，但在上腹部手术，由于对交感神经的阻滞，可能发生心动过缓和血压的波动，因此在进行硬膜外阻滞时必须注意提高交感神经的张力。

（三）循环系统

老年人心血管系统结构和功能的改变主要表现在其储备能力的下降，某些老年人虽然无明显心血管疾病，在静息状态或轻微活动时可表现为"正常"，但当经历麻醉及手术，或遭遇外伤等情况，人体应激反应加大、心脏负荷增加时可表现出心功能不全。

1. 心脏结构

随着年龄的增长，心脏重量每年增加 1 ~ 2g，人体心肌细胞开始肥大而心肌细胞数目并未增多，心肌间质容易发生结缔组织增生、脂肪浸润及淀粉样变等改变。正常心脏结缔组织占 20% ~ 30%，随着年龄增长，心肌之间的胶原纤维和弹性纤维增生。脂肪浸润可发生于老年心脏任何部位。心脏传导系统随增龄亦表现为细胞成分减少、纤维组织增多、脂肪浸润。40 岁前窦房结起搏细胞占 70%，以后逐渐减少，到 70 岁后起搏细胞仅占 10%，使心脏自主节律性降低。心内膜和心瓣膜因长期受血流的冲击，胶原纤维和弹力纤维随增龄增生，使心内膜呈弥漫而不均匀的增厚，可出现灰白色斑块，左心腔较右心腔明显。心瓣膜增厚以游离缘最明显，有时呈锯齿状，整个瓣叶硬化，严重影响瓣膜功能。

老年人心肌除收缩功能下降外，随着心室结缔组织的增加，心室壁肥厚，心室舒张功能减退，严重时可发生舒张性功能衰竭，而在临床上常易被轻视。有调查，舒张性心力衰竭占所有心力衰竭患者总数的近一半。导致心室舒张功能减退及舒张性心力衰竭的原因包括左心室肥厚的高血压、缺血性心脏病、肥厚性心肌病和心瓣膜病。由于舒张性心力衰竭和收缩性衰竭在临床上不易区分，所以常忽视其存在，但临床上两种状态的治疗方法有所不同，采用治疗收缩性心功能衰竭的方法常不利于治疗舒张性心力衰竭。鉴别方法之一是心脏超声的检查。

2. 心率、心律和传导系统

经过筛选的无心血管病老年人，24h 动态心电图也常可见室上性或室性期前收缩，1/3 可见多源性室性期前收缩，4% 有短阵室速。老年人还容易发生心房颤动等快速性心律失常。其他常见心电图异常有 T 波低平或倒置、Ⅰ度房室传导阻滞、右束支或左前半束支传导阻滞等。

心肌的兴奋性、自律性、传导性和收缩性均减低。由于心脏的顺应性减低，致左室舒张末压较高，对负荷的代偿能力减低，最快心率与最慢心率差变小，静息状态下，老年人心率和青壮年相似，但运动时所能达到的最快心率比青壮年低。最快心率 = 220 − 年龄，青壮年应激时主要依靠加快心率和提高射血分数来增加心输出量。老年人肾上腺素能受体数量减少或敏感性降低，应激时虽然儿茶酚胺浓度比青壮年高，心率加快却不如年轻人。老年人对外源性药物的变力和变速反应也明显减低。如用等量阿托品后的心率改变，青壮年加快较多，而老年人每分钟只加快 4 ~ 5 次，用 β 受体阻滞剂后，心率减慢也比青壮年少。

老年人易发生心律失常，多为室上性期前收缩，可达 93.9%，室性期前收缩较少约为 44.9%。随年龄增加心电图（ECG）异常发生率约为 50% ~ 60%，以 ST-T 出现异常及心律不齐者较多见。

3. 心输出量

以往的观点，衰老不可避免地产生心输出量进行性减少，但近年在大多数健康老人的研究中发现静息心脏指数下降不能表明心血管衰退，而是机体对于灌注和代谢需要降低的整体适应性反应。老年人心脏储备功能主要表现在其运动时的最大心输出量。在维持正常心输出量方面，青年人主要通过增加心率和心肌收缩力来调节，而老年人则主要依靠 Frank-Starling 机制来维持。20 岁的青年最快心率可达 200bmp，而 60 岁者约为 160bmp，老年人运动时血中儿茶酚胺浓度比年轻人高，其心率减慢的最大原因可能与老年人心脏自主神经系统 β 受体应答性降低有关（包括受体亲和力下降和信号转导的改变）。老年人最大心输出量减低 25%，对应激的反应时间延长，使应激下氧供应减少，80 岁老人较 20 岁年轻人有氧代谢能力减低 50%。主要依心脏舒张末期容量来提高每搏量，充盈压上升，左室功能降低，因而对液体负荷的耐受力差，易发生心力衰竭。心输出量减低易导致肾和脑血流减低，加上自身调节机制减弱，围术期易发生重要脏器缺血。

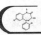

4. 血管结构与功能

随着年龄增加，主动脉和周围动脉管壁增厚，主动脉壁增厚以内膜增厚明显，40岁为0.25mm，70岁后可超过0.55mm，中膜也有轻度增厚，动脉硬化程度增加，顺应性下降，从而使血流的阻抗增加，收缩压增高、脉压加大，主动脉扩张性能减退和主动脉脉搏波传递速度增快（5岁时的4.1m/s增至65岁时的10.5m/s）；另一方面表现在主动脉容积增大，管壁增厚、长度延长、屈曲和下垂及主动脉根部右移。80岁老年人主动脉容积较年轻人增加4倍。主动脉压力感受器敏感性下降，对低血容量等应激刺激的反应降低。

静脉增龄性变化有管壁胶原纤维增生、弹性降低、管腔扩大、内膜增厚、静脉瓣萎缩或增厚，因而老年人容易发生静脉曲张。随着年龄增加，毛细血管内皮细胞减少、基底膜增厚、弹性降低、脆性增加，单位面积内有功能的毛细血管数目减少。血管壁变脆，容易损伤出血，动静脉穿刺操作时应轻柔准确，不然易出血或血管破裂。毛细血管也发生改变，单位面积功能性毛细血管数减少，毛细血管基底膜增厚，外膜原纤维胶原化，毛细血管管腔变小，致毛细血管代谢率下降。

肺动脉压和肺血管阻力也随增龄而升高，无左心室功能异常的老年人，肺动脉压也可能升高到26/11mmHg，而青壮年则不超过20/9mmHg。故对老年人监测到肺动脉压稍高时，不宜过高估计其临床严重性。

老年人整个心血管系统的顺应性降低，循环血容量改变常难以适应。输血补液时需要严格控制补液速度和数量，否则易引起充血性心衰。但是容量不足而补充不及时，也容易发生休克等不良后果。由于老年患者心血管代偿功能减退，麻醉药对循环功能的抑制明显，麻醉和手术期间易发生血流动力学波动，常有低血压或高血压。

（四）呼吸系统

维持人体正常呼吸需要有完整的胸廓、胸廓活动所涉及的各关节功能正常以及膈肌功能的正常。脊椎和肋骨的发育到20岁左右停止，30岁后开始老化，椎间盘变性、脱水、萎缩、变薄，随年龄加大，在体重压力下，胸腰椎逐渐压缩，弯曲变性，肋骨从前倾位变为水平位，使胸廓前后径增加，变为桶状胸，这些改变使60岁的老年男性平静呼吸时的呼吸功耗比20岁的年轻人要增加20%。

呼吸肌与其他横纹肌一样，20岁发育成熟，随年龄增长逐渐发生退行性改变，肌纤维成分减少、肌肉萎缩、结缔组织和脂肪组织增生，导致肌肉收缩力下降，降低了收缩效率，膈肌张力、跨膈压、吸气阻力、最大吸气压及呼气压随着年龄增加而明显下降，呼吸道的保护性反射减弱，影响老年人的有效咳嗽，排痰能力低下，任何增加呼吸肌负担或降低其能量供应的因素均可使老年人受到呼吸衰竭的威胁。

老年人上呼吸道的鼻喉黏膜因萎缩而变薄，分泌减少，加温和湿化气体的功能减弱，喉黏膜感觉减退，反应迟钝，喉咽反射和咳嗽反射减弱。老年人气管、支气管依靠软骨支撑，而软骨数量不随年龄而发生改变，故气管支气管形态能保持基本正常，但黏膜上皮萎缩、增生、鳞状上皮化生、纤毛倒伏、杯状细胞增多等改变可使支气管反应性增高，形成好发喘息的病理基础。老年人肺组织不断发生退行性变化，肺组织弹性纤维中弹性硬蛋白数量减少和性质改变，使弹性回缩力减弱。形态学研究显示，50 岁以上时，呼吸性细支气管、肺泡管和肺泡周围的弹性纤维会发生扭曲和断裂，从而导致老年人肺泡管、肺泡囊、肺泡发生扩张。由于肺泡壁周围弹性组织退变和长期过度通气，肺泡壁变薄甚至断裂，肺泡互相融合，使肺泡数量降低，气体交换面积减少，30 岁时肺泡的总面积为 $70m^2$，而 70 岁时为 $60m^2$，下降速度为每年 $0.27m^2$。同时小气道由于支持结构的减少而易于塌陷。老年人的潮气量（TV）与肺总量（TLV）增龄变化不大或者略有减少。肺活量（VC）和补呼气量（ERV）、补吸气量（IRV）随增龄显著下降，70 ~ 80 岁老年人的 VC 只有年轻人的 40% ~ 50%，残气量（RV）与功能残气量（FRV）随增龄明显增加，最大通气量（MVV）、用力肺活量（FEC）、第一秒用力呼气量（FEV1）、峰流量（PEF）、最大呼气流量（FEF75%、FEF50%、FEF25%）、用力呼气中段流量（FEF25% ~ 75%）、FEV1/FVC 等流量指标都随增龄而明显下降，闭合气量（CV）则随年龄增加。老年人由于肺泡总表面积减少气体分布不均、肺血流减少、通气与血流比率失调、生理分流量增加等原因，换气功能也随着年龄增加而减退，表现为动脉血氧分压减低，$PaO_2 = [100 - (0.4 × 年龄)]mmHg$。平卧时比坐位时可降低 10mmHg，胸腹部手术后动脉血氧分压减低的幅度随年龄而增大。故老年人手术后宜吸入较高浓度的氧，维持 24 ~ 72h。

人体具有极其复杂的呼吸调节能力，但老年人对缺氧和高碳酸血症的通气反应随年龄增加而下降。有资料表明，健康老人（64 ~ 73 岁）与健康年轻人相比，对低氧的通气反应减少 51%，对 CO 的通气反应减少 41%。在麻醉状态下，这种问题可得到进一步放大，故须充分重视。由于多种因素影响，术后易发呼吸道感染及呼吸功能不全。

（五）消化系统和肝脏

老年人群身体衰弱，口腔门齿松动或脱落，影响消化功能。老年人咽喉反射和吞咽功能减退，同时胃排空时间延长，肠蠕动减弱，因此，麻醉诱导期及恢复期易发生呕吐、误吸。胃肠功能紊乱，胃肠道血流量降低，胃黏膜发生某种程度的萎缩，唾液及胃液分泌减少，胃酸偏低。同时自身活动减少、膳食纤维摄入不足、长期卧床等原因，常发生便秘，其发生率在老年人慢性消化系统疾病中排位第一，便秘时粪便在结肠内滞留时间过长，发酵腐败产生大量对人体有害的毒素，机体吸收后导致头晕、恶心、乏力、食欲缺乏等症状；长期便秘也是结肠癌的一个诱因，且便秘时屏气用力，易使高血压、心脏病患者突发意外。

肝脏是人体内最大的实质性腺体，是体内新陈代谢的中心。它在人的代谢、胆汁生成、解毒、凝血、免疫、热量产生及水与电解质的调节中发挥着非常重要的作用。肝脏具有肝动脉和肝静脉双重的血液供应，血流量极为丰富，约占心输出量的 1/4。老年人肝细胞数量减少，肝体积缩小，80 岁时可减小 40% ~ 50%，血流也相应减少。老年人肝合成蛋白质的能力降低，血浆蛋白减少，清蛋白与球蛋白的比值降低。由此老年人肝功能的退行性改变对麻醉药物的代谢以及血浆药物游离含量均有一定的影响。

（六）肾脏和水、电解质和酸碱平衡

老年人生理改变及慢性疾病的影响，使水电解质、酸碱平衡的调节受到限制，围术期易发生水电解质、酸碱平衡紊乱。老年男性平均体液总量约占体重的 52%，女性约占 42%，较青年人（约 60%）为少。细胞外液电解质浓度及 pH 值与青年人相似，但老年人酸碱平衡调节能力不如青年人。

老年人肾结构及功能均有明显改变：肾体积缩小，肾单位减少，肾小球基底膜增厚，小血管中层肥厚，内膜增厚，因此肾血流量及肾小球滤过率均下降。到 80 岁时较青年人肾脏总体积约减少 30%，肾血流量可降低 50%，肾小球滤过率（GFR）降低 50%。老年人肾小管功能也出现下降，其浓缩稀释、酸化尿液功能下降，使肾脏对氢离子的排出、氨的形成及对氢离子的调节方面都受到限制，对药物及其代谢产物的清除延缓。

老年人肾功能一般足以防止尿毒症，但其储备功能较难抵挡严重的水电解质失衡。遇有腹水、充血性心衰、水钠过负荷等引起肾血流改变时，很容易出现肾衰竭。低渗性脱水及低钠血症在老人中很常见，老年人肾排水功能较差，肾素—血管紧张素—醛固酮系统反应迟钝、肾单位减少、每肾单位溶质负荷加重可能均是造成老年人储钠功能下降的原因。但由于其 GFR 降低，对急性的钠负荷过重也不能适应，可造成高钠血症。老年人体钾总量虽减少，但血钾正常。低钾血症多见于体力衰弱及食欲减退者，与钾摄入减少有关，特别在手术后，常常要限制患者的饮食，而补钾又不足。应用排钾利尿剂是另一原因，目前使用利尿剂多同时补钾或用保钾利尿剂，因而引起低钾血症已不如过去常见。肾保钾能力亦较青年差，在呕吐、腹泻、利尿、服用肾上腺皮质激素或应激情况下较易出现低钾血症。与此相反，应用保钾利尿剂和补钾可引起高钾血症。当老年患者出现发热、手术后出现高分解代谢等容易导致高钾血症。

老年人肺、肾功能减退，缓冲系统反应削弱，容易出现酸碱失衡，肾血流量减少，肾小球滤过率下降，肾小管浓缩功能下降，其代谢废物的排泄需要更多的水分参与，体内的酸性代谢产物易堆积，因此老年人在缺氧时容易出现乳酸酸中毒。老人的视上神经核及室旁核（ADH 产生处）常肥大，正常情况下血中 ADH 的浓度高于青年人，ADH 水平约每年增高 0.03ng/L。在手术、创伤以及应激状态下易出现 ADH 异常分泌综合征，可影响水的排出，使老年人有发生水中毒的危险。

多数药物主要通过肾脏排泄，老年人肾血流量减少，肾小球滤过率下降，肾小管的分泌与吸收功能也同时减弱。因此，凡老年患者使用主要经肾排泄的常量药物时容易蓄积中毒。由于老年患者肾功能减退，围术期应注意肾保护，预防急性肾损伤。

（七）血液系统

血液系统老化主要表现在各种血细胞及骨髓的变化。在衰老过程中血红蛋白仅轻度减少，红细胞平均容量、红细胞脆性及铁蛋白均增加；骨髓红细胞摄取铁减少；白细胞和血小板数量正常或稍低于青壮年；中年以后胸腺、脾脏、扁桃体重量下降，主要是由于淋巴细胞减少所致。此外，随着胸腺的萎缩和T淋巴细胞功能的改变，全身淋巴结中的淋巴细胞和淋巴滤泡也减少；T、B淋巴细胞发生功能变化，抗原刺激下免疫球蛋白产生明显减少，可能导致中老年免疫功能减退，易发生恶性肿瘤和各种感染。中年以后，血液中的血小板黏附性和积聚性增加，可能是中老年人易发生血栓和栓塞的原因之一。造血的红骨髓容量随着年龄的增长而减少，青壮年在应激情况下黄骨髓可转变成能造血的红骨髓，使机体迅速提高造血功能，而中年以后这种应激能力下降。血浆胆碱酯酶活性减弱，某些酯酶代谢的药物作用时间延长。

二、老年药理学

（一）老年人药理学特点

1. 老年人的中枢神经系统对麻醉药表现敏感，有可能发生严重的药物不良反应。其原因很复杂，包括与老龄相关的生理和病理变化，以及环境和遗传等因素。老年人的生理变化未必随年龄增长而平行衰退，即各系统的生理变化并不一定按同样的速度发展。因此，老年人在用药剂量方面存在高度个体差异性，对老年人必须强调减少用药剂量和分次给药。

2. 老年人对麻醉药物的摄取和起效时间与青年人有差异，但无实际临床意义。而药物效应增加及半衰期延长则与麻醉密切相关。

（1）药物效应增加

①老年人中枢神经和外周受体减少，各靶器官受体部位药物浓度相应增高，使药效增强。

②由于老年人血浆白蛋白质和量的变化，使血浆内游离型药物增多，迅速分布到靶器官而使药效增强，麻醉药的呼吸循环抑制作用亦比青年人强，吸入麻醉药的MAC也随增龄而逐渐降低。

（2）消除半衰期（t1/2β）

延长消除半衰期由该药在体内的稳态分布容积（Vd）和血浆清除率（Cl）来计算。Vd增加和减少，均使t1/2β延长。Vd与脂肪组织有关，Cl与肝肾功能相关。65岁以后脂肪组织在体内的比重由年轻时的20%增至40%。脂溶性麻醉药蓄积增多。老年人血浆清除率减慢导致药物的消除半衰期延长。因此建议老年人药物用量比年轻人减少1/3～1/2。对肝肾功能很差的老年人应尽量选择不经过肝肾代谢的药物。如阿曲库铵及顺阿曲库铵，其经 Hoffman 消除。

（二）麻醉药物用于老年人的特点

1. 苯二氮䓬类药物

（1）小剂量苯二氮䓬类药物即有抗焦虑、镇静和遗忘作用。用于麻醉诱导及维持时常用其较大剂量静脉注射和泵入，该类药物更易抑制老年人的中枢神经系统，与年龄增长影响药物分布、清除率和消除有关。其中，清除率是药代动力学指数中最容易受老龄化影响的因素。

（2）临床麻醉最常用于镇静和诱导的苯二氮䓬类药物为地西泮和咪达唑仑。两种药物都在肝脏代谢，用于老年人的清除率都下降。其中咪达唑仑用于健康老年人的清除率下降程度较小，且其代谢与性别有关，在老年男性才有代谢下降。在同类药物中咪达唑仑的血浆水平下降最迅速，消除半衰期最短，高龄者为 5 ~ 6h，比青年人（2.1h）延长，总清除率也低，当肝灌注下降时清除率更下降。咪达唑仑用于肝病患者，在精神运动方面的恢复要慢于地西泮。高龄患者的血浆白蛋白低，而咪达唑仑蛋白结合率高达 96% ~ 98%，作用相对增强，因此用于高龄患者其剂量应减少。

（3）对老年人实际上只须使用小剂量地西泮或咪达唑仑，即可获得抗焦虑或催眠作用。老年人的敏感度改变也许可用受体占位和细胞功能改变来解释。亲和力高的药物从中枢神经系统中消除缓慢，因此，临床作用增强且延长，所需治疗剂量减少。

2. 氯胺酮

（1）临床上对老年危重患者仍常用氯胺酮静脉麻醉，其对心血管系统的抑制作用轻，但对老年冠心患者氯胺酮可诱发心肌缺血改变。老年患者应用氯胺酮后，心率增快和血压升高都将增加心肌氧耗。慢性高血压患者对氯胺酮的心脏兴奋反应增强。低血容量老年患者应用氯胺酮后，对缺血性心脏可产生直接的负性肌力作用，因而容易出现低血压危象。因此，对老年危重患者应用氯胺酮的诱导剂量需要格外谨慎，宜减量分次用药，并加强监测。

（2）老年人氯胺酮药代动力学资料显示，静脉用药起效快，不良反应的发生都在用药 15min 以内。氯胺酮代谢与肝微粒体酶有关，肝摄取率高，而老年人肝血流减少，清除率减慢。老年患者氯胺酮静脉麻醉术后可能发生谵妄，尤其与抗胆碱能药并用时容易发生。

3. 依托咪酯

（1）依托咪酯用于老年患者的麻醉诱导，其主要优点在于血流动力学稳定，但对合并心功能受损的老年患者，也可引起明显的负性肌力作用，有创监测发现收缩压降低，舒张压、平均动脉压、心率和心指数均有下降，心肌血供和氧耗也有减少。依托咪酯诱导剂量使冠脉灌注压和心输出量降低，可因心肌氧需减少而仍能保证足够的灌注。由于依托咪酯对老年人心脏可能产生负性肌力作用，因此用于严重冠心病和脑血管硬化老年患者应极谨慎，诱导剂量应减少。

（2）依托咪酯可保存交感神经自主反射，可解释其稳定血流动力学的特点。但对危重患者应用依托咪酯存在相当的顾虑，主要在于其直接抑制肾上腺皮质功能，减少皮质激素产生，如果对危重患者为求其镇静作用而持续用药时，死亡率将明显增高。

4. 丙泊酚

（1）丙泊酚麻醉诱导和维持的患者，年龄＞65岁者可能出现苏醒延迟。老年患者因肝功能和肝血流下降，对丙泊酚的药代动力学也随年龄而改变。老年人分布容积较小，静脉注射丙泊酚后血浆浓度很快升高，而总清除率较低。

（2）丙泊酚的药效学也随年龄而改变，老年患者所需的诱导剂量小，大于 1.75mg/kg 即可诱发明显的低血压和呼吸暂停。老年患者单次用药诱导后的收缩压下降，其原因包括血管平滑肌舒张和心肌负性肌力作用；另一个重要原因为交感神经抑制，压力感受器调节机制也受损。

（3）丙泊酚用于合并呼吸系统疾患的老年患者，可产生扩张支气管、提高肺顺应性和降低吸气峰压的作用。但因丙泊酚具有明显抑制缺氧通气反射的作用，因此，对老年患者在局麻和区域麻醉中辅用丙泊酚作为镇静剂时，极有可能出现呼吸中枢抑制。

总之，对老年患者应用麻醉药，首先要充分了解老年生理变化以及药代动力学特点，对安全用药有指导性意义。临床上必须谨慎选择相适应的麻醉药及其合理的用药剂量，讲究用药方法（包括单次、分次、持续输注以及注药速度等），加强全面监测。这些都将有助于提高老年患者应用麻醉药的安全性。

第二节　老年患者麻醉前准备和并存症处理

老年患者由于生理功能减退，可能合并多种疾病，这些并存症多发生于心、脑、肺、肾等重要脏器，尤其是并存的心血管疾病，可使患者对麻醉和手术的耐受能力大为降低，导致围术期并发症率和病死率增加。引起老年患者死亡的常见原因有心力衰竭、心搏骤停、脑血管意外等，麻醉选择或处理不当会增加风险。因此，老年患者麻醉前的准备与评估显得非常重要。但大多数的证据显示常规检查是不一定需要，检查应根据患者的病史、手术的性质和现有的症状等个体化临床状况重点进行。

一、麻醉前评估

（一）麻醉前访视

老年患者通常有听觉和视觉障碍。术前访视时须减慢语速，尽可能不使用专业术语与

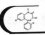

老年患者沟通。麻醉前访视包括患者的全身状况及心、肺、肝、肾等重要器官的功能，以及中枢神经系统和内分泌系统的改变。同时，实验室检查，病史和体格检查也非常重要。对患者全身状况评估，及早对异常状态进行治疗。老年患者的常见疾病可对麻醉有显著影响，与年龄相比，与麻醉相关的风险与并存病症更为重要，因此术前需要评估患者全身情况。糖尿病和心血管疾病在老年患者中很常见，肺部并发症是患者术后死亡的主要原因，术前必须了解和改善患者的肺功能。注意老年患者通常合并的抑郁、营养不良、长期卧床以及脱水等。确定老年患者的认知障碍状态，因为认知障碍可能导致预后不良和围术期死亡率增加。

（二）手术类型

应该根据外科手术损伤程度的大小，对老年患者进行适当的术前评估。不同手术的部位、手术时间和失血量的麻醉手术风险不同，颅脑、心胸和腹部大手术以及失血量较多的手术麻醉和手术风险较大。

（三）用药情况

与其他年龄段患者相比，老年患者通常服用多种药物。年龄超过 65 岁的患者，90% 至少服用 1 种药物，40% 服用 5 种以上药物，12% ~ 19% 使用 10 种或更多的药物，因此必须考虑各种药物的不良反应。了解患者的处方药用药史，以及目前的用药情况，包括中草药、保健品和滋补药。了解药物的相关作用以及药物的相互影响，尤其是长期使用药物的围术期调整至关重要，如 β 受体阻滞剂等。如术前长期服用他汀类药物的老年患者，术后间断他汀类药物治疗是严重的隐患（尚无静脉注射剂型），特别是血管手术患者。血管外科手术的患者围术期应用抑制素能够改善患者术后心血管不良事件的发生率，减少血清脂质和炎症因子的水平。此外，心脏手术患者术前应用抑制素还能减少急性肾衰的发生率。然而也有研究认为术前应用抑制素会增加老年患者谵妄的发生。美国心脏病学会（ACC）建议围术期不停用 β 受体阻滞剂。认为非心脏手术术前使用 β 受体阻滞剂能降低术后心肌梗死发病率。

二、风险评估

手术危险性与年龄（＞65 岁）、患者全身情况（ASA 分级）、手术类型（急症与大手术）及是否有并存症有关。

（一）年龄

高龄对手术预后、风险评估、并发症均有影响。早期研究认为，高龄增加了更多的危险，麻醉并发症和围术期死亡率均随年龄增长而增高，老年患者围术期并发症发生率和病死率高于青壮年。不同类型的手术，90 岁以上患者的围术期死亡率为 0%～20%。例如，髋部手术后，90 岁以上患者的围术期死亡率较高。但年龄并非影响患者围术期死亡率的唯一因素。对 75 岁以上患者进行的研究表明，尽管最初死亡率较高，但该人群的整体存活率接近年龄相当的普通人群。将 90 岁以上患者的病死率和病残率与年龄、性别、生理年龄等同的普通人群相比，观察 5 年生存率并与预期生存率相比发现，患者的 1 年生存率会降低，2 年后升高。百岁以上年龄的老年患者中，48h、30d 和 1 年死亡率分别为 0%、16.0% 和 35.5%。接受手术和麻醉的百岁老人同年龄、性别、生理年龄相当的普通人群相比，其生存率和未经历手术的百岁老人的预期生存期相当。当然，这需要考虑生理年龄，而非单纯时间年龄。老年患者风险增大的原因，主要是年龄相关性疾病，其次才是增龄引起的多器官功能减退。

（二）分级

是对并发症和身体条件的总的术前评估，ASA 评估的最初目的是围绕患者的身体状况，不主张使用手术风险。Ⅰ级：正常健康患者。Ⅱ级：轻微系统疾病。Ⅲ级：严重系统疾病，功能在代偿范围内。Ⅳ级：严重系统疾病，功能失代偿，面临生命危险。Ⅴ濒临死亡，无论手术与否难以维持 24h。实际上是准确可靠预测围术期死亡率的方法之一。有研究证实术后并发的最高比值比（OR）与 ASA 分级增加有关。ASA Ⅳ级预示的发生围术期并发症的 OR 是 4.26，ASA Ⅲ级的 OR 是 2.24，ASA Ⅱ级的 OR 是 1.5。一项把 10 项患者特点作为死亡率预测因素的研究得出 ASA 分级是最强的预测因子。

（三）急诊或择期手术

对于非心脏手术的患者，急诊手术是术后并发的独立预测因素。术前生理状态较差或术前准备不充分对预后都有很大影响。急诊手术带来许多特殊问题，如随衰老出现机体组成和代谢需求的变化、疾病的非典型症状、呼吸循环系统改变和水电解质紊乱等。急诊手术的风险比择期手术大，因为急诊患者往往病情较重，而且缺乏足够的时间对病情进行充分的评估和治疗准备。

（四）外科手术类型

一般而言，手术死亡率随年龄增加而增加，但不同手术类型的结果变化较大。因此，Gold-man/Detsky/Lee 心脏危险指数，死亡率和并发症发生率的生理学与手术严重性评分（POS-SUM）及 ACC/AHA 指南等一些风险评价把手术因素作为一个重要的决定因素。高危手术包括主动脉及大血管手术、外周血管手术及大量液体转移和血液丢失造成的手术过

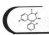

程延长，中危手术包括胸腹部手术、整形手术、前列腺手术、头颈部手术及颈动脉手术；低危手术包括内镜、白内障及乳腺手术。有研究表明，腹部动脉瘤修补术、胸部手术及上腹部手术，这些高风险大手术与老年患者肺部并发症的发生率密切相关。很多老年患者疾病需要接受手术治疗，随着技术进步和设备的发展，许多手术的死亡率和并发症发病率已明显下降。

三、麻醉前用药

老年患者对麻醉药物的耐受性降低，药物作用时间延长，麻醉前用药剂量约比青年人减少 1/3 ~ 1/2。对于紧张的患者，术前晚可给予镇静催眠药。麻醉性镇痛药容易产生呼吸、循环抑制，导致呼吸频率减慢、潮气量不足和低血压，只有当患者术前存在明显疼痛时才考虑使用阿片类药物。老年人对镇静催眠药的反应性也明显增高，易致意识丧失而出现呼吸抑制，应减量和慎重使用。一般宜用咪达唑仑 3 ~ 5mg 肌注，少用巴比妥类药。也有主张麻醉前只进行心理安慰，不应用镇静催眠药。阿托品有利于麻醉的实施和调整心率。如患者心率增快、有明显心肌缺血时应避免使用，可用东莨菪碱代之。然而东莨菪碱常出现的兴奋、谵妄，对老年人一般属于禁忌，应酌情慎用。老年患者通常唾液腺萎缩多不需要使用抗胆碱能药物。麻醉前使用东莨菪碱、阿托品等抗胆碱能药物，易使老年患者感到口干不适，以及眼压升高等。因此，除非有明确指征，应尽量避免使用。H_2 受体拮抗剂可以减少误吸的风险，常用的 H_2 受体拮抗剂有西咪替丁、雷尼替丁、法莫替丁和尼刹替丁等，但应注意在具体使用中要掌握适应证，严格用药剂量及防范不良反应，还应重视避免种种不恰当的联用，以使用药更加安全、有效。

四、老年患者并存症的处理

麻醉前需要全面评估患者的身体状况，包括将施行手术治疗的疾病和其他并存疾病，了解各系统的功能状态，使患者的身体状况在麻醉前能调整到最佳状态，以预防围术期并发症和减少手术麻醉的风险。对老年患者而言，可用普通日常活动的代谢当量（MET）衡量评估日常功能。1MET 相当于体重 70kg 的 40 岁男性静息状态的氧耗量。静息时无不适是1MET；自行穿衣、进食和上厕所为 2MET；在室外或室内散步为 3MET；以 4km/m 左右的速度走 200 ~ 500m 平路，或能做轻便家务如擦灰尘和洗碗碟为 4MET；上一二层楼梯或登小山坡约为 5MET；以 6.4km/h 的速度走路约为 6MET；能短程小跑为 7MET；从事较重如拖地板或搬家具为 8MET；参加保龄球、跳舞等中度体育活动已达 9 ~ 10MET；参加剧烈体育活动如游泳、打网球、踢足球、打棒球则超过 10MET。临床上可以通过询问患者的日常活动能力来估计其心脏功能状态。通常分为优良（7MET 以上）、中等（4 ~ 7MET）、差（4MET 以下）。

(一) 冠心病

冠心病是老年患者中常见的并存症。应确认患者既往的心肌缺血、心绞痛或心肌梗死发作史，以及冠脉介入手术如溶栓、血管成形、支架或冠状动脉旁路移植术史，过敏史和目前的服药。还应当包括运动试验结果、24h 动态心电图检查和冠状动脉造影等。麻醉医师应该关注围术期心肌缺血的防治和对预后的影响。术中心肌缺血与心率过快关系最大，其次与血压波动、冠状血管痉挛有关。术后院内心肌梗死常与术后血流动力学紊乱、疼痛等其他应激反应，及其激活的凝血机制改变有关。围术期心肌缺血者其术后的心肌梗死、肺水肿，以及死亡率均增加。冠心病患者，确保充足心肌氧供的关键就是保持适当的心率、收缩压、血红蛋白含量和氧饱和度。

冠心患者还应全面了解患者术前用药情况并考虑其对麻醉手术的影响。如，麻醉前用 β 受体阻滞剂、硝酸盐、钙通道阻滞剂、阿司匹林、他汀类药物治疗以及运动和饮食疗法等情况。β 受体阻滞剂通过减慢心率、控制动脉收缩压及心肌收缩力来降低心肌耗氧量，并通过延长心室舒张期时间，增加心内膜下及梗死心肌组织的灌注来增加氧供而起作用。钙剂常能有效地加强心肌收缩力。硝酸盐主要使全身静脉扩张，减小左心室舒张末期容量和心肌需氧量，静脉滴注使冠状血管扩张，抑制冠状血管痉挛，改善依靠侧支循环灌注的心肌血液供给。钙通道阻滞剂减慢心率、降低心肌收缩力和传导速率，以及周围血管和冠状血管的张力。钙通道阻滞剂与 β 受体阻滞剂同时使用时，若再使用吸入麻醉药，可出现叠加的心肌抑制作用。术前服用洋地黄者应详细了解用药情况和血清钾情况，尤其是长时期应用利尿药患者。洋地黄用药期间低钾血症易发多源室性期前收缩和室上速等异常心律，影响心脏功能。

对于有冠脉支架的患者，必须了解支架的放置时间、类型以及位置。近期放置支架的患者，会增加围术期出血和再狭窄的风险。抗凝和抗血小板治疗增加出血危险。4 周内行支架植入的患者禁行择期手术。不建议手术前预防性放置支架，因为这并不能改善心脏患者非心脏手术的预后。对于放置药物支架不足 1 年的患者，不推荐进行择期手术，因为围术期停用抗血小板药物会增加血栓的风险。氯吡格雷、噻氯匹定等抗血小板药物常规术前 7 天停用，考虑到不同人群对氯吡格雷反应性不同，如有可能应监测血小板功能以决定何时停药。ACC/AHA 指南中强调了围术期不需要停用阿司匹林。

术前过度紧张可通过交感系统兴奋而增加心肌耗氧量。因此，冠心病患者术前用药很有必要。对心功能正常者可应用吗啡 5 ~ 10mg、东莨菪碱 0.3mg 以提供良好的镇静遗忘作用，紧张者可加用苯二草革类药。心功能欠佳患者术前药宜减量慎用。通过与患者融洽的术前交流，亦可减轻其焦虑。理想的麻醉前用药应使入手术室呈嗜睡状态，无焦虑、紧张，表情淡漠，对周围漠不关心；心率 < 70bmp，血压较在病房时低 5% ~ 10%，无胸痛、胸闷等心血管症状。必要时给予吸氧，投以适量的 β 受体阻滞剂、钙通道阻断药或硝酸甘油口服。长期服用的药物应当坚持服用至术晨，避免因撤药引起心动过速、异常高血压

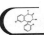

及冠状动脉痉挛，但应注意这些药物与全麻药协同作用所引起的严重低血压。全麻诱导要尽量避免冠脉灌注压降低和心肌耗氧量增大。气管插管时维持适度的麻醉深度，同时保持血压平稳。也可以根据诱导中的具体情况，辅以局麻药或血管活性药物。麻醉期间进行连续心功能监测。

（二）心律失常

缓慢性心律失常特别是合并有眩晕、晕厥史的患者，需要安装起搏器。一般心动过缓患者，如心率 < 50bmp，术前可先考虑做阿托品试验，采用阿托品 0.02 ~ 0.04mg/kg，在 1min 内静注完毕，5 分钟内最快心率，同时记 2、3、4、5、10、15、20min 的窦性心率。阳性标准为用药后窦性心率小于或等于 90bmp，可辅助诊断窦房结功能低下或病态窦房结综合征。伴有前列腺肥大和青光眼的老年患者禁忌阿托品试验。

术前体检若室性期前收缩多于 5bmp，则应考虑与围术期心脏并发症相关，需要关注其潜在的心脏器质性疾病可能，并进行抗心律失常治疗。预激综合征患者应当尽量避免使用交感物质和其他血管活性物质释放，避免心动过速的发生。对于频繁发作的预激综合征，如果不能以药物有效控制时，应先行预激综合征射频消融治疗。

房颤作为老年患者中常见的持续性心律失常，发病率随年龄的增长而升高。对有阵发性房颤伴快速心室率的患者，控制心室率异常重要，同时还须防止左房血栓脱落，改善预后提高生存率。

（三）高血压

术前询问病史时，应该了解患者高血压的严重程度和持续时间、目前用药及是否有并发症。高血压患者总血容量减少，脱水或失血时容易发生低血压。而且肾功能不全、充血性心衰、脑血管意外的发生率增高。高血压伴冠心病的患者在血压波动时容易发生心内膜下心肌缺血。手术麻醉前需要评估平时的血压波动和药物控制程度。虽然血压恢复正常时再择期进行手术较好，但是由于患者的脑血流自主调节功能已经发生改变，保持心、脑灌注相对稳定所需的平均动脉压要比正常生理值高出 20 ~ 30mmHg，血压过度降低会影响这些重要器官的灌注。所以应针对不同个体做出是否延迟手术的决定，如术前血压升高的严重程度、合并心肌缺血、心室功能不全和脑血管或肾脏并发症的可能性，以及外科手术性质等。抗高血压药物应持续应用至术晨，但必须注意常用降压药物对麻醉期血流动力学的影响，利尿药不仅可进一步减少高血压患者的血容量，还可引起低钾血症，中枢作用降压药可减少麻醉药的用量，解交感药可减弱循环系统对失血和麻醉抑制的代偿能力，以及应用 β 受体阻滞剂可消除低血容量、麻醉过浅和高碳酸血症时的心率加速反应。平时血压越高，麻醉中血管扩张或心肌抑制时越容易引起低血压，且其程度越严重；在浅麻醉下气管插管或受其他刺激时也容易血压升高。总之，高血压患者围术期的血压容易波动。当术前舒张压高达 100 ～ 110mmHg 时应暂停手术，并及时控制血压。

（四）心脏起搏器

有许多老年患者体内携带起搏器或植入型心律转复除颤器 ICD 与一般心脏起搏器不同，ICD 主要是针对室性快速心律失常，而不是严重的心动过缓或心脏停搏。其释放出的能量比心脏起搏脉冲高出百万倍。目前的 ICD 系统不仅识别和治疗快速的心律失常，也具有支持性抗心动过缓起搏功能。对于这些患者，术前须仔细评估其心率调控装置，是起搏器还是 ICD，具体型号、安装原因、该装置目前状态及其他相关信息。

术前充分准备，提高患者的安全性。在和心内科医师仔细沟通后，还须判断手术过程中是否存在电磁干扰，以及是否需要重新设置心率调控装置，停止某些特殊程序，或将装置转换至非同步模式等，术中最好是保持麻醉平稳，使得心脏调控装置不需要启动。

（五）限制性肺病

患者的呼气速率保持较好，故能有效地咳嗽排痰，对麻醉与手术的耐受力较好。术前呼吸功能的临床评估、肺功能测定和动脉血气分析三方面能了解患者术前的呼吸情况。神经肌肉疾病和胸壁疾病影响呼吸和咳嗽能力则增加麻醉风险。一般来说，肺活量在预计值的 50% ～ 75% 之间、最大吸气压在 15 ～ 30cmH_2O 之间、MVV 在预计值的 50% ～ 75% 之间，其术后呼吸系统并发症的危险为轻、中度；如果肺活量低于预计值的 50%，最大吸气压低于 15cmH_2O、MVV 低于预计值的 45%、$PaCO_2$ 超过 45mmHg，则发生术后肺不张、呼吸功能不全和脱机困难等问题的概率很高。

对限制性肺病患者，麻醉前准备的关键：首先，是改善肺功能，增加呼吸储备能力，包括术前戒烟至少 4 周，行抗炎排痰治疗，进行深慢呼吸的协调训练等；其次，针对原发病，如重症肌无力的特殊术前准备以及困难气道的处理。

（六）脑血管病

老年患者常有不同程度的脑血管病，从渐进性的颈动脉疾病到短暂脑缺血发作，再到明显的卒中和多发性脑梗死性痴呆。必须认识到患有脑血管病的患者常同时合并高血压、糖尿病。因此，这类患者手术麻醉前应对其神经系统、心血管系统和肾功能进行详尽的评估。对于卒中，应该明确卒中的类型、神经功能缺损的表现、残留损害的程度。常见血栓性卒中，多为动脉粥样硬化的患者，并同时伴有高血压、高脂血症、糖尿病、冠状动脉疾病和肾损害。出血性卒中一般是由于高血压、动脉瘤破裂或动静脉畸形。

必须警惕心血管疾病和脑血管疾病之间可能发生的相互作用，对于潜在的心血管疾病也要进行处理。心律失常时，心输出量减少可影响脑血流量与脑组织的血液供应。卒中或

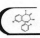

潜在的脑血管疾病，在老年患者可能表现为术后精神状态的改变或谵妄。

手术麻醉期间尽力使血压维持在术前水平，力求减少波动。对于症状性椎—基底动脉疾病的老年患者，围术期要重点关注头颈部的位置，颈部的位置在加剧缺血损伤的过程中起重要作用。因为颈部过度伸展会减少和减慢脑血流，从而加重缺血性损伤。

术前还须询问患者是否使用抗凝药和抗血小板药物，以及那些会引起术中低血压或体位性低血压的药物。许多老年患者在非出血性卒中或短暂性缺血发作（TIA）后，可能接受长时期的华法林或抗血小板治疗。尽管术前停止这些治疗的风险很小，但术前应该检查凝血功能和出血时间，以确定这些抗凝治疗的作用已经逆转。术毕止血明确后，再考虑恢复使用抗凝药物。除了利尿剂外，绝大多数药物治疗均应持续使用至术前。

第三节　老年患者的麻醉

一、麻醉选择和实施

老年患者麻醉选择总的原则：根据患者情况和手术要求选用简单、安全、效果确切的麻醉方法。

（一）局部麻醉和神经阻滞

局部麻醉和神经阻滞麻醉对全身干扰小，适用于老年人的短小手术，机体功能恢复快，便于早期活动。但老年人对局麻药的耐量降低，须根据患者的具体情况恰当定量，并注意局麻药毒性反应。根据不同部位选择不同的阻滞麻醉，如颈丛神经阻滞适用于颈部手术，臂丛神经阻滞适用于上肢手术，腰神经丛和坐骨神经阻滞适用于下肢手术。麻醉时须掌握操作技巧，尽量避免发生并发症。另外也可考虑与全身麻醉联合应用，以减少全麻药的剂量，如颈丛阻滞与全麻复合。使用喉罩通气更能发挥局部麻醉和神经阻滞麻醉与全身麻醉联合应用的优点。

（二）椎管内麻醉

1. 硬膜外阻滞麻醉

椎管内麻醉可保持患者清醒、止痛和肌松良好、应激反应低，还有助于改善凝血功能和减少下肢静脉栓塞。老年患者硬膜外阻滞麻醉的最大优点是术后中枢神经系统和呼吸系统的并发症较少，且对患者的血液系统、内分泌系统、免疫系统的影响较小。老年患者硬膜外阻滞的适应证：下腹部以下手术如疝修补术、会阴肛门手术、髋关节手术及下肢手术等。老年患者硬膜外阻滞的特点包括 4 点：①临床资料表明，年龄对局麻药在硬膜外间隙扩散有一定影响，20 ~ 30 岁每阻滞 1 个神经节段约需 2% 利多卡因 1.5mL，而 20 ~ 40 岁硬膜外阻滞所需药量随年龄增加而逐渐减少，至 70 ~ 80 岁每阻滞 1 个神经节段所需的药量较 20 ~ 30 岁年龄段几乎减少一半，这是由于老年人椎间孔狭窄致药液经椎间孔向椎旁间隙扩散减少，及老年人的硬膜变薄使药液易透过硬膜等因素所致老年人的硬膜外间隙较年轻人狭窄，椎管比较狭小，因此老年人对局麻药的用量减少。②老年人的脊椎韧带已经产生钙化和纤维性变，椎管穿刺可能较年轻人困难，直入法难以成功时，旁入法可以达到目的。③老年人硬膜外麻醉时血流动力学改变比全麻明显。尤其是患有高血压老年患者施行中胸段硬膜外阻滞时更易出现低血压，注药前须先开放静脉输液，平卧后注入极小量试验剂量，以后分次小量追加维持量，直至获得满意的阻滞平面，适当延长给药间隔时间。术中要求麻醉效果确切、氧供充分、镇痛完善，心血管系统功能稳定。④局麻药液中肾上腺素浓度不宜过高，以 1：40 万为宜。

2. 蛛网膜下腔阻滞麻醉

老年人脊麻后头痛发生率低，对下肢和肛门会阴部手术，采用细针（25 ~ 26G）穿刺做蛛网膜下间隙阻滞，仍有一定优点可取。脊麻操作相对简便，起效较快和效果确切。老年患者由于脊髓及神经系统的退行性改变，神经元总数减少，蛛网膜绒毛增大及椎旁间隙变窄，脑脊液（CSF）的理化特性直接影响着局麻药的扩散。与年轻人相比，老年人 CSF 压力较低，CSF 比重较高，增龄所致的体内水分和细胞外液的减少，导致老年人 CSF 容量减少，压力降低，故局麻药容易在蛛网膜下腔扩散，少量的局麻药就可以获得满意的阻滞效果。常用重比重布比卡因或罗哌卡因，如适应证掌握恰当、局麻药剂量适中（一般较青壮年减少 1/4 ~ 1/3），麻醉平面可控制在 T_{10} 以下，对血流动力学的影响不会很大。硬膜外阻滞联合蛛网膜下腔麻醉，也适用于老年患者的下肢及下腹部的手术麻醉，效果确切，只要阻滞平面控制得当，对老年患者循环和呼吸的影响较小，可满足较长手术的要求，留置硬膜外导管可用于术后镇痛。

（三）全身麻醉

全身麻醉的优点是术中麻醉医师对呼吸道的有效控制，从而从容地调整麻醉深浅，易于保持患者循环状态的稳定性；缺点是气管插管、拔管等操作会引起患者循环系统的剧烈波动，患者易发生心肌缺血、高血压等危象。虽然老年患者对镇痛药物耐受性有所下降，但由于心血管系统的退行性改变，使老年患者对伤害性刺激的心血管反应较年轻人更剧烈，所以在老年患者麻醉中必须注意配合足够的镇痛药物才能减轻心血管的反应，从而减少可能发生的心脑血管并发症。在老年人对静脉麻醉药的代谢分解及排泄延缓，为防止苏醒延迟，宜尽量选用短效药物。

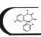

1. 全麻诱导

（1）诱导用药：老年人循环时间较短，静脉麻醉诱导时作用出现相对延缓，加上老年人对药物敏感性的个体差异大，诱导用药宜小剂量缓慢静注，少量递增，严密观察。切勿操之过急，导致过量而发生低血压。同时密切观察心率和血压变化。静脉诱导药的剂量：①咪达唑仑 0.02 ~ 0.03mg/kg、丙泊酚 1 ~ 1.5mg/kg，或依托咪酯 0.2 ~ 0.3mg/kg 或氯胺酮 1 ~ 1.5mg/kg。氯胺酮剂量过大也可引起低血压。据研究 BIS = 50 时，对循环功能抑制程度为丙泊酚＞硫喷妥钠＞咪达唑仑＞依托咪酯。所以依托咪酯是老年患者较好的全麻诱导药，应用依托咪酯进行全麻诱导比异丙酚的低血压发生率明显减少。即使在心脏病患者，依托咪酯 0.2 ~ 0.3mg/kg 对血流动力学和心肌功能影响也很小，这是依托咪酯最大的优点。联合用药（阿片类药、咪达唑仑等）时，丙泊酚靶浓度显著降低。另外老年患者靶控输注全麻应用分级诱导，降低初始血浆靶浓度（如 0.5 ~ 1μg/mL），每隔 1 ~ 2 分钟增加血浆靶浓度 0.5 ~ 1.0μg/mL，直至患者意识消失后行气管插管，诱导过程密切观察和维持血流动力学平稳。②肌松药宜选择中短时效的顺阿曲库铵、维库溴铵和罗库溴铵。③芬太尼的剂量应根据心率和血压，一般用 3 ~ 5μg/kg。此外，也可用静吸复合麻醉诱导，如对呼吸道刺激较小的七氟烷（浓度＜1MAC），与适当剂量的上述药物配合，使诱导期血流动力学更稳定，减轻气管插管后的心血管反应。

（2）诱导时气道管理：老年人的气道管理常较困难。牙齿松动脱落较多，牙槽骨萎缩，面罩密合度较差，必要时可用纱布或特制颊部支撑器填高或放置口咽通气道可以改善面罩通气。松动的牙齿须用丝线缚牢，极度松动的牙齿和体积较小的义齿宜事先取出，以免脱落堵塞呼吸道或造成损伤。体积较大而固定较好的义齿不妨保留在口腔内，有利于保持较大的口腔空间。老年人颞下颌关节活动障碍和颈椎僵硬者较多，易致喉镜暴露和气管插管困难，事先要有所了解，必要时做好盲探插管或用纤维支气管镜引导插管的准备。颈椎病患者，颈部不可过度伸展，防止基底动脉受压导致脑部血供不足。环状软骨加压时，避免压迫颈动脉，以防止动脉内斑块脱落。

（3）诱导时循环调控：患者入手术后测量 CVP，如 CVP 低于正常值，麻醉诱导前应适当增加补液，全身情况较差或血容量不足的老年患者应减少诱导用药剂量，避免或减轻诱导后的低血压。高血压和心肌缺血患者，应预防喉镜操作引起心动过速和血压升高，具体办法有事先喉头做表面麻醉，静脉注射少量利多卡因或芬太尼抑制过度心血管反射，或用少量艾司洛尔等调控。

2. 体位安置

老年人常有骨质疏松、脊柱后凸，长期卧床或肢体活动受限者往往关节挛缩或强直，做过人工关节置换手术者关节活动度也常受限。安放体位时应事先了解其关节活动度，动作轻柔，肢体外展、外旋等不可过度，以免造成损伤。此外，老年人皮肤弹性减退，皮下结缔组织减少，受压点要注意加垫。枕头高低要适当，以免影响脑部血流。最好在清醒时先试放手术体位，以确保患者能较好耐受。翻身后应注意监测心率和血压。

3. 麻醉维持

常用单纯静脉维持或静吸复合麻醉，胸腹部大手术也可用全麻复合硬膜外阻滞。静吸复合麻醉，可吸入 < 1MAC 的七氟烷或异氟烷，同时持续输注丙泊酚。镇痛可用芬太尼或短效的瑞芬太尼持续输注，某医院应用于老年患者麻醉维持瑞芬太尼的剂量为 $0.05 \sim 0.15 \mu g/(kg \cdot min)$，按心率、血压及手术刺激强弱调节输注速度，可达到麻醉满意和血流动力学稳定的目的。手术即将结束前，先停止吸入麻醉药，再停瑞芬太尼，丙泊酚可持续输注到拔管。应用丙泊酚和瑞芬太尼维持麻醉，老年患者术后很快清醒。但应注意瑞芬太尼剂量稍大，可发生心率减慢。另外停药后还可出现超敏痛，须在手术结束时静注小剂量芬太尼。

4. 恢复期处理

老年患者麻醉后恢复过程应注意：①老年患者较年轻人苏醒慢，在麻醉后恢复室中停留时间较长（一般在 1.5h 以上）；②老年人肌松药和麻醉性镇痛药的作用时间延长，应重点注意加强呼吸功能和肌松药作用监测，以免发生呼吸抑制意外；③患者完全清醒，呼吸和循环功能稳定后才能拔除气管导管，拔管过程注意监测 SpO_2、心率和血压，及时处理低氧血症、高碳酸血症、低血压和心动过速或过缓；④应加强老年患者术后镇痛监测和管理，调节和控制麻醉性镇痛药的剂量，可合用非甾体类消炎镇痛药，以免剂量太大而发生嗜睡或呼吸抑制；⑤老年危重患者术后送 SICU，在运送过程中应吸氧并有脉搏氧饱和度监测。

（四）全身—硬膜外联合麻醉

对老年人胸腹部手术，在加强监测的条件下，联合应用全身麻醉和硬膜外麻醉能取长避短，减少全身麻醉药和局麻药的用量，有利于保持各系统功能的稳定，特别是呼吸功能的稳定，减少围术期低氧血症的发生。手术结束后保留硬膜外导管可做术后镇痛。

二、围术期监测

老年人各项功能减退，且常患并存疾病，麻醉和手术期间对各类药物作用较敏感，影响呼吸循环功能。对于潜在的各种伤害如不及时发现和纠正，就会造成并发症甚至死亡的危险。因此，要比年轻人更加全面而详尽地监测各项生理功能，力求不超出正常波动范围。具体地说，除常规使用无创血压、脉搏血氧饱和度和心电图外，心电图监测最好用五导联有 S-T 段分析，有利于心肌缺血的及时发现和治疗。采用收缩压和心率乘积（RPP）作为心肌耗氧量的临床指标，RPP > 12 000 时，表示心肌耗氧量增加，在心肌供氧不能相应增加的情况下，就有引起心肌缺血的可能。较大手术还应监测体温。老年患者体温调节功

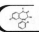

能较差，易受环境温度影响，尤其是胸腹腔大手术，常发生体温降低，低温对老年患者危害极大，增加耗氧，如有冠心病心肌缺血，可能并发心肌梗死。因此，应加施监测并注意保温。全麻患者宜监测通气功能和呼吸气体成分。尿量监测对输血补液量的控制很有价值。老年人肾功能减退，大多数肌松药的半衰期延长，有条件时应使用神经刺激器监测肌松程度，以利于肌松药的合理使用，防止术后残余肌松药造成并发症。病情较重或中等以上手术，应监测中心静脉压和直接动脉压，必要时进行肺动脉压监测和心输出量测定。此外，麻醉期间还须选择性地定期做实验室检查，如血气、血糖、电解质、血细胞比容等。

此外，麻醉深度监测有助于指导全麻药的使用，采用适当的麻醉深度可避免深麻醉导致低血压，同时也可防止麻醉过浅而发生体动及术中知晓。应当强调指出，任何仪器监测都不能完全代替麻醉医师的直接观察和分析判断。只有认真负责的麻醉医生才能够充分发挥各项监测仪器的作用。

三、输液与输血

老年人体液总量及细胞外液量均有一定缩减，有效循环量减少。老年人肾小管对ADH敏感性减弱，尿浓缩功能减退，尿渗压降低；同时由于垂体—肾上腺系统反应迟钝，保钠能力亦较差。因此，老年人常处于循环容量不足的边缘状态，比较容易出现低血后休克。老年患者术前常见脱水和营养不良（发生率20%～40%），尤其是慢性心肺疾病和急症手术患者，对血容量改变十分敏感而又耐受性差。所以必须加强对血容量评估，可根据心率、血压和CVP，确定应用多少晶体或胶体液，必要时测定血红蛋白和血细胞比容，根据失血量，适当输血，维持血细胞比容30%左右。对于急症创伤患者，血气指标中的碱缺失也可作为衡量输血的指标，一项回顾性分析发现，当碱缺失≥-7时，在24h内有78%的患者需要输血。术前对于老年贫血患者应予以纠正，通过补充铁剂提高血红蛋白浓度，可减少术中输血需求。老年患者术中失血1000以上，麻醉和手术的风险较大，术后并发症增加，应重视处理，对出血较多的手术应使用血液回收，自体输血对老年患者维持循环稳定十分有利。近年研究显示，急性等容或高容血液稀释对老年患者的血流动力学有一定的影响，但无心肺疾患的老年患者，术中应用血液稀释是可行的，用6%羟乙基淀粉10～15mL/kg术前容量治疗可减少麻醉诱导时的循环功能变化，增加了血容量储备，对老年患者凝血功能和肾功能无明显影响，同时可以减少术中、术后异体血输注。因此，年龄并不是影响血液稀释实施的主要因素，只要心肺功能正常，对老年患者行血液稀释是安全有效的措施。但是血液稀释后黏度降低，外周阻力降低和心血管交感神经兴奋会导致心脏前负荷明显增加，因而对老年人快速输注或对有心肺疾患的老年人行血液稀释时应加强监测，以免循环容量负荷过多。此外，还应注意电解质和酸碱平衡，特别是纠正低钾血症和酸血症。如有低蛋白血症应补充白蛋白。

麻醉期间须经常全面地评估血容量变化情况，除密切观察心率、血压、尿量、静脉压外，必要时进行无创或有创监测，危重和大手术老年患者可进行食管多普勒或肺动脉压监测。由于老年人对血容量不足和容量过度负荷的耐受都比较差，心肾功能不全者更甚，故补液的速率和容量都要仔细慎重地掌握，既要及时补充失液，又不可过量。有疑虑时采用"滴定法"，即在较短时间内以较快速度输入一定量的液体，同时密切观察血流动力学改变，以决定一段时间内输液的速率和剂量。有时须反复"滴定"。如估计容量已补足而循环仍不稳定，可用静脉输注小剂量多巴胺支持循环功能。

四、老年患者术后镇痛

老年人的生理功能均有不同程度的减退，尤其是心血管系统和呼吸系统最为明显，中枢神经系统也有退行性变，表现为反射迟钝、痛阈增高、情绪容易失控，同时老年人常伴有高血压、冠状血管供血不足、肺气肿和糖尿病等疾病，增加术后处理的困难。老年患者痛阈提高，对药物的耐受性较差，心血管的调控能力下降。术后疼痛有时可使高血压患者血压骤升而发生脑血管意外，镇痛处理不当又可使血压急剧下降而出现脑血管栓塞，老年患者中呼吸功能常已有减退，对麻醉性镇痛药较为敏感，呼吸容易受抑制，因此，应重视老年患者术后镇痛。特别注意防止呼吸抑制和血压大幅度波动，所以麻醉性镇痛药用量宜小，传统术后镇痛用哌替啶肌注或静注，不仅可引起呼吸抑制，而且有时还可出现兴奋、血压下降等不良反应，所以不应常规使用。

良好的术后镇痛有利于预防并发症、加速康复，根据给药途径不同可分为区域性镇痛（硬膜外）和全身镇痛。用药途径以患者自控硬膜外镇痛为首选，镇痛药物可选择吗啡或芬太尼，阿片类镇痛药与低浓度局麻药合用时可减少阿片类药物用量并加强镇痛效果。患者自控静脉镇痛可用于神志清醒者，且用药量明显减少。不论何种途径用药，应用于老年急腹症患者时应注意剂量酌减，同时要注意观察和监测呼吸功能的变化。

由于老年患者术后镇痛具有许多优点，如术后镇痛可有效减慢心率，降低心肌缺血、心肌梗死的发生率，降低患者术后谵妄等中枢神经症状的发生率。有报道，术后疼痛可严重影响患者尤其是老年患者的睡眠，通过镇痛可减轻老年患者术后认知功能障碍。对于胸腹部手术患者术后有效镇痛，可使患者用力呼气量增加，改善呼吸功能，降低术后低氧血症发生率、肺部感染率和肺不张率。因此，除非有禁忌证，一般应常规实施。

老年患者术后镇痛常用患者硬膜外自控镇痛（PCEA）和患者静脉自控镇痛（PCIA），两种方法各有优缺点。由于 PCIA 大多用麻醉性镇痛药，患者往往伴有不同程度的镇静，甚至有部分患者表现为嗜睡，不愿咳痰，如果掌握不好，还可能存在呼吸抑制而致缺氧的危险。另外，麻醉性镇痛药对胃肠功能的恢复可能有一定的影响。而 PCEA 除操作和管理较复杂之外，其镇痛效果满意，并具有一定的优势。老年患者术后镇痛存在呼吸抑制等风

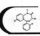

险，因此在实施过程中应注意：①制订个体化的镇痛方案，相同年龄的老年人生理功能减退的程度相差较大，对镇痛药物的耐受性也有较大差别，因此选择药量及用药速度须谨慎；②加强监测，用药后根据镇痛效果及时调整药物剂量和输注速度；③采用多模式镇痛，根据手术大小和疼痛程度，联合应用多种方法、多种途径、不同作用机制的多种药物，如神经阻滞、非甾类消炎止痛药的应用等，可减少麻醉性镇痛药的剂量，减少对全身生理影响，降低不良反应如术后谵妄和认知功能障碍等，减少住院时间，有利于患者的康复。

参考文献

[1] 谭明韬 . 临床麻醉技术与实用 [M]. 长春：吉林科学技术出版社，2022.

[2] 张春海，王家磊，高建国 . 临床麻醉与疼痛诊治 [M]. 哈尔滨：黑龙江科学技术出版社，2022.

[3] 魏洪伟，张明阳，郭玲 . 临床麻醉与并发症处理 [M]. 哈尔滨：黑龙江科学技术出版社，2022.

[4] 徐少群 . 现代临床麻醉技术与疼痛治疗 [M]. 北京：中国纺织出版社，2022.

[5] 刘思洋 . 临床医学麻醉与围手术期处理 [M]. 北京：中国纺织出版社，2022.

[6] 于钦军 . 王伟鹏，临床心血管麻醉实践 [M]. 北京：清华大学出版社，2022.

[7] 吴祥，曹云飞，刘琳 . 麻醉与脑功能 [M]. 上海：上海交通大学出版社，2022.

[8] 井明高 . 临床麻醉与药物应用（第一版）[M]. 长春：吉林科学技术出版社，2021.

[9] 赫赤，宗晓菲，王昭安 . 现代麻醉与临床实践 [M]. 北京：中国纺织出版社，2021.

[10] 徐知菲 . 临床急重症与麻醉学 [M]. 西安：陕西科学技术出版社，2021.

[11] 姜志胜 . 病理生理学 [M]. 武汉：华中科学技术大学出版社，2021.

[12] 郑晖，石景辉 . 临床麻醉案例解析 [M]. 北京：人民卫生出版社，2021.

[13] 邱德亮 . 实用临床麻醉学精粹 [M]. 济南：山东大学出版社，2021.

[14] 谭志斌 . 临床麻醉常规技术与疼痛治疗 [M]. 沈阳：辽宁科学技术出版社有限责任公司，2021.

[15] 孙君隽，刘幸清 . 新编麻醉技术与临床实践 [M]. 开封：河南大学出版社有限责任公司，2021.

[16] 张抗抗 . 现代麻醉基础与临床实践 [M]. 昆明：云南科技出版社，2021.

[17] 申传坡 . 现代医学麻醉技术与临床实践 [M]. 北京：科学技术文献出版社，2021.

[18] 李晓枫 . 循证医学 [M]. 北京：科学出版社，2021.

[19] 李春艳，区文超 . 诊断学 [M]. 北京：科学出版社，2021.

[20] 严波 . 走进医美麻醉的世界 [M]. 西安：陕西科学技术出版社，2021.

[21] 种朋贵 . 现代临床麻醉学 [M]. 昆明：云南科技出版社，2020.

[22] 孙德峰 . 实用临床麻醉理论与实践 [M]. 沈阳：辽宁科学技术出版社，2020.

[23] 陈齐 . 实用临床麻醉新技术 [M]. 开封：河南大学出版社，2020.

[24] 吕海 . 现代临床麻醉与疼痛治疗学 [M]. 天津：天津科学技术出版社，2020.

[25] 时鹏飞 . 新编麻醉临床指南 [M]. 昆明：云南科技出版社，2020.

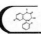

[26] 林若萍．现代麻醉与临床应用 [M]. 赤峰：内蒙古科学技术出版社，2020.

[27] 黄宇光，薛张纲．腹腔镜手术麻醉管理：ERAS 临床实践 [M]. 上海：上海科学技术出版社，2020.

[28] 潘爱华．高尚，局部解剖学 [M]. 武汉：华中科技大学出版社，2020.

[29] 叶建荣．临床麻醉技术与应用 [M]. 北京：科学技术文献出版社，2020.

[30] 刘鹏．临床麻醉实践与研究 [M]. 哈尔滨：黑龙江科学技术出版社，2020.

[31] 胡凯．现代临床麻醉技术 [M]. 北京：科学技术文献出版社，2020.

[32] 胡玉翠．实用临床麻醉学 [M]. 哈尔滨：黑龙江科学技术出版社，2020.

[33] 王丽娟．实用临床麻醉技术 [M]. 哈尔滨：黑龙江科学技术出版社，2020.

[34] 董华．临床麻醉与疼痛诊疗 [M]. 北京：科学技术文献出版社，2020.

[35] 宋际明．现代临床麻醉新进展 [M]. 南昌：江西科学技术出版社，2020.

[36] 陈丽荣．临床麻醉与疼痛治疗学 [M]. 南昌：江西科学技术出版社，2020.

[37] 赵泽宇．实用临床麻醉学手册 [M]. 天津：天津科学技术出版社，2020.

[38] 王艳萍．临床麻醉与应用 [M]. 长春：吉林科学技术出版社，2019.

[39] 王红雷．临床麻醉学 [M]. 长春：吉林科学技术出版社，2019.

[40] 于花．实用临床麻醉与治疗 [M]. 吉林科学技术出版社，2019.

[41] 吴桂生．临床麻醉技术与应用 [M]. 长春：吉林科学技术出版社，2019.

[42] 吴新海．临床麻醉学实践 [M]. 北京：科学技术文献出版社，2019.

[43] 李爱梅．临床麻醉与复苏（第二版）[M]. 长春：吉林科学技术出版社，2019.

[44] 马伟斌．现代临床麻醉与疼痛 [M]. 昆明：云南科技出版社，2019.

[45] 付英勇．实用临床麻醉及护理技能 [M]. 天津：天津科学技术出版社，2019.